中国医药学是一个伟大的宝库，应当努力发掘，加以提高。

——毛泽东

中国医药学是一个伟大的宝库，应当努力发掘，加以提高。

——毛泽东

医术学

程莘农书

甘笃 俞东青 杨华元 主编

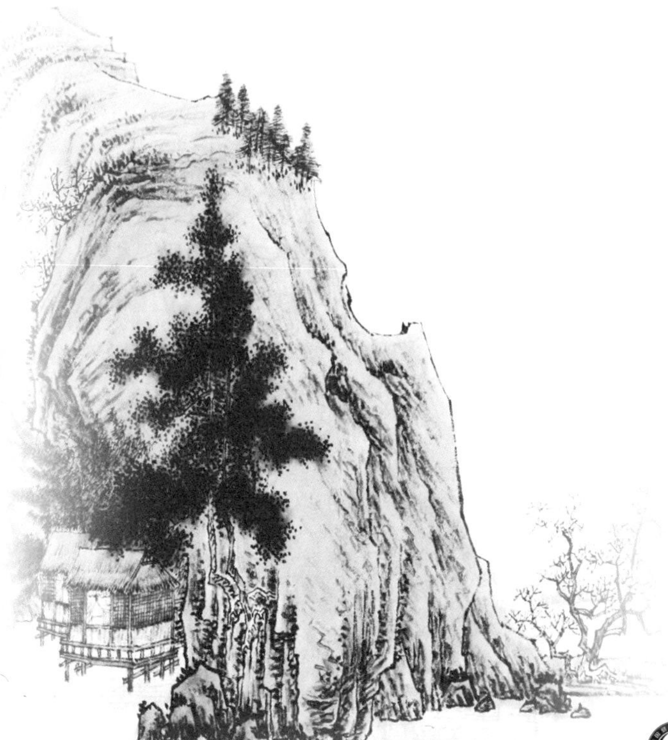

中国健康传媒集团
中国医药科技出版社

内容提要

本书是一部关于中医砭术理论与临床实践相结合的学术著作。书中图文并茂地将中医理论、西医理论与砭术操作手法通俗地展现给读者。易懂、易学、易操作，适合中医院校师生、中医临床医生、针灸医师、推拿按摩师、美容师及喜爱中医的读者阅读。

图书在版编目（CIP）数据

砭术学 / 甘笃，俞东青，杨华元主编．—北京：中国医药科技出版社，2018.9

ISBN 978-7-5067-8686-7

Ⅰ．①砭…　Ⅱ．①甘…②俞…③杨…　Ⅲ．①砭刺法　Ⅳ．① R245.31

中国版本图书馆 CIP 数据核字（2016）第 221729 号

美术编辑　陈君杞

版式设计　也　在

出版　**中国健康传媒集团** | 中国医药科技出版社

地址　北京市海淀区文慧园北路甲 22 号

邮编　100082

电话　发行：010－62227427　邮购：010－62236938

网址　www.cmstp.com

规格　710 × 1000mm $^1/_{16}$

印张　19

字数　530 千字

版次　2018 年 9 月第 1 版

印次　2018 年 9 月第 1 次印刷

印刷　北京瑞禾彩色印刷有限公司

经销　全国各地新华书店

书号　ISBN 978-7-5067-8686-7

定价　80.00 元

医术学

程莘农书

中国工程院院士
中国国医大师
中国中医科学院首席科学家

發展砭術醫學
造福人類健康

世界针灸学会联合会前主席
中国中医科学院首席研究员
邓良月

《砭术学》编委会

主　编	甘　笃	中国针灸学会针灸器材专业委会名誉主任委员、中国中医科学院研究员
	俞东青	中国中医科学院望京医院副院长、中国针灸学会针灸器材专业委会副主任委员
	杨华元	上海中医药大学中医工程研究所所长 中国针灸学会针灸器材专业委会主任委员
副主编	吴　霜	中国针灸学会针灸器材专业委会副主任委员、北京泗滨砭石技术开发中心董事长
	李立国	郑州卫生健康职业学院副教授
	徐　刚	上海中医药大学针灸推拿学院讲师
	高　明	中国针灸学会针灸器材专业委会秘书长 上海中医药大学针灸推拿学院副教授
	杨晔颖	上海中医药大学附属龙华医院主治医师
	陈悦婷	中国针灸学会理事、中国针灸学会针灸器材专业委会副主任委员
编　委	王观涛	上海中医药大学附属曙光医院主治医师
	汤峥冬	上海中医药大学附属曙光医院主治医师
	李芳杰	上海中医药大学附属岳阳中西医结合医院主治医师
	李　静	上海市中医药研究院中医药国际标准化研究所讲师
	王　波	上海中医药大学附属曙光医院副主任医师
	范　嘉	中国针灸学会针灸器材专业委会委员、北京泗滨砭石技术开发中心副总经理
	张博娜	中国针灸学会会员、高级按摩师、砭术师
	杜　言	中国针灸学会会员、高级按摩师、砭术师

序

砭术疗法产生于石器时代，是中医药的重要组成部分。砭术是运用砭石进行疾病预防和治疗的一种重要的医疗方法，在古代曾经广泛应用。但古砭术疗法自东汉失传至今已沉寂了两千多年。近年来，随着制作砭石材料的再发现，砭术疗法又悄然兴起，结合新的科学技术和医学理论，焕发新的青春，在医疗、保健、美容和调整亚健康等领域发挥了独特的功效和作用，成为继承发扬祖国医学遗产又一璀璨夺目的成果。

《砭术学》是一部关于中医砭术理论与临床实践相结合的学术著作。全书分为上中下三篇，上篇概述了砭术的历史源流及现代的整理发掘，将古代的砭术与现代科技相结合，详细论述了砭术治病的理论基础，体现了砭术治病的历史性、实用性和科学性。中篇首先记述了砭石的特性及理化检测分析，阐明了砭术疗法的科学依据，介绍了各种砭具，重点论述砭术的各种操作手法，具有很强的实用性。下篇为砭术应用，分别论述了砭术治疗原则、作用、适应病种和病案实例。临床病案记述详实，都是一些老专家的实践记载，真实可信。

本书将中医理论、现代医学理论与砭术操作手法通俗地展现给读者，易懂、易学、易操作，适合中医院校师生、中医临床医生、针灸医师、推拿按摩师、美容师及喜爱中医的读者阅读。本书介绍的砭术操作手法和治疗原则不仅能治病，同时还适用于养身保健、美容。

杨华元教授等人经过多年的探索，从实践到临床走过了一段十分艰辛的路程，付出了辛勤的汗水，《砭术学》的问世，说明了祖国医学的伟大且日久弥新，砭术疗法的重新发现和发扬必将为人类的健康事业做出贡献。愿读过本书的读者从中受益，健康快乐，在为实现“中国梦”的征程上阔步前进。

中国工程院院士、国医大师、针灸专家

程莘农 教授

2013.7.16.

目录

contents

下篇 砭术应用

绪　论

砭术一词早见于《黄帝内经》，位于我国古代并存的“砭、针、灸、药、导引按跷”五大医术之首。砭术疗法，是依据中医经络腧穴理论为指导，使用砭具在人体的一些穴位、部位上采用压、刮、擦、滚、摩等手法来强身健体、治疗疾病的一种疗法。古时砭具有铲形、镰形、刀形、圆形、菱形、和尖针形等。由于古代冶金技术的发展以及制造砭具的石材的减少，导致古砭术疗法自东汉起失传。

直至20世纪90年代，依靠系列国家课题“遥感用于地震预报的基础实验研究”的力量，才找到了一种古称泗滨浮石的岩石，可以称之为砭具佳石。使用泗滨浮石制作的砭具对人体进行治疗时，除对人体经络、穴位、反射点有力学刺激外，还有超声刺激与远红外辐射效应。从此，开启了砭术疗法的新篇章，丰富了中华民族的传统文化，并正在为世界人民的医疗保健事业发挥的越来越大的的作用。

一、砭术源流考

中国古砭术疗法产生于石器时代。而石器时代的医疗保健的产生和发展是人类为了生存，在长期的生产和生活实践中对疾病和治病认识过程的总结，而这一认识过程早在石器时代就开始了。1965年在云南元谋县境内发现我国最早的——距今170万年前的原始人类，即元谋猿人。在险恶的环境中，他们凭着稍加敲打的简陋石器“聚生群处”以生存。在对自然界和与猛兽的长期斗争中，开始逐步积累医疗保健知识。

原始群居时代的人类对自然界的依赖性极大，当时的生产活动只能是到处寻找现成的食物或猎取一些容易捕获的小动物，过着狩猎和采集的生活。如《淮南子·修务训》所述：“古者民茹草饮水，采树木之实，食蠃蚌之肉……”。到了40万~50万年前的北京猿人时期，人们将各种砾石和自然破碎的石块，打制成有棱角的石片，用作武器和生产工具。到了距今20万年至5万年前的“古人”阶段，人们在制作工具的过程中，偶然发现加工石块时有火花溅出和钻木、锯木、刮木时木头会发热，甚至发生烟火，从中获得了有益的启示。经过长期的经验积累，终于发明了人工取火的方法、这时期的远古人类，有广东韶关的“马坝人”（距今20万年）、湖北长阳县赵家堰的"长阳人"及山西襄汾县丁村的“丁村人”。他们制造石制工具的技术已有了很大改进，不仅继续沿用北京猿人所常用的直接打击法和碰砧法，还打制出各种各样比较锋利的砍砸器，球形投掷器，大小不一的尖状器及三角形、四边形的刮削器等。

我们的祖先进入原始氏族社会，在距今万年以前的“山顶洞人”时期，生产有了显著提高，石器和骨器的制作有了很大进步。这个时期，人兽杂处、部落间械斗、劳动中的意外伤害、恶劣的生存环境，致使外伤和疾病的发生，他们寿命很短，据古人类学者对“北京猿人”遗址中发掘出的四十多具骨骼化石的研究，十四五岁死亡的占1/3还多。原始人遇有外伤和疾病如何处理，现已无从查证，但从一些出土的古代文献和文物中我们可以加以考察，推敲。湖南长沙马王堆西汉古墓出土的帛书古医籍《五十二病方》，据唐兰等学者考证是马王堆出土十几种简帛古医籍中最古老的一种，乃系《黄帝内经》之祖本，这已为学术界所公认。在《五十二病方》中，有“燔小隋（椭）石，淬醯中，以熨”之语。说明砭石在上古可用于按摩和热熨。梁代金息候《砭经》记载：有球形砭石，先用水温法、火煨法或藏身法加热，然后用以热熨人体。这些加热法与原始人最早熟食加热的方法很类似。1964年湖南长沙战国墓中出土一扁圆形石器，两端有琢磨痕和火烧痕，一面光滑如镜，据考证认为即属熨法所用砭石。而按摩所用砭石，一般为磨制成卵圆形的石器。1964年湖南益阳桃博战国墓中出土的一凹形圆石，凹槽中可纳入一手指，经鉴定认为是原始按摩工具。1972年河南新郑春秋战国时期的郑韩故城遗址出土一砭石，一端卵圆，可用于按摩。而且，从近代一些交通极其闭塞、经济文化极端落后的地区，人们往往以泥土、草木炭、树叶敷裹创口，用光滑石块摩擦痛处，用热石放置腰腹部等做法推断，原始人应该也是这样做的。

砭石当时的另一主要功用，则是切开脓肿，或切除赘瘤，即最早的手术刀，而且在相当长的时期内都是作为外科治疗工具而存在的。《管子·法法》中有“毋赦者，痤睢（疽）之砭石也”。《战国策·秦策二》记载：“医扁鹊见秦武王，武王示之病。扁鹊请除。左右曰：‘君之病在耳之前，目之下，除之未必已也。将使耳不聪，目不明。’君以告扁鹊，扁鹊怒而投其石。君与知之者谋之，而与不知者败之，使此知秦国之政也。”这里所投之石当然是砭石。如果是针刺的“石针”，就不会是“除之”；仅仅是点刺，也不会顾虑伤及眼或耳。所以秦武王面部的病当为赘瘤类，扁鹊准备用砭石切除它。这种砭石的形制似乎扁平锐缘，如刀如镰，韩愈《苦寒》诗有“鉎刃甚割砭”句可证为镰状砭石。《韩非子·安危》中的“闻古扁鹊之治其病也，以刀刺骨”，又可证砭石如刀且有尖刺。

漫长的历史长河，人类在实践中不断发现、发明。以石器主要特征作为生产工具，并以治疗疾病，解除痛苦为主要目的，必然形成一种最重要的治疗手段，从而逐步创立了世界上最早的疗法之——砭术疗法。

二、“砭刺”与“针刺”

《灵枢·九针十二原》说“余欲勿使被毒药，无用砭石，欲于微针，通其经脉，调其气血……”，由此可知，针的前身就是砭石。古人用以治病的砭石有很多种形态（这一点在下一章节中详细讨论）。

针源于砭之说的另一个主要依据来自于辞源学。东汉·许慎在《说文解字》中说："砭，以石刺病也。”这个释义的确容易使人将“砭”与针刺疗法联系在一起，但是如果查阅一下许慎本人对“刺”和“病”的解释，就会发现这种理解是完全错误的。许氏在“刺”字条下云:“君杀大夫曰刺。刺，直伤也。”杀人只能用刀而不可能用针，怀挟匕首等兵器进行暗杀的人被称为“刺客”，现代汉语中也有“刺刀”的用法。因此,“以石刺病”的“刺”也可以理解为是用“刀”刺而不仅仅是用“针”刺。那么，许氏所谓的“病”又是什么呢？他说:“病，疾加也。”也就是说，这里的“病”不是指一般的疾病，而是指“严重的病”，具体又是什么病呢？比照马王堆古医书和《内经》可以看出，许氏所说的“病”具体是指痈、疽等皮肤感染化脓性疾病。在古代由于生存环境十分恶劣，这些病症很常见。马王堆古医书和《内经》均有专篇论述痈疽。痈疽的治疗可分为化脓前和化脓后两个阶段，前一阶段可采用祝由、灸、内服药和热敷等，后一阶段则只能采用砭石、锋针或铍针切痈排脓。

可以肯定的是，在晋代以前人们对砭的用途还是十分清楚的，无论从古医书还是其他古代文献中均可找到证据。如晋·郭璞在注解《山海经·东山经》“高氏之山，其上多玉，其下多箴石”时说:“可以为砥（砭）针，治痈肿者。”但是，作为注解《素问》第一人的金元起在注释《素问·宝命全形论》“制砭石大小”时说:“砭石者，是古外治之法。有三名：一针石，二砭石，三镵石，其实一也。古来未能铸铁，故用石为针，故名之针石。言工必砥砺锋针，制其大小之形，与病相当。黄帝造九针以代镵石。”唐·王冰甚至认为《内经》中的“砭石”就是“九针”的代称，他说：“古者以砭为针，故不举九针，但言砭石尔”。这些都成为后来学者对砭术的继承和研究的干扰因素之一。

三、近代砭术的发展概况

砭术疗法是中国劳动人民创造和发明的，虽然已经失传 2000 多年了。但近 10 多年来，随着考古发掘出已损坏编磬使用泗滨浮石复制成功后，这种岩石也成为制造砭具的佳石。经过科学的检测实现手段，并经过国内外临床试验证实，这种古老而又崭新的治疗手法可以调理人们的亚健康状态，治愈目前常见的当代文明病，甚至有研究表明砭石对于癌细胞也有很好的抑制作用。通过借由锥虫蓝（trypan blue）染剂来染细胞。由于活的细胞有完整细胞膜的保护，染色剂无法进入细胞而无法被染成蓝色，而死亡的细胞由于细胞膜遭到破坏而可以被染色剂染成蓝色的方法来计算细胞数量，进而评价细胞的生长速度。若以正常细胞人胚肺二倍体成纤维细胞的细胞数当成 100%，砭石对横纹肌肉瘤细胞株的抑制，在第六个继代培养中抑制效果达到 71%，倘若在实验过程中，操作者每日将手置于砭石之上，则四个继代培养中即可达到 60% 的抑制效果。砭石对肺腺癌细胞株的抑制，不管放置砭石的实验组还是未放置砭石的对照组，在 12 个继代培养中细胞数目并无明显差异，由此不难看出为何肺癌的发病率几乎等于死亡率的原因了。

无论中医或西医，其治疗方式大概都不外乎药物疗法和非药物疗法两大门类。而中医的非药物疗法是以“天人合一”“整体观念”“阴阳平衡”等传统的中医理论为出发点，在“辨证施治”的基础上，使用各种手法、器械等外治方法而达到强身健体、治疗疾病的方法。砭术又是作为传统中医药的重要组成部分，根据国家颁布的中医治法的国家标准（GB/T 16-51-3-1997）中规定：针灸疗法，其中就包括各类针、灸以及陶针疗法和砭镰疗法在内的 45 种非药物疗法。21 世纪是科技迅猛发展的时代，同时，人们也更加注重自身的健康问题，科技也越来越多的揭示人体奥秘。而近代砭术就是建立在现代科学研究基础之上，它具有无创、简便易学、无污染等特点，可以更好地改善人们的亚健康状态，为世界人民所认可，同时也填补了西医学的不足。

结合对古代砭术的考证和现代科技研究成果我们可以得出以下结论：①砭石是一种医疗工具。②砭术是一种外治疗法。③砭、针、灸、药、引导按跷是中国传统医学五大体系。④砭法早于针法。⑤砭石具有吸收转移、发射及渗透的功能。由此我们可以说“砭石”就是“一种具有吸收病邪之气，转换正向能量发射及渗透入经脉的石质医疗工具”，“砭术”就是“运用砭石进行疾病预防和治疗的保健医术”。

上篇

砭术应用基础

以中医基本理论分析、阐释人体的各种生理功能、病理变化及二者内在相互的联系，从而确立治则治法，是砭术施治的基础。但在砭术施治中，由于施术者直接运用手法在受术者体表施术，治疗部位的经穴分布和解剖结构对砭术诊治有着重大意义。因此，经络学和解剖学是砭术治疗最为重要的应用依据和基础。同时基于中医经络理论，结合现代神经反射而形成的全息反射理论也成为砭术施治的重要应用基础。

对经络学、解剖学和全息反射学的熟练掌握，直接关系着砭术治疗的具体实施。砭术施术者通过手法的技巧，对受术者的机体状态（包括脏腑、气血、经穴、解剖生理、局部与整体等组织功能或结构的变化情况）进行感知，并将感知运用于施术治疗的能力，称之为砭术手感。与打球的球感、游泳的水感等其他技能操作形式一样，培养良好地砭术手感，是练就良好地砭术治疗技能的保证，也是多方面综合能力的结果，其中，对解剖学、经络学和全息反射学知识的掌握，是最直观、最基本和最具临床价值的。砭术施术必须将砭术手法与人体经络学、解剖学和全息反射学有机的结合，才能取得满意地砭术治疗效果。因为光有手法，不知道在人体的什么部位实施，或不知道实施于什么部位最合理，就不会有好的治疗效果，也体现不出手法的优劣。

第一章 解剖知识

砭术施术者是运用手法技巧直接在患者体表进行施术，其对人体解剖熟悉与否，尤其是体表的解剖，对于砭术师的临床检查与诊断，对操作手法应用机制和作用的理解，对施术部位的准确选择以及砭术手感的培养等，都有很大的影响，也直接关系着砭术治疗的疗效。

砭术治疗对解剖学最基本的要求是掌握人体的表面标志和特征，例如骨性突起、肌性特征，以及组织器官的体表投影等。在砭术临床上，依据体表解剖来了解深部结构，对于诊断与治疗等都有重要的临床意义。

第一节 头面部

头面部的软组织较少，多为骨性标志，大部分颅部均为头发所覆盖。砭术治疗中同样以头颅部生发处（发际）作为标志，但头发因年龄、疾病出现脱落，故多采用骨度折量法。

（一）头面部的主要体表标志（图 1-1-1，图 1-1-2）

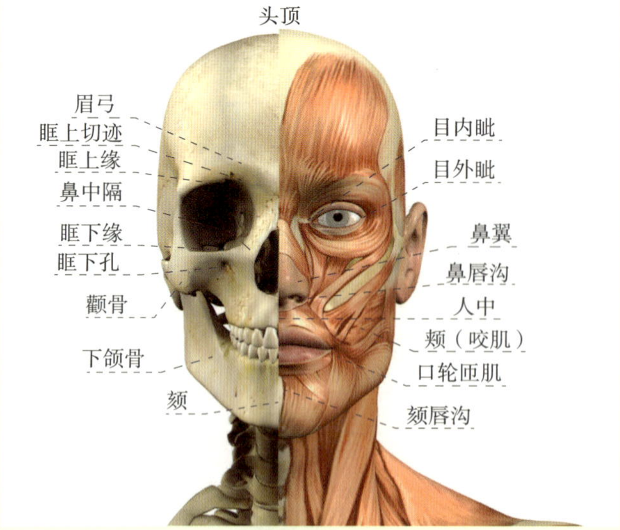

图 1-1-1 头部正面解剖图

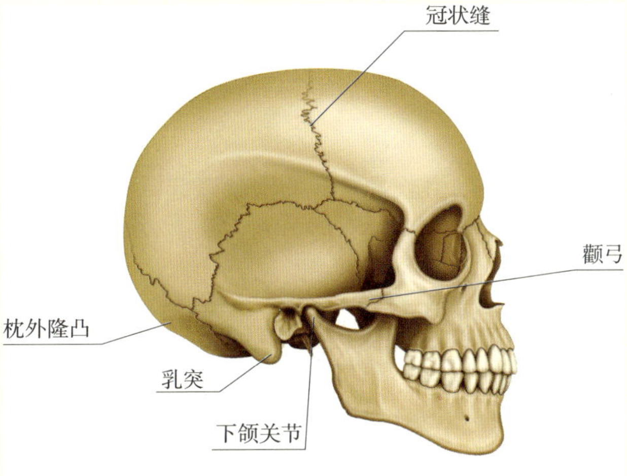

图 1-1-2　头部侧面解剖图

1. 眉弓　眶上缘上方两眉毛所在处，颅骨上有弓形隆起。

2. 眉心　两眉弓之间的凹陷处；额结节位于两眉弓之上，发际之下，额部最突出之处。

3. 冠矢点　矢状缝与冠状缝的会合点，小儿未愈合时叫前囟门，可摸到跳动。

4. 头顶　头中央最高处，位于顶结节之间的矢状缝上，感觉微有凹陷。

5. 乳突　耳郭后的圆丘状骨性隆起，胸锁乳突肌的终止处，头旋向对侧时很清楚；乳突根部前缘的前内方有茎乳孔，面神经由此出颅。

6. 枕外隆凸　头后正中线处的骨性隆起，沿项沟向上摸，为最明显的骨突；枕外隆突两旁，向乳突基部延伸的骨性横嵴为上项线。

7. 眼部

（1）眼睑：俗称眼皮，为眼眶入口处的皮肤皱褶，内有肌肉等结构，分为上下两部；上眼睑能上下移动，其动作为眨眼；眼睑之游离边缘为睫，生有睫毛；上眼睑的上方有眉毛。

（2）目内眦：上下眼睑游离缘内侧端会合处。

（3）目外眦：上下眼睑游离缘外侧端会合处。

（4）眶上缘：眶口上的骨性边缘；眶上缘中、内 1/3 处可摸到一凹陷处为眶上孔（眶上切迹），为眶上神经、血管出口。

（5）眶下缘：眶口下的骨性边缘。

（6）眶下孔：眶下缘的中点下方可摸到的凹陷处为眶下孔（正对四白穴），为眶下神经、血管出处。

（7）颧弓：位于耳前方的骨性横嵴。

8. 鼻部

（1）鼻翼：为鼻尖两侧由软骨组成的泡状隆起。

（2）鼻中隔：位于两侧鼻腔之间的组织。

9. 耳郭（图 1-1-3）

（1）耳郭：为突出于头颅外侧、以弹性软骨为支架的外耳；其上半游离缘为耳轮；与其相对的耳隆嵴为对耳轮，耳轮与对耳轮之间的沟为耳舟。

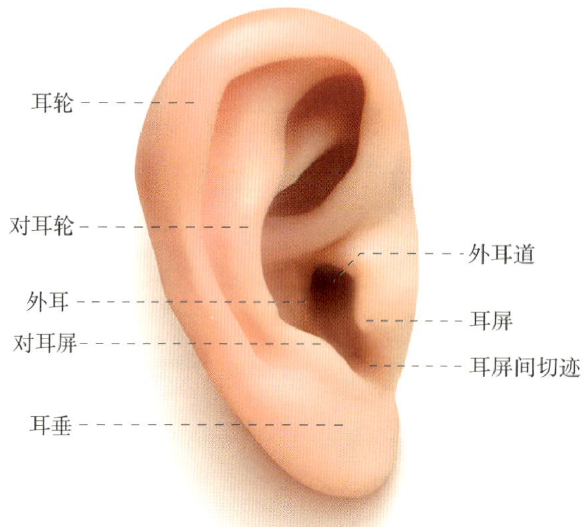

图 1-1-3　耳部解剖图

（2）耳垂：耳郭下部，不包含软骨而由脂肪组织所代替的部分。

（3）耳甲：耳郭最深的凹陷部分，其底部深入即为外耳道。

（4）耳屏：即耳甲前的瓣状隆起；耳甲之后与耳屏相对的瓣状隆起为对耳屏；耳屏下方与对耳屏之间为耳屏切迹。

10. 口部

（1）上下唇和吻：上下唇由皮肤、黏膜及口轮匝肌等组成；上下唇之间为口裂；口裂的两端为口角；口四周称为吻。

（2）人中：上唇表面正中间的纵行凹陷。

（3）颊：口部的二侧壁，在咬肌以前的部分。

（4）鼻唇沟：在颊部前方的弧形曲沟，自鼻翼至口角的外下方。

（5）下颌骨：由面部的下界及后界的下半段形成；耳屏前、颧弓下可摸到下颌关节；面部后界（下颌支的后缘）与下界（下颌体的下缘）回合处形成的角为下颌角。

（6）下颌关节：耳屏前下方约 2cm 凹陷处，张口闭口时可感到其动作。

（7）颏：下颌体的中点，略微向前突出的骨性隆突部为颏。

（8）颏唇沟：在下唇与颏之间的横沟。

（9）咬肌：咬紧牙关时，下颌角前方的肌性隆起；其前缘的前方沿下颌骨体下缘处可摸到面动脉搏动。

（二）头面部的主要体表投影（图 1-1-4）

1. 腮腺管　在鼻翼与口角做一连线，自此线中点耳屏间切迹连线的中 1/3 段为腮腺管的体表投影；腮腺中心点位于耳垂前方约 2cm 处。

2. 面动脉　下颌骨下缘和咬肌前缘的相交点，为面动脉进入面部的起点，此处可摸到其搏动；先从此点引线至口角外侧约 1cm 处，再将引线至内眦。

3. 面神经　成人面神经出茎乳孔的位置，是乳突前缘中点或乳突尖端上方约 1cm，距皮肤深约 2~3cm 处。面神经主干呈 L 形，下行至乳突尖前拐至耳垂前方约 1.5cm 处，分为颞支、颧支、颊支、下颌缘支、颈支，分别至颞区、颧弓、口角、颏部、颈前等部位。

4. 三叉神经　三叉神经半月神经节位于外耳道孔和眉弓外侧连线的后 1/3 点。

（1）三叉神经的眶上神经及血管：出眶上孔（眶上切迹），位于眶上缘内、中 1/3 交界处，距正中线约 2.5cm。

（2）三叉神经的眶下神经及血管：出眶下孔，位于眶下缘中点下约 0.5~1cm 处，其体表投影为自鼻尖至眼外角连线的中点，孔向后上外方通入眶下管。

（3）三叉神经的颏神经及血管：出颏孔，在下颌骨体的外侧面，多位于下颌第一、二前磨牙之间或第二前磨牙的下方，下颌骨体上、下缘中点或稍上方，距正中线约 2~3cm，颏孔向后上方开口。

上述三孔恰位于一条直线上。

5. 上颌窦　为▽形，中心点位于眶下缘中点的下方 1.5cm 处。

6. 额窦　为△形，中心点位于眶上缘内 1/4 点的上方 1.5cm 处。

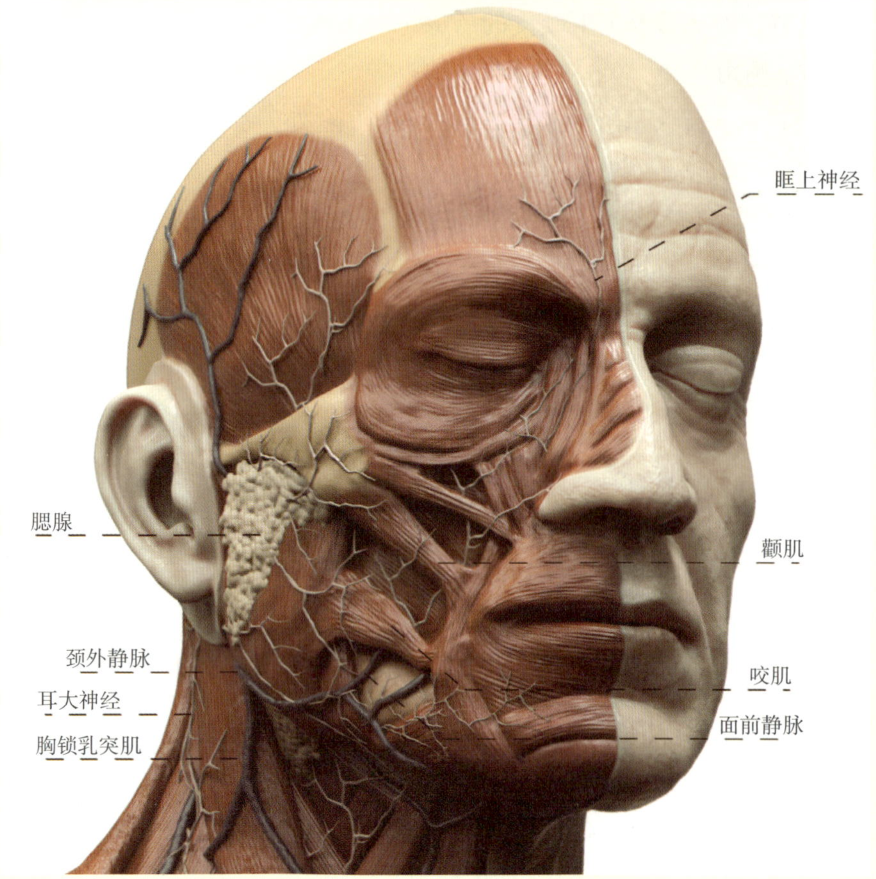

图 1-1-4　头部神经血管投影图

第二节　颈部

颈部位于头部与胸部之间，其脊柱以后的部分称为项部，联于胸的部分称为颈根。颈部侧面观，其后缘较直，略向前弯曲；前缘自下颌体颏部起始几乎水平向后，转而垂直向下至胸骨上缘，其中包括喉、气管、食管、血管、神经等重要结构。

（一）颈部的主要体表标志（图 1-2-1）

以斜方肌前缘为界将颈部分为前后两部分，前部为狭义的颈部；后部为项部。同时，也可分为 4 个区。

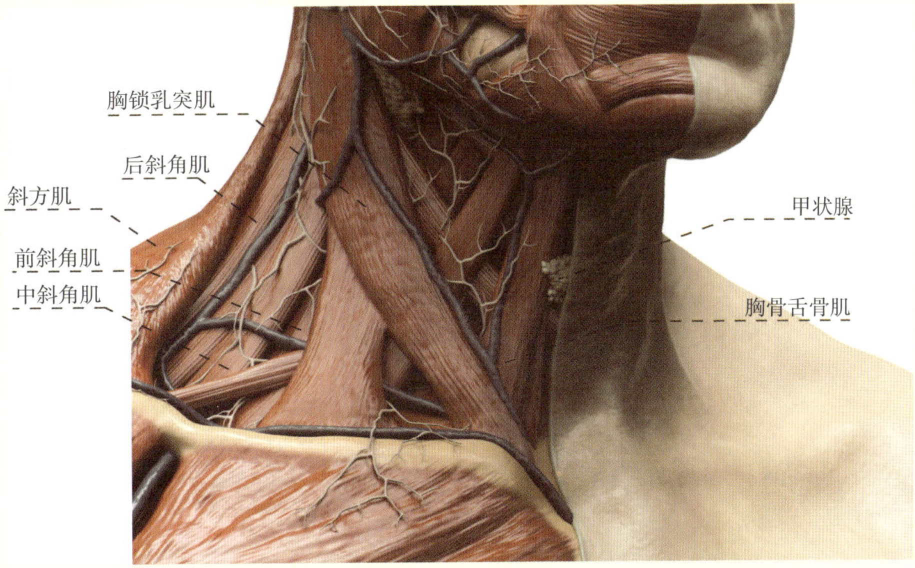

图 1-2-1　颈部解剖图

1. 颈前区

（1）喉结：为喉部最明显的向前突出部分，在甲状软骨的中间结合部的上端，男子成年后即显著突出；女子和儿童不明显，但可以摸到。

（2）甲状软骨：喉结向上可摸到甲状软骨的上缘；中部为一切迹，向下方及两侧可以摸到覆盖喉下部和气管上部的甲状腺。上缘平第 4 颈椎上缘，即颈总动脉分叉处。

（3）舌骨：于甲状软骨上方，用手指探向深部，可摸到舌骨，相当于第 3 颈椎高度。

2. 胸锁乳突肌区的主要体表标志

胸锁乳突肌起于胸骨柄的前面、锁骨的胸骨端，止于颞骨的乳突，头旋向对侧时最明显；其深部有颈总动脉、颈内静脉、迷走神经、颈丛、副神经等，在砭术治疗上具有重要意义。

3. 颈外侧三角的主要体表标志

该三角是由斜方肌前缘、胸锁乳突肌后缘及锁骨中段所组成，头转向对侧时更显著。锁骨上窝即颈外侧三角的下方，锁骨上方的明显凹陷；窝中央可触摸锁骨下动脉的搏动；窝的上外侧有臂丛通过。

4. 斜方肌区的主要体表标志

（1）项肌隆起：自枕外隆突向下，沿项后正中线至后项根部的一纵行沟，头向后仰时较明显，以手按捺可摸到此沟两侧纵行的项肌隆起。

（2）颈椎棘突：在枕外隆突下项后正中线的纵行沟中，可以触摸到相关颈椎（Cervical Vertebrae，简称：C 椎）棘突。第 2 颈椎棘突：在项肌隆起间沟的上段近发际之处，深按可摸到的骨突为此棘突。第 7 颈椎棘突：为项后正中线向下摸到的最明显骨性突起，能随颈椎侧屈运动，其下为大椎穴，不随颈椎运动。

（二）颈部的主要体表投影

1. 颈总动脉 取下颌角与乳突连线的中点，由此点至胸锁关节引一连线，此线平甲状软骨上缘以下的部分，相当于颈总动脉的体表投影。

2. 颈动脉窦 胸锁乳突肌前缘平喉结。

3. 颈外静脉 相当于下颌角至锁骨中点的连线。

4. 锁骨下动脉 相当于自胸锁关节至锁骨中点凸向上的弧形线，该线的最高点距锁骨上缘 1.2cm。

5. 膈神经 自胸锁乳突肌后缘中点，向下作一垂线与锁骨相交，此垂线即为膈神经的体表投影。

6. 臂丛 自胸锁乳突肌后缘中、下 1/3 交点至锁骨中、外 1/3 交点稍内侧的连线。

7. 颈丛点 胸锁乳突肌后缘中点。

8. 副神经点 胸锁乳突肌后缘中点上 1cm 处。

9. 颈部皮神经 约在胸锁乳突肌后缘中点附近向上、向前、向下散开。

10. 颈交感神经节 颈上节约在下颌角后 1cm；颈中节约在胸锁乳突肌后缘，与环状软骨同高；颈下节（星状神经节）约在颈中节下 2cm，锁骨上窝深部。

11. 胸膜顶及肺尖 相当于自胸锁关节至锁骨中点向上的弧形线，该线最高点在锁骨上方 2~3cm 处。

第三节 躯干部

躯干部是人体主要内脏组织器官集中的部位，是砭术治疗中运用外力直接作用于内脏器官的区域。其腹侧可分为胸腹部，由肋骨支架的部分称为胸部；肋弓以下、骨盆以上的部分称为腹部；躯干背侧称为背部。

一、胸部（图 1-3-1）

胸部的上界为颈部的下界，胸部下界相当于胸廓下口。

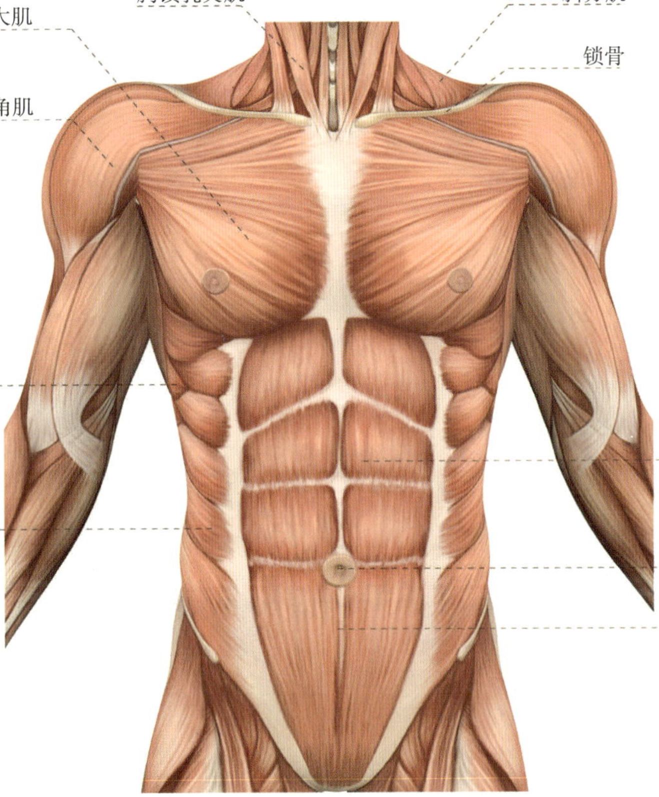

图 1-3-1　人体胸、腹部解剖图

（一）胸部的主要体表标志

（1）锁骨：位于胸部的上界，全长均可触摸到；内侧端组成胸锁关节，外侧端组成肩锁关节。

（2）胸锁关节：位于锁骨胸骨端、胸骨柄相应切迹及第 1 肋软骨上面结合部，上肢运动时可以触及其轻微活动并确定位置。

（3）胸骨：在胸部前正中线上，全长均可摸到，由上而下分为胸骨柄、胸骨体及剑突三部分；胸骨柄上缘可摸到颈静脉切迹；胸骨柄与胸骨体形成突向前方的、触摸较明显的横行隆起为胸骨角，平对第 2 肋软骨；胸骨的最下端为一形状不定的簿骨片为剑突；胸骨体与剑突结合部也可触及胸剑联合。

（4）肋骨：以胸骨角为计算肋骨的标志，第 2 肋软骨平对胸骨角；第 7 肋软骨平对胸剑联合；第 8 肋至第 10 肋肋软骨，依次连于上一个肋软骨形成一对肋弓；两侧肋弓在前正中线相交构成胸骨下角。

（5）胸大肌：覆盖在胸的上部的肌性隆起。

（6）锁骨下三角：该三角为一底边朝上的倒置三角形，又名三角肌胸大肌三角，在锁骨外侧 1/3 以下，胸大肌与三角肌之间的凹陷，其底部深按可摸到肩胛骨喙突。

（7）乳头：乳房最突出的部分，在男性相当于第 4 肋间隙。

（8）腋前襞：即腋窝前壁下缘的皮肤皱襞。

（二）人体纵轴线（图 1–3–2）

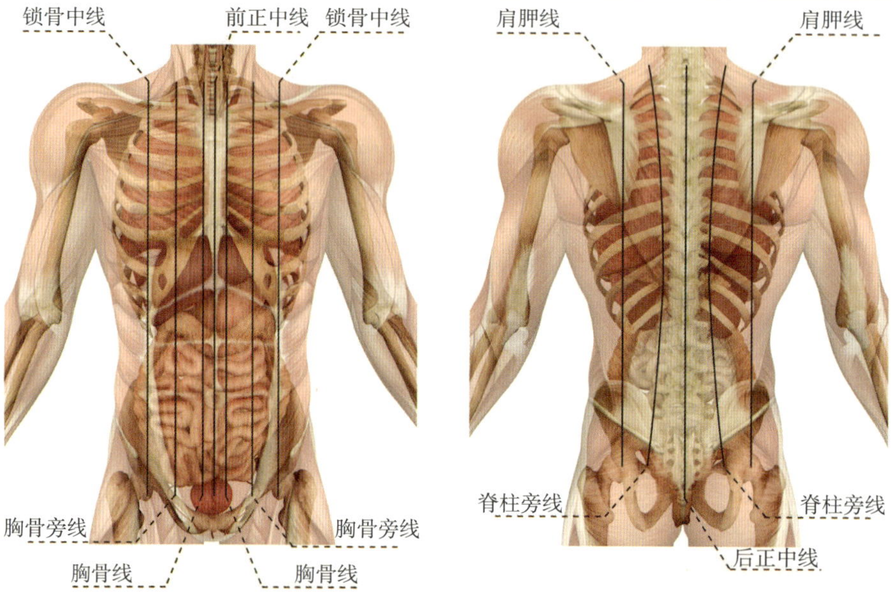

图 1–3–2 躯干部纵轴线标志

（1）前正中线：相当于胸骨的正中垂线。

（2）胸骨线：沿胸骨两侧缘最宽处所划的垂线。

（3）锁骨中线：通过锁骨中点向下的垂线，男性乳头位于此线的外侧。

（4）胸骨旁线：位于胸骨线与锁骨中线连线中点的垂线。

（5）肩胛线：两臂下垂时，通过肩胛下角所划的垂线。

（6）脊柱旁线：沿各椎骨横突外端所划的略凸向内的连线。

（7）后正中线：沿各胸椎棘突尖所划的垂线。

（三）重要脏器的体表投影

（1）气管：环状软骨至第 3 肋间的高度。

（2）食道：环状软骨至剑突。

（3）肺：①前面：上界为锁骨上 2~3cm；下界为锁骨中线第 6 肋；内界为胸骨缘；外界为体缘。②后面：上界为平第 1 胸椎上缘；下界为肩胛线第 10 肋（左肺底比右肺低一个肋），平第 11 胸椎；内界为脊柱旁；外界为体缘。

（4）心：上界为左第 2~3 肋间；下界为第 6 肋间；左界为左锁骨中线以内；右界为右胸骨体以内。

（5）肋间神经：第 2~11 肋下缘。

二、腹部

腹部位于胸廓于盆腔之间，包括腹壁、腹膜腔、腹腔器官等。腹壁以腋后线为界，分为腹前外侧壁和腹后壁。腹前外侧壁的上界为胸廓下口，下界为耻骨联合、腹股沟和髂嵴。

（一）腹部的主要体表标志

（1）腹白线：剑突至耻骨联合正中线，脐上部分为较宽的沟，脐下则为狭窄的线。

（2）腹直肌：腹白线二侧的纵行肌性微隆；腹直肌的外侧缘为半月线。

（3）脐：腹白线中部凹陷的圆形腱环。

（4）髂嵴：为腹部外侧下方的骨嵴；最高点约平第 4 腰椎棘突；髂嵴的外缘向外突出形成髂结节；髂嵴之前端为髂前上棘。

（5）腹股沟：位于髂前上棘水平线与腹直肌外缘和腹股沟韧带之间。即腹部与股部分界的沟。

（6）耻骨联合：在两侧腹股沟内侧端之间可摸到的骨性横嵴，其下为外生殖器。

（二）腹部的分区

一般以两条水平线和两条垂直线将腹部分为 9 个区（9 分法）。上水平线为经过两侧肋弓下缘最低点（相当于第 10 肋）的连线，下水平线为经过两侧髂结节的连线；两条垂线分别为左、右锁骨中点与腹股沟中点的连线。上述诸线将腹部分为 9 个区（图 1-3-3）。

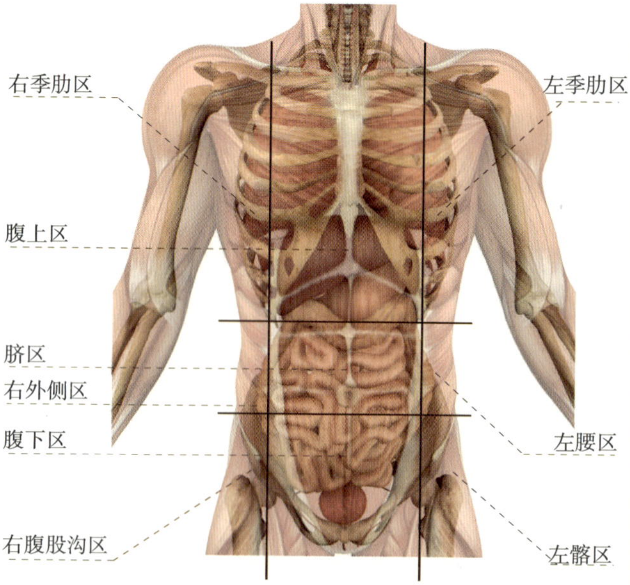

图 1-3-3 腹部分区图

（1）上段：为腹上区及左右季肋区。

（2）中段：为脐区及左右外侧区（腰区）。

（3）下段：为腹下区及左右腹股沟区（髂区）。

（三）腹部的体表投影（参见图 1-3-4）

（1）肝：肝上界和膈穹隆一致，最高点为右锁骨中线平第 5 肋；下界为右肋弓以内，腹上区剑突下 3~5cm。

（2）胆囊：右季肋区，相当于右侧锁骨中线与肋弓相交处，并以此处检查压痛。

（3）脾：位于左季肋区，与 9~11 肋相对，脾的长轴与第 10 肋相一致。

（4）胰：位于腹上区，胰的上缘约平脐上 10cm，下缘约相当于脐上 5cm 处，中心点在两肋弓最下缘连线中点。

（5）胃：居于左季肋、腹上区、脐区，其中贲门位于第 12 胸椎左侧；幽门位于第 1 腰椎右侧。

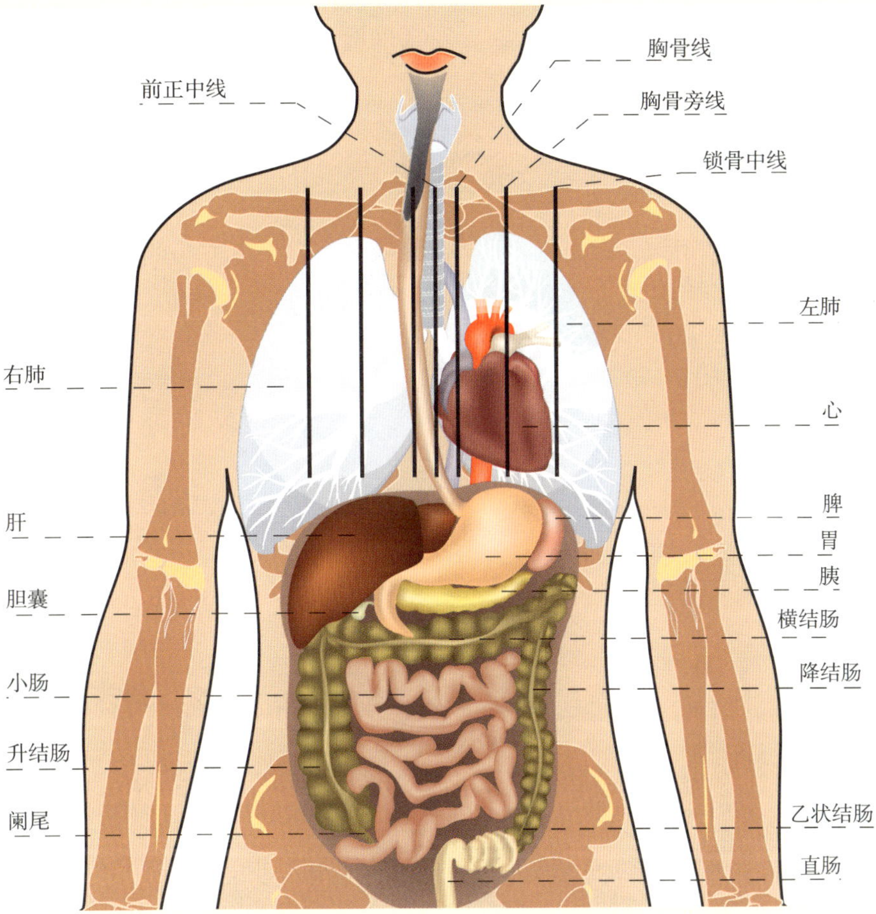

图 1-3-4 胸腹腔标志线及投影

（6）小肠：起始段为十二指肠，全长 5~7m，盘曲于腹腔的中、下部。十二指肠球部位于两肋弓最下缘连线中点右侧约 3cm。

（7）阑尾：脐与右髂前上棘连线的中、外 1/3 交界处。

（8）结肠：分为四个部分。升结肠大部分位于腹腔右外侧区，沿右侧腹后壁上升至肝右叶下，向左弯曲形成结肠右曲；横结肠起于结肠右曲，向左横行至脾下，向下弯曲形成结肠左曲；降结肠起于结肠左曲，沿腹腔左外侧区腹后壁下降至左髂嵴处，移行为乙状结肠；乙状结肠位于左髂窝内，呈“乙”字行弯曲，接直肠。

（9）膀胱：耻骨联合后方。

（10）前列腺：男性耻骨联合下缘后方。

（11）子宫：位于腹下区，耻骨联合上缘和膀胱的后方。

（12）卵巢：耻骨联合上缘距前正中线左右旁开约 6cm，盆腔的侧壁。

（13）腹腔神经节：属交感神经的椎前神经节，中心点为剑突与脐连线中点。

三、背部

背部上与项相连，正中线以第 7 颈椎棘突为界；下方两侧以髂嵴为下界，中间部向下连于两臀部之间的骶骨；两侧以腋后线（图 1–3–5）为界。背部的上半部为胸后壁，下半部为腹后壁（图 1–3–6）。

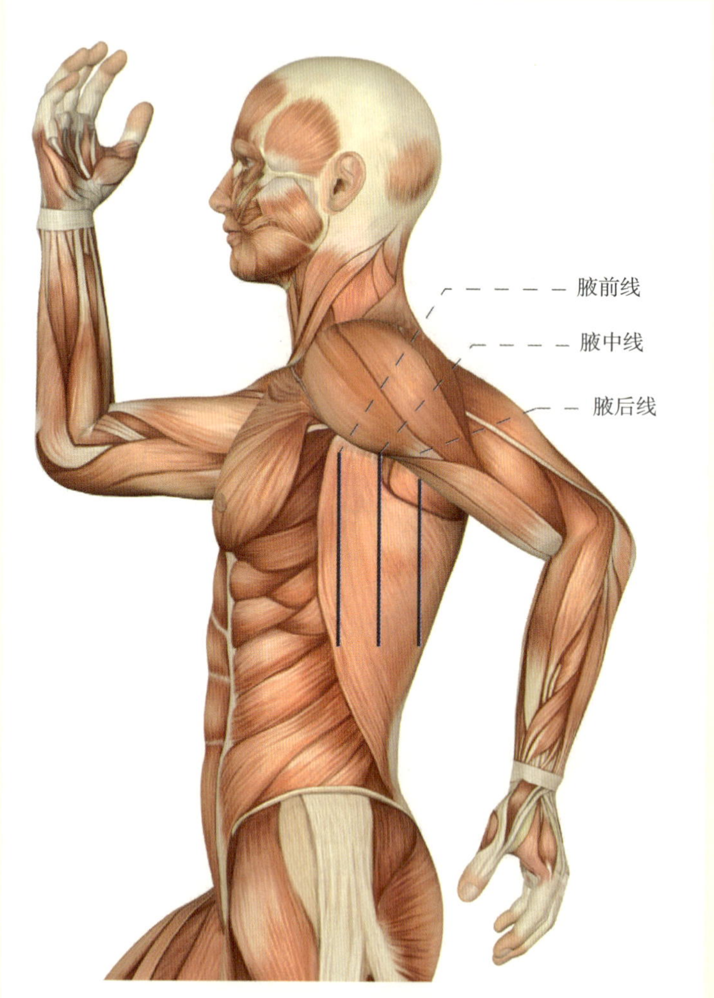

图 1–3–5　腋前线、腋中线、腋后线

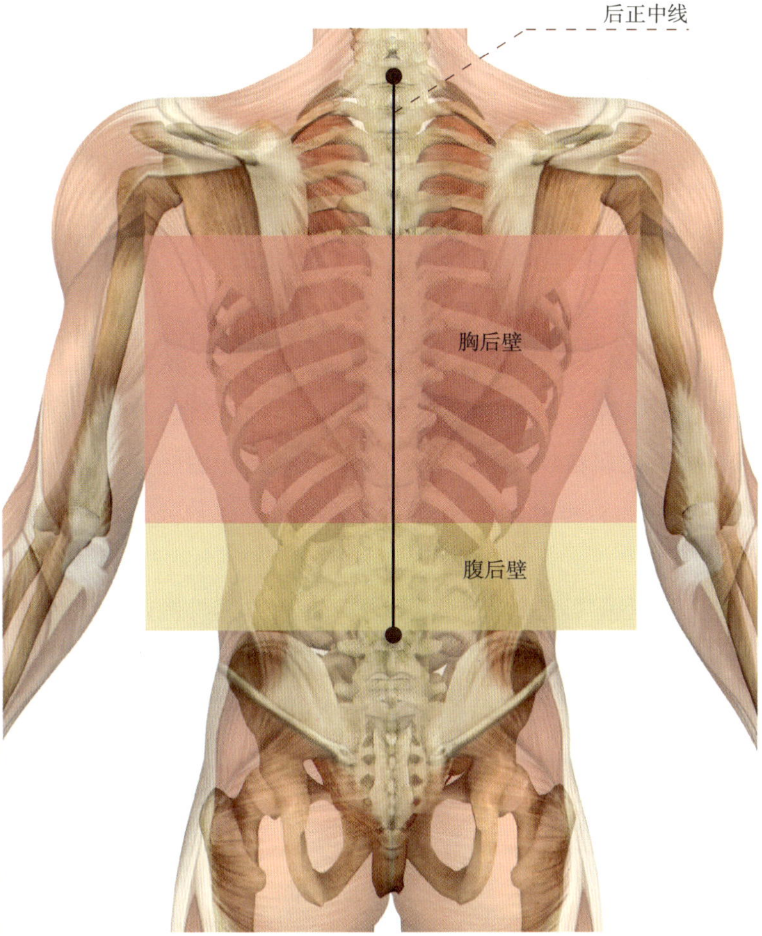

图 1-3-6　胸后壁和腹后壁

（一）主要体表标志

1. 骨性标志

（1）脊柱：在背部正中线，呈略微凹陷的纵沟，该沟与后项部正中纵沟相连续；在纵沟底部可摸到胸椎（简称：T 椎）、腰椎（简称：L 椎）、骶椎（简称：S 椎）的棘突；胸椎棘突在直立时不甚明显，如身体向前弯曲时，则呈较明显的隆起，且容易按到；各腰椎棘突间稍呈凹陷，肌肉愈发达则各凹陷愈明显；骶部纵沟很浅，约至第 3 骶椎棘突处全部消失；再向下即为臀部的臀裂，于此可摸到骶角和尾骨尖。

（2）肩胛骨：位于皮下的肩胛骨轮廓略可辨认，可摸到肩峰、肩胛冈、肩胛骨上角、脊柱缘及下角；肩胛骨上角及下角分别平对第2肋和第7肋；肩胛冈的上方为冈上窝，下方为冈下窝。

（3）肋骨：背部的上部肋骨为肩胛骨所覆盖，肩胛骨以下可摸到第8肋以下诸肋骨；第12肋骨较短，其游离端可在第11肋以下，骶棘肌外侧缘摸到。

2. 肌性标志

（1）骶棘肌：又称竖脊肌。背部正中纵沟的两侧，为骶棘肌所形成的隆起。起于棘突两侧和骶骨、髂骨后面，止于枕外隆突。

（2）腹前外侧肌群：有腹外、腹内斜肌等，在腰部骶棘肌的外侧缘。

（3）斜方肌：此肌自项部正中线，及胸椎棘突向肩峰伸展作三角形的轮廓，动作时略可辨认。起于枕外隆突、项韧带和胸椎棘突，止于肩峰、肩胛岗、锁骨外侧。

（4）背阔肌：为覆盖腰部及胸部下方的扁肌，其外侧端为腋后缘的组成部分。起于下胸椎和腰椎的棘突，止于肱骨小结节嵴。

（5）腋后襞：位于腋窝后壁的下缘，由大圆肌、背阔肌组成。

（二）背部标志线

1. 腰背部水平线（图1-3-7）

（1）两肩胛骨上角的连线：相当于第2胸椎。

（2）两肩胛冈的内侧端的连线：相当于第3胸椎。

（3）两肩胛骨下角的连线：相当于第7胸椎。

（4）两肩胛骨下角与髂嵴最高点连线的中点：相当于第12胸椎。

（5）两髂嵴最高点的连线：相当于第4腰椎棘突。

（6）两髂后上棘的连线：相当于第2骶椎棘突。

2. 前后位水平线（图1-3-8）

（1）胸骨柄的颈静脉切迹：相当于第4胸椎。

（2）胸骨角：相当于第2胸椎。

（3）胸剑联合处：相当于第9胸椎。

（4）剑突与脐的中点：相当于第1腰椎。

（5）脐：相当于第3腰椎。

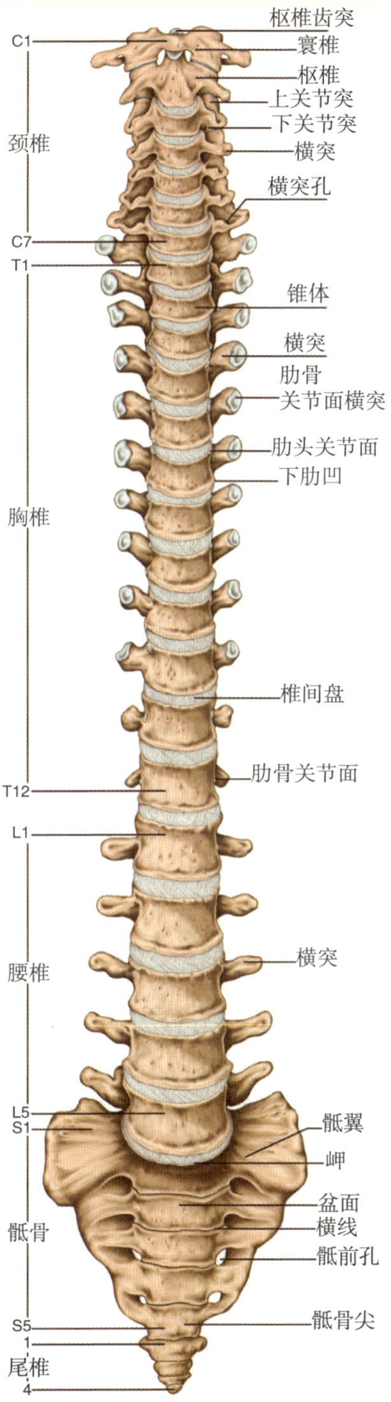

图 1-3-7 腰背部水平线体表标志

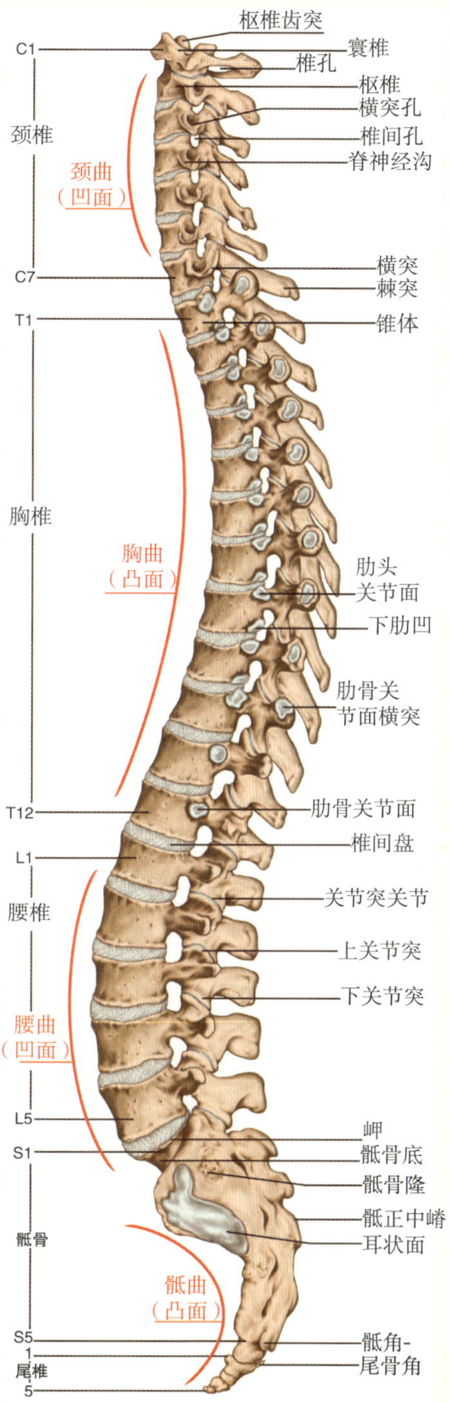

图 1-3-8 前后位水平线体表标志

（三）体表投影

1. **肾** 上界是左侧肾平第 11 胸椎，右侧肾平第 12 胸椎；下界是左侧肾平第 2 腰椎，右侧肾平第 3 腰椎；内界距脊正中线 4cm；外界为骶棘肌外缘。

2. **交感干** 位于脊柱两旁，左右各一，由 20 多个交感干神经节（椎旁神经节）和短的节间支相连而成。从颅底到尾椎，共分为四部。

（1）颈部：3 对神经节，即颈上、颈中、颈下节。

（2）胸部：11~12 对神经节。

（3）腰部：4~5 对神经节。

（4）盆部：4~5 对骶神经节和一个尾神经节，即奇节。

3. **颈膨大** 第 2 颈椎至第 1 胸椎棘突。

4. **腰膨大** 第 10 胸椎至第 2 腰椎棘突。

5. **脊神经（图 1–3–9）** 脊神经共 31 对，与脊髓相连，即颈神经 8 对、胸神经 12 对、腰神经 5 对、骶神经 5 对和尾神经 1 对。脊神经出椎间孔后，分成前支与后支。后支较细，支配背部肌肉的运动和背部皮肤的感觉。胸神经的前支，沿着肋骨下缘形成肋间神经，支配胸腹壁的皮肤和肌肉。颈神经、腰神经、骶神经和尾神经的前支互相交织，形成神经丛，分别称为颈丛、臂丛、腰丛和骶丛等。

（1）臂丛：发出的有正中神经、尺神经、桡神经、腋神经和肌皮神经等。

（2）腰丛：发出的有腰神经和闭孔神经等。

（3）骶丛：发出的有人体最粗大的坐骨神经、胫神经和腓总神经等。

6. **节段性感觉支配（表 1–3–1）** 每一脊神经后根的输入纤维支配一定的皮肤区域（图 1–3–10），此种节段性支配现象于胸髓段最为明显，如乳头相当于胸 5，脐相当于胸 10，但上、下肢的节段性感觉分布比较复杂。

表 1–3–1 皮肤节段性感觉支配

脊髓阶段	皮肤区域	脊髓阶段	皮肤区域
颈 1~3	枕后，颈部	胸 10	脐水平
颈 4	肩胛部	胸 12~ 腰 1	腹股沟
颈 5~7	手、前臂、上臂桡侧面	腰 1~5	下肢前面
颈 8~ 胸 2	手、前臂、上臂尺侧面	骶 1~3	下肢后面
胸 5	乳腺	骶 4~5	臀内侧面，会阴部，肛门，生殖器
胸 7	肋弓下缘		

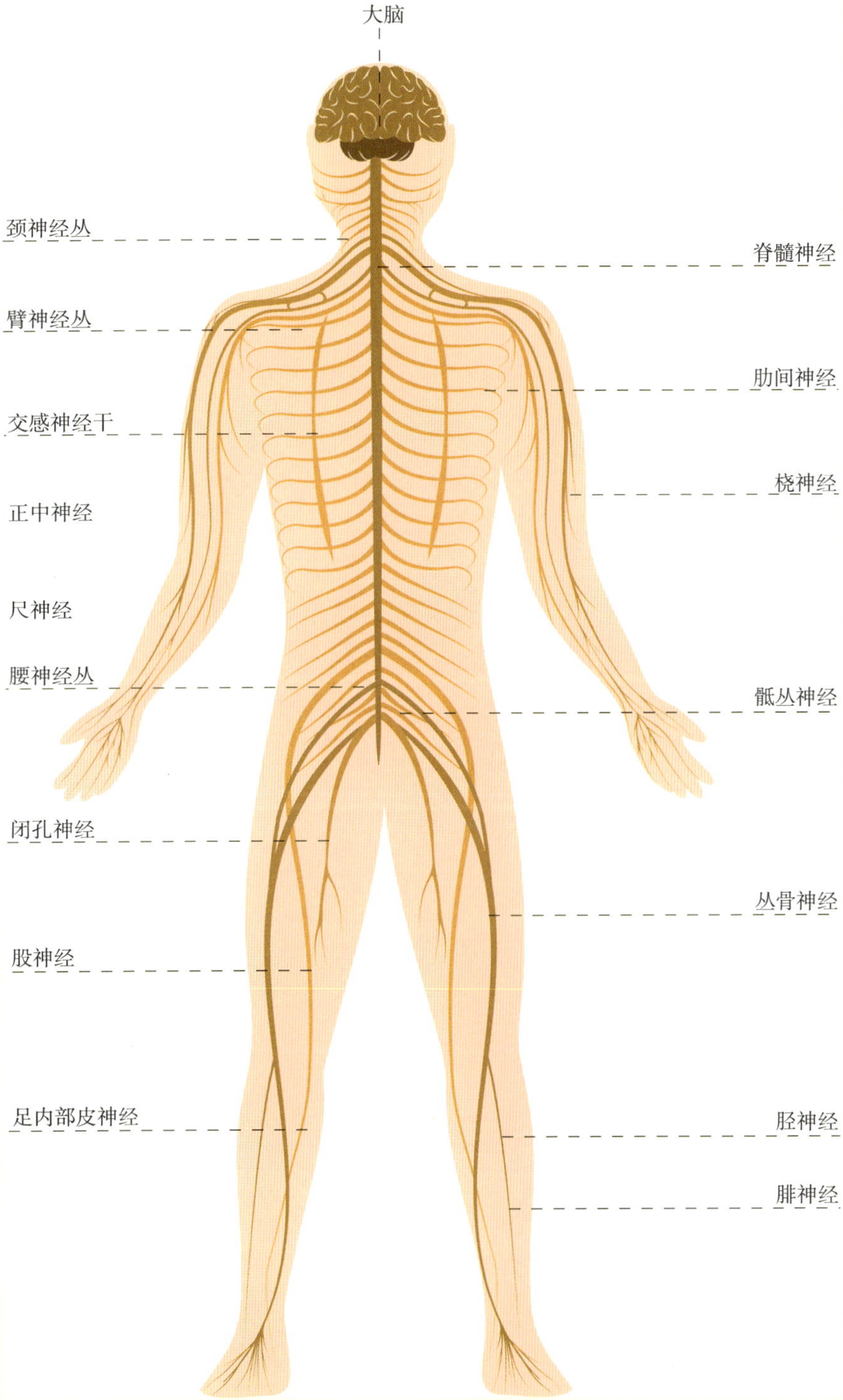

图 1-3-9　人体脊神经投影图

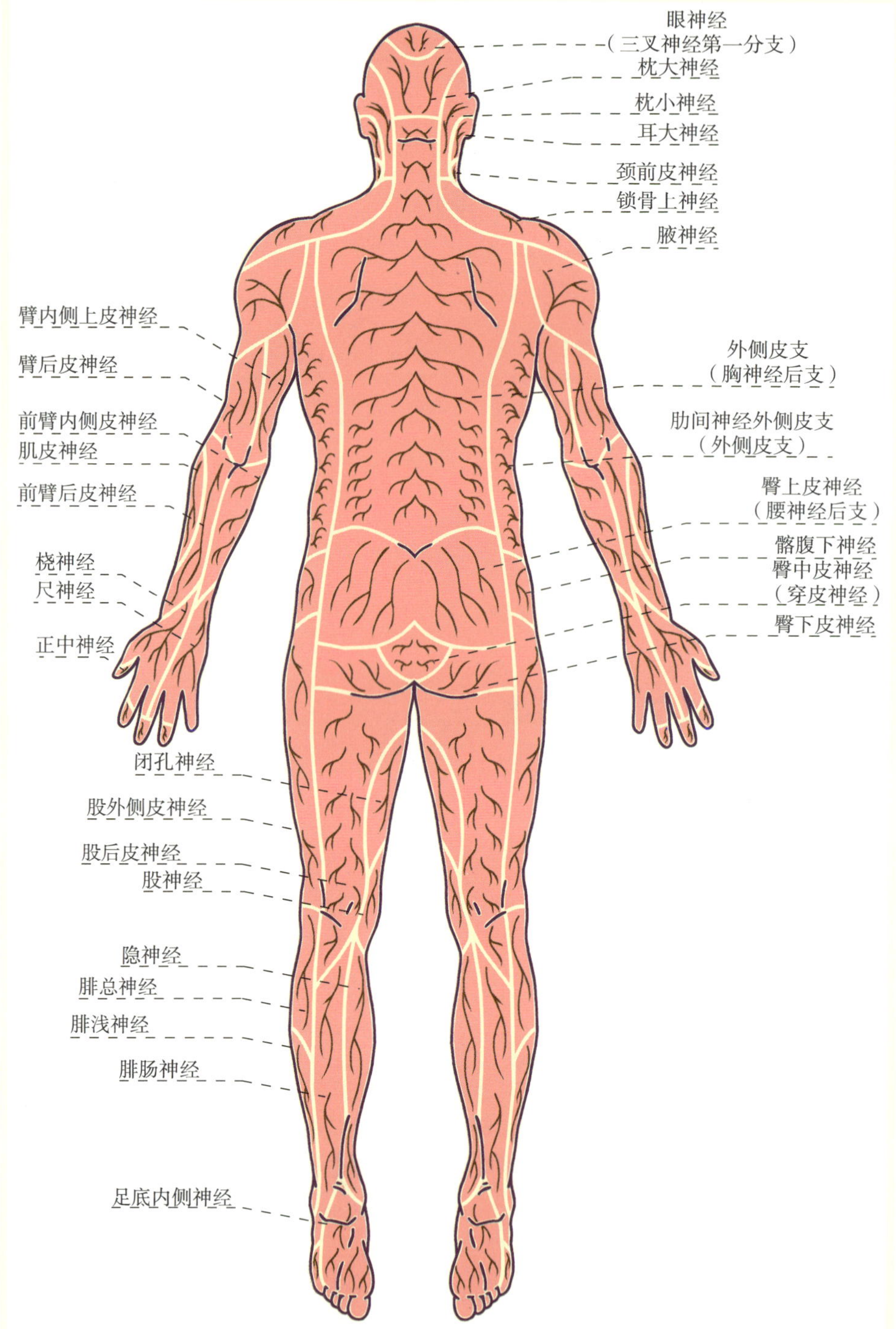

图 1-3-10　人体皮神经分布图

第四节　上肢部

上肢与颈部、胸部的分界线，其上为锁骨、肩峰；前为三角肌前缘；后为三角肌后缘；下方依据腋前、后皱襞在胸廓上的连线。

（一）上肢部的主要体表标志（图 1–4–1，图 1–4–2）

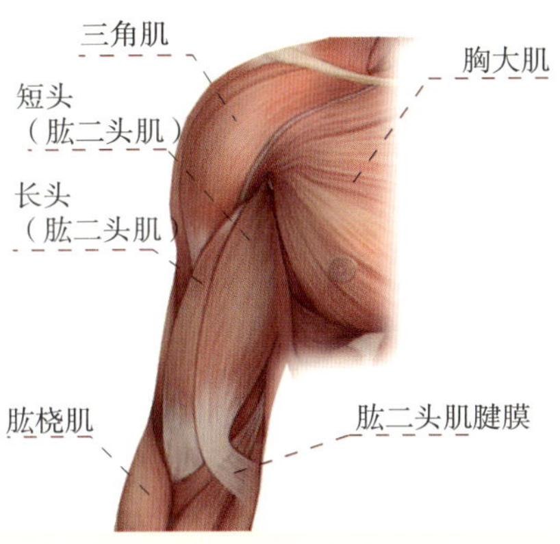

图 1–4–1　上臂前部解剖图

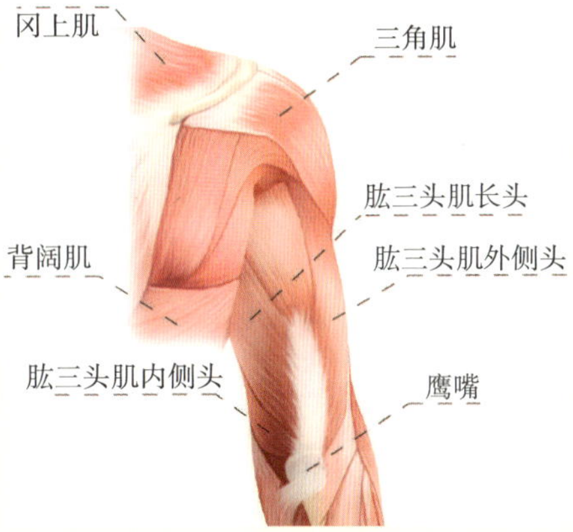

图 1–4–2　上臂后部解剖图

1. 肩部

（1）肩峰：肩部上方可摸到肩峰；由肩峰向背部可摸到肩胛冈。

（2）肩锁关节：由肩胛骨肩峰关节面与锁骨肩峰端关节面构成。由肩峰深压，即可摸到肩峰与锁骨外侧端所形成的肩锁关节。游离上肢动作时可感到摩动，且可摸到骨缝。

（3）三角肌：肩部的轮廓主要由此肌构成；因其深部有肱骨大结节及肱骨头等结构，故呈球形隆起；起于肩峰、肩胛岗和锁骨外侧，此肌前后二束向下集中至肱骨外侧面的中点三角肌粗隆。

2. 腋窝

腋窝为胸部外侧与上臂之间的凹陷。当上肢外展或上举时，腋窝的深度与形态即改变。当上肢下垂时，用手伸入腋窝可辨认其各壁及前后缘。顶由锁骨 1/3 段、第 1 肋外缘和肩胛骨上缘围成；底由皮肤、浅筋膜及腋筋膜构成；前壁由胸大、小肌，锁骨下肌和锁胸筋膜构成；外侧壁由喙肱肌、肱二头肌长、短头和肱骨结节间沟组成；内侧壁前锯肌、上四位肋骨与肋间隙构成；后壁由大圆肌、背阔肌、肩胛下肌和肩胛骨构成；腋窝内有臂丛、腋淋巴管和淋巴结等。腋窝顶点可摸到腋动脉搏动。

3. 上臂

肱骨在肘关节部分可摸到内外上髁，其余部分全为肌肉所包被。

（1）肱二头肌：为上臂前面的肌性隆起，屈肘时更明显突出。分别起于肩胛骨关节盂和喙突，止于桡骨粗隆。其两侧各有一条纵行沟，名为肱二头肌外侧沟及内侧沟。内侧沟为腋窝外侧壁的延续。

（2）肱三头肌：前臂伸直时，在上臂背侧可见到肱三头肌的三个头，其止于尺骨鹰嘴。

4. 肘部

（1）尺骨鹰嘴：肘部后面最明显的骨突为尺骨鹰嘴。肘关节屈伸时可见到鹰嘴的移动。伸肘时鹰嘴与肱骨的内外上髁在一横线上，屈肘时此三骨性突起构成三角形。

（2）肱骨内上髁：在肘部内侧的骨突。此髁与尺骨鹰嘴间的沟有尺神经通过，以手拨动沟内的索状物，有过电样感觉放射到小指和无名指。

（3）肱骨外上髁：为肘部外侧的骨突。

（4）桡骨小头：在肱骨外上髁的下方，前臂旋转时可摸到。

（5）肘窝：为肘关节前方的三角形凹陷，其外侧界的肌性隆起主要为肱桡肌所构成；内侧界的肌隆起为旋前圆肌；上界为肱骨内外上髁的连接线。在此窝内可摸到肱二头肌腱（肘半屈时呈坚韧的索状结构）及肱动脉（肱二头肌腱的内侧缘）的脉搏，临床测量血压即在此处进行。

5. 前臂（图 1-4-3）

（1）尺骨后缘：自鹰嘴向下延，纵行于前臂的背面，为前臂一明显骨性标志。

（2）尺侧腕屈肌：此肌在尺骨后缘内侧，为肌性纵行隆起。

（3）肱桡肌、桡侧腕长短伸肌：这些肌肉在前臂上部最外侧，为构成该部肌性轮廓的主要部分。

（4）前臂屈肌：为肘窝内侧的肌性隆起。

6. 腕及手部（图 1-4-4）

（1）尺骨小头及茎突，桡骨茎突：在腕部内侧可摸到显著的尺骨小头及茎突；腕部外侧可摸到桡骨茎突。

（2）桡骨背结节：在桡骨下端背面，可摸到的如豆状的骨性突起。

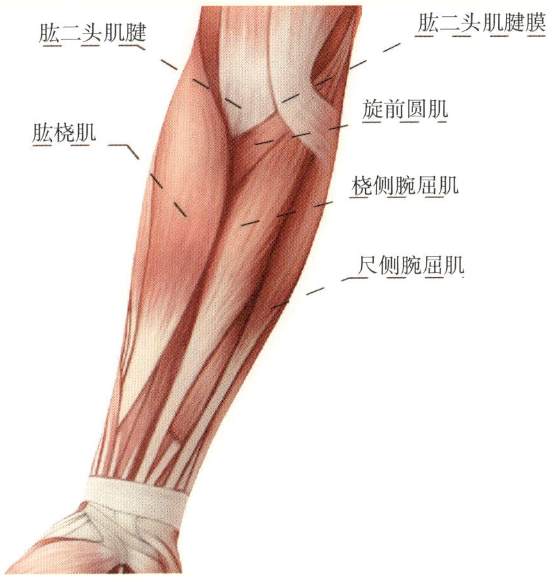

图 1-4-3　前臂解剖图

（3）长屈肌腱：为腕关节掌侧的屈肌腱。因动作不同，可使不同的肌腱特别明显：手握拳，腕关节外展和微屈时，则桡侧腕屈肌腱特别显出；手指伸直并拢，腕略屈，则掌长肌腱最明显；握拳屈腕，则掌长肌深面的指浅屈肌腱亦可显露，同时尺侧腕屈肌的腱亦可在前臂掌面尺侧单独显露。

（4）长伸肌腱：将拇指伸直外展时，可显露手背及桡侧缘的拇长展肌腱及拇短伸肌腱，二腱之间有深凹陷称为鼻咽壶，舟骨骨折时，此凹陷内有压痛点。

（5）第一背侧骨间肌：拇食指并拢时，手背面第 1、2 掌骨间的第一背侧骨间肌，乃呈隆起状，其近侧端有凹陷。

（6）大鱼际：手掌桡侧的肌性隆起，由拇指短肌等所组成。

（7）小鱼际：为手掌尺侧的肌性隆起，由小指短肌等所组成。

（8）掌心：手掌中心凹陷的部分。

（9）腕部横纹：腕部前方（掌侧）有 2 条横纹，腕前远侧横纹在手掌皮肤与前臂皮肤交界处；腕前近侧横纹

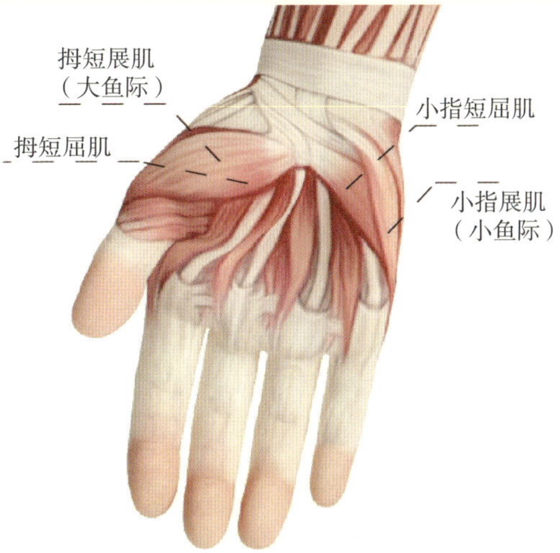

图 1-4-4　手部解剖图

在前臂皮肤的下段，约与尺骨小头相平；腕部背侧也有1条横纹，手背伸时明显。

（10）掌骨头：握拳时于手背上，在第2至第5指根部显出的4个头状隆起，为2~5掌骨头；拇指屈曲时其根部也可见到第1掌骨头。

（二）上肢部的主要体表投影

1. 腋动脉和肱动脉 将上肢外展90°，手掌向上，由锁骨中点至肘窝中点的连线，为二动脉的体表投影。在臂中部肱二头肌内侧沟，可摸到肱动脉搏动。

2. 尺动脉 由肘窝中点稍下方至豌豆骨桡侧缘的连线。在腕部前方的尺侧腕屈肌和指浅屈肌腱间，可摸到搏动。

3. 桡动脉 由肘窝中点稍下方至桡骨茎突的连线为该动脉体表投影。在腕部前方的上方桡侧腕屈肌外侧可摸到搏动，为主要摸脉点。

4. 掌浅弓和掌深弓 手握拳时，中指尖所指的位置与掌浅弓的最高点一致；掌深弓在其近侧约2cm处。

5. 指掌侧固有动脉 位于手指的两侧缘。

6. 正中神经 臂部的投影与肱动脉相同；前臂部为肱骨内上髁与肱二头肌腱连线的中点，向下到腕部桡侧腕屈肌腱与掌长肌腱之间的连线为正中神经的体表投影。

7. 尺神经 在臂部为从腋窝顶至肱骨内上髁与鹰嘴连线中点（肘后内侧沟）的连线；在前臂部为从肱骨内上髁与鹰嘴连线中点至豌豆骨桡侧缘的连线。

8. 桡神经 在臂部为自腋后皱襞的下方经臂部后方至臂部外侧中、下1/3处，再从该处至肱骨外上髁的连线。在前臂部为自肱骨外上髁至桡骨茎突的连线为桡神经浅支的投影；自肱骨外上髁至前臂背侧中线的中、下1/3交界处的连线，为桡神经深支的体表投影。

第五节 下肢部

下肢与躯干的分界，上界前为腹股沟韧带，后为髂嵴。

（一）下肢部的主要体表标志（图1-5-1，图1-5-2）

1. 臀部

臀部由臀裂分为左右两部，其上界为髂嵴，下界为臀沟。臀部的丰隆轮廓为臀大肌及皮下脂肪所形成，故其深部结构不易摸出。

（1）臀沟：一横形的沟，界于臀部与大腿后面之间，大腿伸直时产生的横皱襞。屈腿时，此部皮肤被拉紧，臀沟即消失。

（2）坐骨结节：端坐时，臀部两着力点之骨突为坐骨结节，屈曲大腿状态下触摸。

（3）股骨大转子：为股骨颈与体交界处向上外侧的方形隆起，位于大腿外上部可易触知，髂前上棘至坐骨结节的连线跨过大转子，所以用手重按大转子，进行大腿屈伸动作时，更易摸到其位置移动。

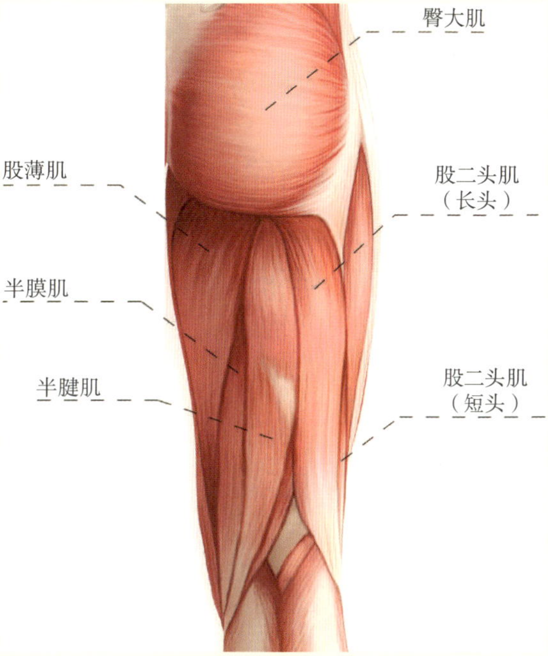

图 1-5-1　大腿后部解剖图

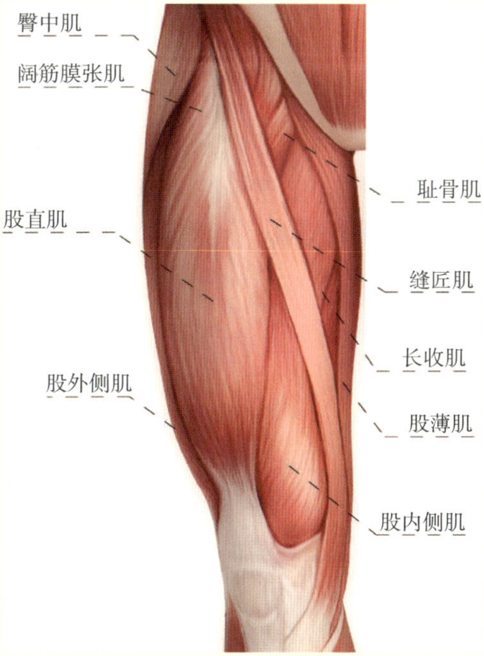

图 1-5-2　大腿前部解剖图

2. 大腿部（股部）

股骨大部分均为肌肉所掩盖，故股部的表面标志，均为肌肉的标志。

（1）缝匠肌：起于髂前上棘，向内下方斜行，止于胫骨上端内侧面，而形成带状肌性隆起；当大腿部作屈收等动作时，由于肌肉活动，其界限更为明显。

（2）股三角：在腹股沟之下方，缝匠肌内侧，呈三角凹陷；其上界为腹股沟韧带，内界为长收肌；伸股时不明显，股部屈曲、外展、旋外时最显著。三角内有股神经、股动脉、股静脉、淋巴结等，靠近腹股沟外侧段可摸到股动脉的搏动。

（3）股四头肌：位于大腿前面肌性隆起，有四个头，为股直肌、股内侧肌与股外侧肌、股中间肌；分别起于髂前下棘、股骨粗线、股骨体，四个头向下形成髌腱，包绕髌骨。

（4）股内侧肌：肌肉较多，主要为长收肌、耻骨肌、缝匠肌、股薄肌、大收肌等。长收肌起于耻骨，止于股骨粗线内侧 1/3。

3. 膝部

膝部的骨性基础为股骨下端、胫骨上端、髌骨及腓骨小头。前三者组成膝关节。除髌骨外，主要为肌腱及韧带所包围，故易于摸出各结构的轮廓。

（1）股骨内、外上髁：在膝关节上方的内侧和外侧的骨性突起。

（2）髌骨：为膝关节前方的骨块，屈膝、伸膝时可上下移动。

（3）髌韧带：髌骨尖下方可摸到的纵行粗索，向下至胫骨粗隆。两侧各有凹陷，称为内膝眼、外膝眼。

（4）胫骨内侧髁、外侧髁：膝关节内下方和外下方的骨性突起。

（5）腓骨小头：胫骨外侧髁的后外方的骨性突起，位置稍高于胫骨粗隆。

（6）腘窝：为膝后区的菱形凹陷。外上界为股二头肌腱，内上界主要为半腱肌和半膜肌（图 1–5–1），下内和下外界分别为腓肠肌内、外侧头。腘窝顶（浅面）为腘筋膜，是大腿阔筋膜的延续，向下移行为小腿深筋膜。腘窝底自上而下为：股骨腘面、膝关节囊后部及腘斜韧带、腘肌及其筋膜。腘窝底膝关节囊，由浅到深为胫神经和腓总神经、腘静脉、腘动脉等。

4. 小腿部（图 1–5–3，图 1–5–4）

（1）胫骨前缘：自髌韧带附着的胫骨粗隆处，向下可摸到整个胫骨前嵴。

（2）胫骨内面：胫骨前缘的内侧面，亦在皮下，向下伸延至内踝。

（3）小腿前肌群：胫骨缘外侧的肌肉，为小腿前肌群，有胫骨前肌、䠀短伸肌和趾短伸肌组成。

（4）小腿外侧肌群：覆盖于腓骨体（腓骨小头以下部分）的外侧面，主要有腓骨长肌和腓骨短肌组成。其前后方略可见一纵沟。

（5）腓肠肌：为构成小腿后面，小腿肚轮廓的浅层肌肉；其内、外侧头起自股骨内、外侧髁；腓肠肌的深面为比目鱼肌；合而向下汇集形成跟腱，止于跟骨结节。

5. 踝部及足部（图 1–5–3，图 1–5–4）

（1）内踝、外踝：为踝关节内侧、外侧的明显骨突。足背屈时可见足背与小腿下部交界处有横纹，相当于内外踝的连接线。

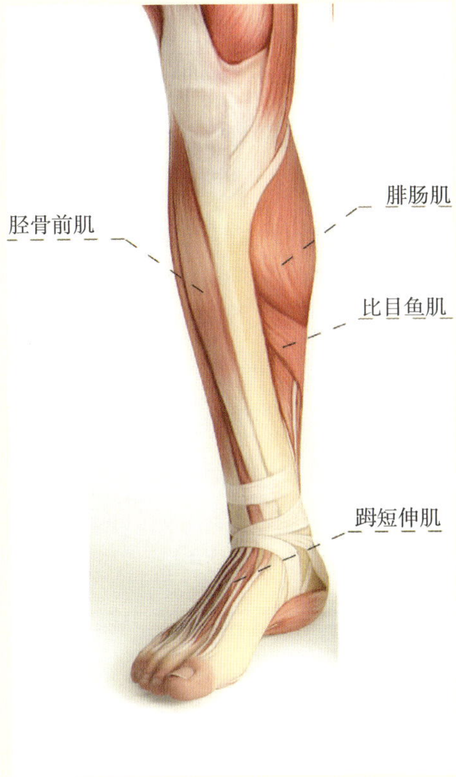

图 1–5–3　小腿前部及足部解剖图

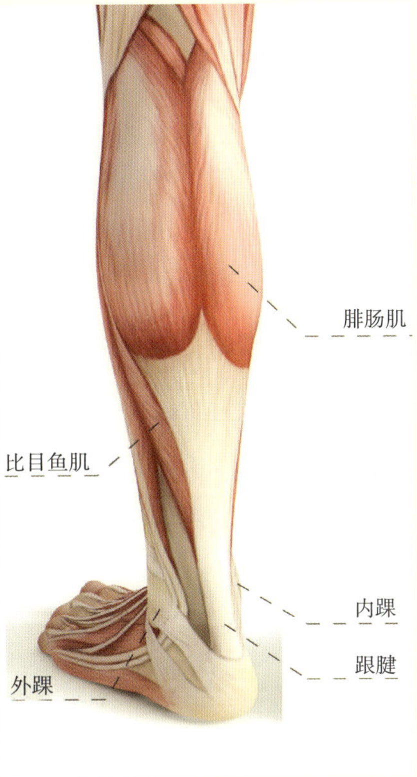

图 1–5–4　小腿后部及足部解剖图

（2）足踇短伸肌、趾短伸肌：位于足背外侧的两个肌性隆起。

（3）距骨头：当足跖屈时，在内外踝之间，可摸到距骨头向前移动。

（4）第 5 跖骨：足外侧缘中段可摸到的骨突，为第 5 跖骨基部（第 5 跖骨粗隆）；向前可摸到第 5 跖骨体，伸小趾时第 5 跖骨头也可摸到。

（5）舟骨结节：足内侧，内踝前下方的骨突。

（6）足底：足站立时以足跟及跖骨头着地，承重与受摩擦最多；足底皮肤最厚，中间凹陷部为脚心。

（二）下肢部的主要体表投影

1. **股动脉** 腿外展外旋，自腹股沟中点至股骨内侧髁上方连一线，该线的上 2/3 为股动脉的投影。在腹股沟中点稍下方可摸到股动脉搏动。

2. **腘动脉** 位于腘窝深部；股动脉进入腘窝即更名腘动脉，在腘窝下角处分为两个终支，即胫后动脉和胫前动脉。

3. **胫后动脉** 由自腘窝稍下方至内踝和跟结节中点的连线。在内踝与跟结节之间，可摸到该动脉搏动。

4. **胫前动脉和足背动脉** 自胫骨粗隆与腓骨头连线中点起，经足背内、外踝中点，至第 1 跖骨间隙近侧部连一线，此线在踝关节以上为胫前动脉，踝关节以下为足背动脉的投影。足背内、外踝连线中点，长伸肌腱外侧，可摸到搏动，为趺阳脉。

5. **臀上血管、神经** 由髂后上棘至股骨大转子作一连线，其上、中 1/3 交点，为臀上神经，血管出盆点的投影。

6. **臀下血管、神经** 由髂后上棘至坐骨结节作一连线，其中点为臀下神经及血管出盆点的投影。

7. **坐骨神经** 由坐骨结节与股骨大转子连线的中点稍内侧，向腘窝中点做一连线，其上 2/3 为坐骨神经本干；再分为胫神经和腓总神经。

8. **胫神经** 为坐骨神经在腘窝上角处的粗大分支，沿腘窝中线下至小腿与胫后动脉伴行；至内踝后方分为足底内侧神经、足底外侧神经。

9. **腓总神经** 发出后沿腘窝上外缘经股二头肌内缘下行，至腓骨头后方并绕过腓骨颈，向前穿腓骨长肌起始部，即分为腓浅神经及腓深神经两终支；腓浅神经行于腓骨长肌与腓骨短肌之间，分出肌支支配上述两肌；本干至小腿中、下 1/3 交界处穿深筋膜至皮下，分布于足背及趾背的大部分皮肤；腓深神经穿过腓骨长肌起端，进入前肌群，伴随胫前动脉下降，沿途分出肌支支配小腿前肌群和足背肌，皮支分布于第 1、2 趾相邻的皮肤。

第二章 经络与腧穴

砭术治疗施术部位的确定，是决定砭术疗效的要素之一，即选择不同的砭术施术穴区，其治疗的作用就有差异。砭术治疗部位的选择与确定，乃至具体应用，都是砭术临床的重要内容。经络系统是中医整体观念理论的主要基础，是砭术治疗部位选择与确定的依据，经络系统也因此成为砭术学的重要组成部分之一。砭术治疗病证讲究点、线、面的结合运用，从经络学说角度理解，点指相应腧穴，线指相应经络，面指相应的经筋及皮部。

经络系统（表 2-1-1）是人体结构的重要组成部分，具有联络脏腑器官，沟通上下内外，有运行气血、协调阴阳、调节功能活动的作用。

表 2-1-1　经络的组成情况（详见附经络腧穴图）

经络系统	十二经脉	• 内涵：经络系统的主体；包括手三阳经，足三阳经，手三阴经，足三阴经 • 作用：运行气血的主要干道 • 特点：与脏腑连属，有表里相配，其循环自肺经开始至肝经止，周而复始循环不息，各经均有专定的腧穴
	奇经八脉	• 内涵：与十二正经别道而奇行的八条经脉；包括任脉、督脉、冲脉、带脉、阴维、阳维、阴跷、阳跷 • 作用：加强十二经脉之间的联系，以调节十二经脉气血 • 特点：不直接连属脏腑，无表里相配，故称奇经；任督两脉随十二经组成循环的通路，并有专定的腧穴，其他六脉不随十二经循环，腧穴都依附于十二经脉
	十二经别	• 内涵：十二正经离入出合的别行部分；包括手三阳经别、足三阳经别、手三阴经别、足三阴经别 • 作用：加强表里经脉深部的联系，以补正经在体内外循环的不足 • 特点：循环走向均由四肢别出（离）；经过躯干深入（入）；再浅出体表上行至头、项（出）；在头项部阳经经别合于本经经脉，阴经经别合于相位表里阳经经脉，相应经脉（合）
	十二经筋	• 内涵：十二经脉所属的筋肉体系；包括手三阳经筋、足三阳经筋、手三阴经筋、足三阴经筋 • 作用：联结肢体骨肉，维络周身，主司关节运动 • 特点：循环走向自四肢末梢走向躯干，终于头身，不入脏腑，多结聚于四肢关节和肌肉丰富之处

续 表

经络系统	十二皮部	• 内涵：十二经脉所属的皮肤反应区；包括手三阳皮部、足三阳皮部、手三阴皮部、足三阴皮部 • 作用：加强十二经脉与体表联系；传导病邪，反映病候；保卫机体，抗御外邪 • 特点：分区基本上和十二经脉在体表的循行部位一致
	十五络脉	• 内涵：本经别走邻经而分出的支络部；包括十二经脉和任督两脉各有一个别络，加上脾之大络，共为十五别络 • 作用：加强表里阴阳表里两经的联系和周身经气的调节，补充正经循环的不足 • 特点：十二经的别络均从本经四肢肘膝关节以下的络穴分出，走向其相表里的经脉，即阴经别走于阳经，阳经别走于阴经；任脉、督脉的别络以及脾之大络主要分布在头身部
	浮络孙络	• 浮行于浅表部位的络脉 • 络脉最细小的分支，网罗全身

人体的经络系统中，十二经脉和奇经八脉中的任、督二脉常常合称十四经脉，是经络系统的主体与核心组成部分，也是人体体表走行的最大、最明确的经脉。在砭术临床上，可以依据十四经脉的循行进行辨证，多用电测定法和按诊法。施术者以手指及相应部位，循着经脉路线进行按压、揉动、捏拿等手法，以探索经络（包括经脉、腧穴、经筋、皮部等组织）上的异常反应（如：结节、条索状物、张力变化、温度变化等），称为按诊法。探索时稍用力且均匀，并注意左右对比。

（一）十二经脉走向、交接规律

手三阴从胸走手；手三阳从手走头；足三阳从头走足；足三阴从足走腹（胸）。相为表里的阴经与阳经在四肢末端交接；同名手足阳经在头面部交接；足手阴经在胸部交接。这就构成了一个“阴阳相贯，如环无端”的循行经路。

（二）十四经脉循环流注规律（见图 2-1-1）

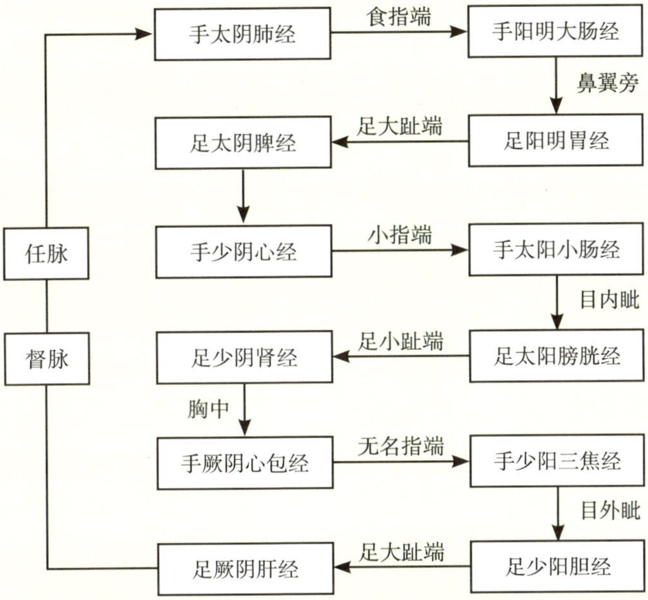

图 2-1-1　十四经脉循环流注规律

（三）十四经

砭术治疗中，要求砭术医师熟悉十四经脉的体表循行路线，尤其是各经脉的主干，以及重要的支脉，在体表的走行的投影，从而保证临床砭术诊察、施治的正确。

1. 手太阴肺经　起于中焦，向下联络大肠，回绕循胃上口，通过横膈，属于肺脏，从肺与喉部相联系的部位横出，经过中府穴，向下沿上臂内侧前缘，行走于手少阴心经和手厥阴心包经的前面，下行到肘窝中，沿前臂内侧桡侧前缘进入寸口，经过大鱼际的边缘，到达拇指内侧端的少商穴而止。手腕后方的支脉，从腕后桡骨茎突的上方分出，向手背面到食指桡侧的末端与手阳明大肠经相接。

主干体表投影：锁骨肩峰端下方→喙突上方→腋前皱襞→肱二头肌外侧沟→肘窝内肱二头肌腱桡侧→腕前横纹桡侧→鱼际边缘→拇指桡侧末端（支脉：桡骨茎突上方→食指桡侧末端）

2. 手阳明大肠经　起于食指桡侧端的商阳穴，沿食指桡侧向上，通过第1、2 掌骨之间的合谷穴，向上进入拇长伸肌腱与拇短伸肌腱之间的凹陷处，沿前臂伸侧前缘至肘部外侧，再沿上臂外侧前缘，上走肩端的肩髃穴，沿肩峰前缘，向上出于大椎穴，再向前下进入缺盆部，联络肺脏，通过横膈，属于大肠。缺盆部的支脉，从锁骨窝向上到颈部，通过面颊，入下牙床中，再回转来挟嘴唇，经过足阳明经的地仓穴，然后交叉相会于人中穴。这样左边的经脉行到右边，右边的经脉行到左边，分别向上挟着鼻孔旁边。

主干体表投影：食指桡侧端→第2掌指关节桡侧→第2掌骨头→手背第1、2掌骨间隙→拇长、短伸肌腱之间→前臂桡侧缘→肘窝横纹桡侧端→肱骨外上髁→肱三头肌外侧缘→三角肌粗隆→肩峰与肩胛冈之间→上出于第7颈椎→喉结旁胸锁乳突肌后缘（支脉：过胸锁乳突肌→下颌体中段→环对侧口角→人中）

3. 足阳明胃经 起于鼻翼两侧的迎香穴，上行到鼻根部，与旁边足太阳膀胱经交会，向下沿鼻的外侧进入上齿龈内，回出环绕口唇，向下交会于颏唇沟承浆穴处，再向后沿口腮后下方，出下颌大迎穴，沿下颌角颊车穴上行耳前，经过上关穴，沿前发际到达前额。（面部支脉）从大迎前下走人迎，沿喉咙向下后行至大椎，折向前行进入缺盆，向下通过横膈，属于胃，联络脾脏。（缺盆部直行的脉）从缺盆部直行经乳头，向下挟脐旁，进入少腹两侧气冲穴。（胃下口部支脉）沿腹里向下到气冲会合。再由此下行至髀关，直抵伏兔部，下至膝盖，沿胫骨外侧前缘，下经足跗，进入第2足趾外侧端的厉兑穴，（胫部支脉）从膝下3寸足三里穴处分出，进入足中趾外侧端。（足跗部支脉）从跗背冲阳穴分出，进入足大趾内侧端隐白穴，与足太阴脾经相接。

主干体表投影：鼻翼旁→鼻根→鼻唇沟→口角旁→下唇下→咬肌止点前缘（面部支脉：咬肌→耳前→发际→额骨）→大椎→锁骨上窝→乳头→腹直肌→腹股沟中点→大腿前外侧→髌骨上方→髌韧带外侧→胫骨前缘外侧→内、外踝连线中点→第2足趾外侧端。（胫部支脉：胫骨前缘外侧→足中趾的外侧；足跗部支脉：跗背→足大趾内侧端）

4. 足太阴脾经 起于足大趾末端的隐白穴，沿着足大趾内侧赤白内际，经过第1跖趾关节后面，上行至内踝前面，再上腿肚，沿胫骨后面，交出足厥阴肝经的前面，经膝股部内侧前缘进入腹部，属于脾脏，联络胃。通过横膈上行，挟咽部两旁，连系舌本，分散于舌下。胃部的支脉，向上通过横膈后，流注于心中，与手少阴心经相接。

主干体表投影：踇趾内侧端→足内缘→内踝前→小腿内侧（胫骨内侧缘

后方）→胫骨内侧髁后→大腿内侧前缘→腹股沟韧带中点

5. 手少阴心经 起于心中，出属于心与其他脏器相连系的部位（心系），通过横膈，联络小肠。（从心系向上的脉）向上挟咽喉上行，经颈、颜面深部，联系于眼球及脑的部位。（从心系直行的脉）上行于肺部，再向下出于腋窝部的极泉穴，沿上臂内侧后缘，行于手太阴肺经和手厥阴心包经的后面到达肘窝，沿前臂内侧后缘，至掌后豌豆骨部，进入掌内，沿小指掌面桡侧缘至末端的少冲穴，与手太阳小肠经相接。

主干体表投影：腋窝中点→肱二头肌内侧沟→肱骨内上髁前方→尺侧腕屈肌腱→豌豆骨→掌尺侧→小指桡侧端

6. 手太阳小肠经 起于手小指外侧端的少泽穴，沿手背外侧至腕部，出于尺骨茎突，沿前臂外侧后缘直上，经尺骨鹰嘴与肱骨内上髁之间，沿上臂外侧后缘，出于肩关节，绕行肩胛部，交会于督脉的大椎穴，向下进入缺盆部，联络心脏，沿食管，通过横膈，到达胃部，属于小肠。（缺盆部支脉）从缺盆沿颈部上达面颊至目外眦，转入耳中的听宫穴。（颊部支脉）从面颊上行目眶下，抵于鼻旁，至目内眦的睛明穴，与足太阳膀胱经相接，而又斜行络于颧骨部。

主干体表投影：小指尺侧端→尺骨头→前臂后面尺侧→尺骨鹰嘴与肱骨内上髁之间→臂后外侧→腋后皱襞→肩胛冈内侧端→交会于大椎→锁骨上窝（缺盆部支脉：锁骨上窝→下颌角→耳中；颊部支脉：面颊→颧弓→目内眦）

7. 足太阳膀胱经 起于目内眦的睛明穴，上额交会于颠顶的百会穴。（巅顶部支脉）从头顶到颞颥部。（颠顶部直行的脉）从头顶入里联络于脑，回出分开下行项后，交会于大椎，分出沿肩胛部内侧，挟脊柱到达腰部，从脊旁肌肉进入体腔，联络肾脏，属于膀胱。（腰部的支脉）从腰部向下通过臀部，进入腘窝中。（后项的支脉）沿肩胛骨内缘直下，经过臀部的环跳穴下行，沿大腿后外侧，与腰部下来的支脉会合于腘窝中。从此向下，通过腓肠肌，出于外踝的后面，沿第5跖骨粗隆，至小趾外侧端的至阴穴，与足少阴肾经相接。

主干体表投影：目内眦→眶上切迹→颅顶正中→斜方肌外侧缘→竖脊肌→骶后孔→臀沟中点→腘窝中点→腓肠肌两肌腹之间→外踝与跟腱之间→足外侧缘→小趾外侧端

8. 足少阴肾经 起于足小趾之下，斜向足心的涌泉穴，出于舟骨粗隆下的然谷穴，沿内踝后进出足跟，再向上行于腿肚内侧，出腘窝的内侧，向上行股内后缘。通过脊柱的长强穴，贯穿脊柱，属于肾脏，联络膀胱。从股内侧后缘分出，过大腿根部，向前夹阴部两侧，至下腹部，上行腹部正中线旁开 0.5 寸，胸部正中线旁开 2 寸，终止于锁骨下缘的俞府穴。（肾脏部直行的脉）从肾向上通过肝和横膈进入肺中，沿喉咙，挟于舌根部。（肺部支脉）从肺部出来，联络心脏，流注于胸中，与手厥阴心包经相接。

主干体表投影： 足底前、中 1/3 交点→足舟骨粗隆下→内踝后→腓肠肌内侧→腘窝内侧→大腿内侧后缘→尾骨

9. 手厥阴心包经 起于胸中，出属心包络，向下通过横膈，从胸至腹依次联络上、中、下三焦。（胸部支脉）从胸中分出于胁部，至腋下 3 寸处的天池穴，上行到腋窝中，沿上臂内侧中线，行于手太阴肺经和手少阴心经之间，进入肘窝中，向下行于前臂掌长肌腱与桡侧腕屈肌腱的中间，进入掌中，沿中指到指端的中冲穴。（掌中支脉）从掌心劳宫穴分出，沿无名指尺侧到指端的关冲穴，与手少阳三焦经相接。

主干体表投影： 乳房外侧第 4 肋间→腋前皱襞→肱二头肌长，短头之间→肘窝正中→前臂掌侧正中线→第 2、3 掌骨间→中指端正中

10. 手少阳三焦经 起于无名指末端的关冲穴，向上出于第 4、5 掌骨间，沿腕背，出于前臂背侧桡骨和尺骨之间，向上通过肘尖，沿上臂外侧，上达肩部，交出足少阳胆经的后面，向前进入缺盆部，分布于胸中，联络心包，向下通过横膈，从胸至腹，属于上、中、下三焦。（胸中的支脉）从胸向上，出于缺盆部，上走项部，沿耳后直上，出于耳部上行额角。再屈而下行至面颊部，到达眶下部。（耳部支脉）从耳后进入耳中，出走耳前，与前脉交叉于面颊部，到达目外眦的丝竹空穴处，与足少阳胆经相接。

主干体表投影： 环指尺侧端→手背第 4、5 掌骨缝→腕背横纹中间→前臂后面桡、尺骨之间→鹰嘴窝→臂后外侧→肩峰后下方→锁骨上窝（支脉：锁骨上窝→平耳垂后胸锁乳突肌前缘→环耳郭后上→过耳→眉梢）

11. 足少阳胆经 起于目外眦的瞳子髎穴，向上到达额角部，下行至耳后风池穴，沿颈部行于手少阳三焦经的前面，到肩上交出手少阳三焦的后面，向下进入缺盆部。（耳部支脉）从耳后经翳风穴进入耳中，出走耳前，到目外眦后方。（目外眦部的支脉）从目外眦处分出，下走下颌大迎穴，会合于手少阳三焦经分布于面颊，复至目眶下，再下行下颌角经颊车穴，由颈部向下会

合前脉于缺盆，然后向下进入胸中，通过横膈，联络肝脏，属于胆。沿着胁肋内，出于少腹两侧腹股沟动脉部，经过外阴部毛际，横行入髋关节部的环跳穴。（缺盆部直行的脉）从缺盆下行腋部，沿侧胸部，经过季胁，向下会合前脉于髋关节部，再向下沿大腿的外侧，出于膝外侧，下行经腓骨前面，直下到达腓骨下段，再下到外踝的前面，沿足背部，进入足第4趾外侧端的足窍阴穴。（足背部支脉）从足背部的足临泣穴处分出，沿第1、2跖骨之间，出于足大趾端，穿过趾甲，回过来到趾甲后毫毛部的大敦穴，与足厥阴肝经相接。

主干体表投影：外眦→发际→耳后→胸锁乳突肌与斜方肌上端之间→肩部（第7颈椎棘突下与肩峰连线中点）→锁骨上窝→腋前→腋中线→胸侧部→季肋区→腹外侧区→髋部（髂前上棘与大转子尖连线中点）→股外侧区（大转子尖与骶管裂孔连线的外、中1/3交点）→股骨外上髁→膝外侧→腓骨外侧前缘→外踝前下方→足背外侧→第四趾外侧端

12. 足厥阴肝经 起于足大趾上毫毛部的大敦穴，沿足跗部向上，经过内踝前1寸处的中封穴，向上至内踝上8寸处，交出足太阴脾经的后面，上行膝内侧，沿股部内侧，进入阴毛中，绕过阴部，上达小腹，再上行至章门穴，循行于期门穴入腹，挟着胃旁，属于肝脏，联络胆腑。向上通过横膈，分布于胁肋，沿喉咙的后面，向上进入鼻咽部，向上连接于眼球系于脑的部位（目系），向上出于前额，与督脉会合于巅顶百会穴。（目系的支脉）从眼球连系于脑的部位下行颊里，环绕口唇内。（肝部的支脉）从肝分出，通过横膈，向上流注于肺中，与手太阴肺经相接。

主干的体表投影：跗趾外侧端→足背第1、2跖骨间隙→内踝前→胫骨内侧面→膝内侧→股内侧区（长收肌外缘）→腹股沟区→外阴→腹下区→腹外侧区→腹季肋区

13. 督脉 起于胞中，出小腹内下会阴部，向后行于脊柱的内部，上达项后风府进入颅内，络脑，上行颠顶，沿前额下行鼻柱，至上唇系带龈交穴处。从脊柱后面分出，属肾。

主干的体表投影：会阴→尾骨→背部后正中线→枕外隆凸→颅顶→前额→鼻→上唇

14. 任脉 起于胞中，出小腹内下出会阴部，向上行于阴毛部沿着腹内向上经过关元等穴，到达咽喉部，再上行环绕口唇分行，经过面部进入目眶下。

从胞中出，向后与冲脉偕行于脊柱前。

主干的体表投影： 会阴→外阴→腹部前正中线→胸部前正中线→颈部前正中线→面部颏唇沟正中线。

第二节 经筋

十二经筋是十二经脉之气结聚散络于筋肉关节的体系，是附属于受十二经脉的筋膜系统。其功能活动有赖于经络气血的濡养，主要作用是约束骨骼，有利于关节的屈伸运动，保持人体正常的运动功能。十二经筋的分布与十二经脉的体表通路基本一致，其循行走向都是从四肢末端走向头身，行于体表，不入内脏，结于关节、骨骼部。其规律为：手三阳经筋起于手指，循臑外上行结于角（头部）；手三阴经筋起于手指，循臑内上行，结于贲（胸部）；足三阳经筋起于足趾，循股外上行，结于面部；足三阴经筋起于足趾，循股内上行，结于阴器（腹部）。另一方面，十二经筋在循行中，还在踝、膝、股、髋、腕、肘、臂、腋、肩、颈等关节或骨骼处结聚，特别是足厥阴经筋，除结于阴器外，还能总络诸筋。经筋的病变，多表现为拘挛、强直和抽搐。对于经筋的这些特点，临床上，砭术的作用是既能直接以外力根据其循行规律进行调整，通过力学原理改善经筋的病变状况；又对相关经络腧穴进行刺激，强化经络气血的功能活动。

第三节 皮部

十二皮部是体表的皮肤按经络的分布部位分区，是十二经脉功能活动反映于体表的部位，是十二经脉所属络脉之气的散布之所在。十二皮部与经脉、络脉的不同之处在于：经脉为线状分布；络脉为网状分布；皮部则着重于“面”的划分，显得更为广泛。砭术临床中，正是通过皮部的“面”来诊察机体内部，调理内部。故《素问·阴阳应象大论》说：“以我知彼，以表知里，以观过与不及之理，见微得过，用之不殆。”

十二皮部居于人体的最外层，是机体的卫外屏障，病邪入侵时，由皮部深入络脉、经脉、脏腑。当内脏有病时，又通过经脉、络脉反应于皮部。如脾脏病证、消化不良者，可见足太阴脾经的皮部出现皮损（真皮上部血管变化、血管周围炎性浸润等）。临床中，根据“欲知皮部，以经脉为纲纪”的理论，经络或内脏有病时可取相应皮部进行治疗。在皮部实施砭术刺激，可以通过络脉、经脉的渗入，对内脏起到调整作用，例如对手太阴肺经的皮部施用砭术手法，可有效地治疗胸闷、咳嗽等与肺腑相关的病证。

第四节　腧穴

人体的经络和腧穴是密切相连的，腧穴通过经络与脏腑相互联系，这样，使腧穴、经络、脏腑成为一个不可分割的整体。当人体的脏腑发生病理改变时，在人体的相应腧穴上就会有一定的反应；同样，通过砭术手法刺激人体的腧穴，使其信息通过经络传导到相应的脏腑，就可以改变脏腑的病理状态，达到治疗作用。砭术临床证明：当患者在接受砭术治疗时，不同的砭术手法在一定的穴位进行治疗时常会使患者出现一些酸、胀、麻、痛、蚁行或流水等不同的感觉沿经络进行传导。因此，砭术治疗可以运用循经取穴的方法，即根据十二经脉循行的部位，腧穴的分布及其主治作用，取相应的腧穴治疗相关的病症。砭术治疗的选穴原则有：近部选穴、远部选穴、对症选穴等。

（一）十四经穴

在十四经穴的主治病症中，除主治其经脉循行部位相应病症外，各自还有本经、穴的主治特点，见表 2–4–1 所示。

表 2–4–1　十四经常用腧穴主治

1. 手太阴肺经				
主治呼吸系统和本经经脉所过部位病症。例如：咳喘，咳血，胸闷，咽喉肿痛，外感风寒及上肢内侧前缘疼痛等				
穴名	位置	穴位功用及主治	常用手法	类属
中府	前正中线旁开 6 寸，平第 1 肋间隙处	功效：止咳平喘，清肺泄热，补气健脾 主治：咳喘，肺胀满，胸痛，肩背痛	一指禅推、按、揉、摩	肺之募穴，交会穴（手足太阴之会）
尺泽	肘横纹中，肘二头肌腱桡侧	功效：滋阴润肺，止咳降逆 主治：咳喘，咳血，胸胁胀满，肘臂挛痛，小儿惊风	按、揉、拿	五输穴（肺之合穴，属水）

续 表

穴名	位置	穴位功用及主治	常用手法	类属
列缺	桡骨茎突上方，腕横纹上1.5寸	功效：祛风散邪，通调任脉 主治：咳喘，头痛，项强，咽齿痛，口眼歪斜	一指禅推、按、揉	肺之络穴及原穴，八脉交会穴（通任脉）
太渊	掌后腕横纹桡侧端，桡动脉桡侧凹陷中	功效：止咳化痰，通调血脉，化痰益气 主治：咳喘，咳血，胸痛，咽痛，腕臂痛，无脉症	按、揉、掐	五输穴之一（肺之输穴，属土），肺之原穴，八会穴之一（脉会）
鱼际	第1掌骨中点之桡侧，赤白内际	功效：疏风清热，宣肺利咽 主治：咳嗽，咳血，咽喉肿痛，失音，发热	按、揉、掐	五输穴之一（肺之荥穴，属火）
少商	拇指桡侧指甲角旁约0.1寸	功效：清热解表，通利咽喉，醒神开窍 主治：咽喉肿痛，鼻衄，发热，昏迷，癫狂	掐	五输穴之一（肺之井穴，属木）

2. 手阳明大肠经

主治眼、耳、口、牙、鼻、咽喉等头面器官病证、胃肠等腹部疾病、热病和本经脉所经过部位的病症。例如：头痛、咽喉肿痛、各种鼻病、泄泻、便秘、痢疾、腹痛、上肢屈侧外缘疼痛等

穴名	位置	穴位功用及主治	常用手法	类属
合谷	手背，第1、2掌骨之间，约平第2掌骨桡侧中点处	功效：镇定止痛，通经活络，解表泄热 主治：头痛，目赤肿痛，鼻衄，齿痛，牙关紧闭，口眼歪斜，咽痛，汗证，指挛，腹痛，滞产	拿、按、揉	本经原穴
阳溪	腕背横纹桡侧，拇短伸肌腱与拇长伸肌腱之间凹陷中	功效：清热散风，舒筋利结 主治：头痛，目赤肿痛，耳鸣，齿痛，手腕痛	掐、拿、按、揉	五输穴之一（本经经穴，属火）
手三里	阳溪到曲池连线上，曲池下2寸	功效：通经活络，清热明目，理气通腹 主治：齿痛颊肿，上肢不遂，腹痛，腹泻	拿、按、揉、一指禅推	
曲池	屈肘，当肘横纹桡侧端凹陷处	功效：清热祛风，调和营血，降逆活络 主治：咽痛，目赤，上肢不遂，手臂痛，高血压	拿、按、揉	五腧穴之一（本经合穴，属土）
肩髃	肩峰前下方，肩峰与肱骨大结节之间凹陷处	功效：通利关节，疏散风热 主治：肩臂挛痛，半身不遂，手背红肿，乳痛，瘿气	按、揉、一指禅推	交会穴之一（手阳明和阳跷脉之会）

续　表

穴名	位置	穴位功用及主治	常用手法	类属
迎香	鼻唇沟中，与鼻翼外缘中点相平处	功效：通窍祛风，理气止痛 主治：鼻塞，鼽衄，口歪，面痒	掐、按、揉、一指禅推	

3. 足阳明胃经

主治胃肠等消化系统、神经系统、呼吸系统、循环系统和头、眼、鼻、口、齿等器官病症和本经所经过部位的病症。例如：胃痛、腹胀、鼻塞、牙痛、口眼歪斜、咽喉肿痛、热病、神志病及经脉循行部位疼痛等

穴名	位置	穴位功用及主治	常用手法	类属
四白	目正视，瞳孔直下，眶下孔凹陷中	功效：祛风明目，通经活络 主治：目赤痛痒，目翳，口眼歪斜，头痛眩晕	按、揉、一指禅推	
地仓	目正视，瞳孔直下，平口角（旁0.4寸）	功效：祛风止痛，舒筋活络 主治：口歪，流涎，眼睑瞤动，牙关不开，齿痛，胃脘痛	按、揉、一指禅推	交会穴之一（阳跷脉和手足阳明之会）
颊车	咀嚼时咬肌隆起最高点处，下颌角前上方1横指凹陷中	功效：祛风清热，开关通络 主治：口歪，齿痛，颊肿，口噤不语	按、揉、一指禅推	
下关	面部耳前方，颧弓与下颌切迹之间的凹陷中，合口有孔，张口即闭	功效：消肿止痛，聪耳通络 主治：耳鸣，齿痛，口噤，口眼歪斜	按、揉、一指禅推	交会穴之一（足阳明足少阳之会）
头维	头正中线旁开4.5寸，额角发际直上0.5寸	功效：清头明目，止痛镇痉 主治：头痛，目眩，口痛，流泪	抹、按、揉、扫散	交会穴之一（足少阳阳维足阳明之会）
人迎	颈部喉结旁开1.5寸，胸锁乳突肌前缘	功效：利咽散结，理气降逆 主治：咽喉肿痛，喘息，气闷	拿	
缺盆	锁骨上窝中央，距前正中线4寸	功效：宽胸利膈，止咳平喘 主治：咳嗽，气喘，咽喉肿痛	按、弹拨	
天枢	腹部平脐，脐旁2寸	功效：调中和胃，理气健脾 主治：腹胀痛，肠鸣便秘，泄泻，月经不调	揉、摩、一指禅推	大肠之募穴
水道	脐下3寸，前正中线旁2寸	功效：利水消肿，调经止痛 主治：小腹胀满，小便不利，痛经	揉、摩、一指禅推	

续 表

穴名	位置	穴位功用及主治	常用手法	类属
气冲	在腹股沟部，脐下5寸，前正中线旁2寸	功效：调经血，舒宗筋，理气止痛 主治：腹痛、阳痿、月经不调、下肢冷痛等	点、按	
髀关	髂前上棘与髌骨底外侧端连线上平臀横纹，与承扶相对	功效：强腰膝，通经络 主治：腰腿疼痛，筋急不得屈伸，痿痹，下肢麻木，小腹隐痛	按、拿、弹拨、滚	
伏兔	髂前上棘与髌骨底外侧端连线上，髌骨上缘6寸	功效：散寒化湿，疏通经络 主治：腰痛膝冷，下肢麻痹，疝气，脚气	滚、按、揉	
梁丘	髂前上棘与髌骨底外侧端连线上，髌骨上上缘上2寸	功效：理气和胃，通经活络 主治：胃痛，膝肿痛，下肢不遂	滚、按、点、拿	足阳明之郄穴
犊鼻	屈膝，髌骨下缘，髌韧带外侧凹陷中	功效：通经活络，消肿止痛 主治：膝痛，下肢麻痹，屈伸不利，脚气	点、按	
足三里	胫骨前嵴外1横指，犊鼻穴下3寸	功效：健脾和胃，扶正培元，通经活络，升降气机 主治：胃胀痛，呕吐，噎膈，泄泻，便秘，下肢痹痛，水肿，癫狂，虚劳羸瘦	按、点、一指禅推	五输穴之一（本经合穴，属土），足阳明下合穴
上巨虚	胫骨前嵴外1横指，犊鼻穴下6寸	功效：调和肠胃，通经活络 主治：肠鸣，腹痛，泄泻，便秘，下肢痿痹	拿、滚、按、揉	手阳明下合穴
下巨虚	胫骨前嵴外1横指，犊鼻穴下9寸	功效：调肠胃，通经络，按神志 主治：小腹痛，泄泻，下肢痿痹	拿、滚、按、揉	手太阳下合穴
丰隆	胫骨前嵴外2横指，犊鼻穴下8寸	功效：健脾化痰，和胃降逆，开窍 主治：头痛，眩晕，痰多咳嗽，呕吐，便秘，水肿，癫狂痛，下肢痿痹	一指禅推、按、揉	本经络穴
解溪	足背横纹中央，足踇长伸肌腱和趾长伸肌腱之间	功效：舒筋活络，清胃化痰，镇惊安神 主治：头痛，眩晕，腹胀，便秘，下肢痿痹	按、拿、掐、点	五输穴之一（本经经穴，属火）

4. 足太阴脾经
主治脾胃等消化系统病症及妇科，前阴病等病症。例如：胃脘痛、善噫、嗳气、腹胀、便溏、黄疸、身重无力、月经不调、白带异常下肢内侧肿痛及舌根疼痛等

续　表

穴名	位置	穴位功用及主治	常用手法	类属
隐白	足大趾末节内侧，趾甲角旁 0.1 寸	功效：调经统血，健脾回阳 主治：腹胀，便血，月经过多，多梦，惊风。	掐	五输穴之一（本经井穴，属木）
大都	第 1 跖趾关节内侧前下缘赤白肉际凹陷处	功效：泄热止痛，健脾和中 主治：腹胀痛，呕吐，泄泻，便秘，热病	掐	五输穴之一（本经荥穴，属火）
太白	第 1 跖趾关节内侧后下缘赤白肉际凹陷处	功效：健脾和胃，清热化湿 主治：胃痛，腹胀，泄泻，便秘，痔漏，体重节痛	掐、按、揉	脾之原穴，五输穴之一（本经输穴，属土）
公孙	第 1 跖骨基底内侧前下缘赤白肉际处	功效：健脾胃，调冲任 主治：胃痛，呕吐，腹痛，泄泻，痢疾	掐、按、揉	本经络穴，八脉交会穴（通冲脉）
商丘	足内踝前下方凹陷处，舟骨结节与内踝尖连线中点处	功效：健脾化湿，通调肠胃 主治：腹胀，泄泻，便秘，黄疸，足踝痛	点、按、揉	五输穴之一（本经经穴，属金）
三阴交	内踝尖上 3 寸，胫骨内侧面后缘	功效：健脾胃，益肝肾，调经带 主治：肠鸣腹胀，泄泻，月经不调，带下，滞产，遗精，阳痿，遗尿，失眠，下肢痿痹	按、点、拿	交会穴之一（足三阴经之会）
阴陵泉	胫骨内侧髁后下缘凹陷处	功效：清利湿热，健脾理气，益肾调经，通经活络 主治：腹胀，泄泻，水肿，小便不利或失禁，膝痛	点、拿、按、一指禅推	五输穴之一（本经合穴，属水）
血海	屈膝，大腿内侧，髌骨内侧端上 2 寸，股四头肌内侧	功效：调经统血，健脾化湿 主治：月经不调，崩漏，经闭，瘾疹，	拿、按、点	
冲门	耻骨联合上缘中点旁 3.5 寸	功效：健脾化湿，理气解痉 主治：子肿，赤白带下，腹痛，下肢冷痛	按、点、揉	交会穴（足太阴厥阴阴维之会）
大横	腹部平脐，脐旁 4 寸	功效：温中散寒，调理肠胃 主治：泄泻，便秘，腹痛	一指禅推、摩、揉、拿	交会穴（足太阴阴维之会）

5. 手少阴心经

主治心、胸、循环系统病症，神经精神方面病症及本经所过部位病症。例如：心痛、心悸、失眠、癫狂、手心发热及上肢内侧后缘疼痛

穴名	位置	穴位功用及主治	常用手法	类属
极泉	腋窝顶点，腋动脉搏动处	功效：宽胸理气，通经活络 主治：心痛，咽干，胁肋痛，肩臂冷痛麻木	拿、弹拨、点	

续 表

穴名	位置	穴位功用及主治	常用手法	类属
少海	屈肘，肘横纹内端与肱骨内上髁连线中点处	功效：理气通络，宁心安神 主治：心痛，肘臂挛痛，头项痛，胁痛	拿、弹拨	五输穴之一（本经合穴，属水）
通里	尺侧腕屈肌腱桡侧缘，腕横纹上1寸	功效：安神志，清虚热，通经活络 主治：心悸，怔忡，暴喑，舌强，腕臂痛	掐、按、揉、拿	本经络穴
神门	腕横纹，尺侧腕屈肌腱的桡侧凹陷中	功效：宁心安神，通经活络 主治：心病，心烦，惊悸，怔忡，健忘，失眠，癫狂痫，胸胁痛	拿、按、揉	五输穴之一（本经输穴，属土），本经原穴
6. 手太阳小肠经				

主治腹部小肠与心、胸、咽喉病症，以及热病，神志病和本经所过部位的病症。例如：头痛、目病、耳病、咽喉肿痛、癫狂及肩臂外侧后缘疼痛等

穴名	位置	穴位功用及主治	常用手法	类属
少泽	小指末节尺侧指甲角旁0.1寸	功效：清热通乳，散瘀利窍 主治：头痛，咽喉肿痛，昏迷，热病	掐	五输穴之一（本经井穴，属金）
后溪	握拳，第5掌指关节后尺侧，赤白肉际处	功效：清头明目，安神定志，通经活络 主治：头项强痛，目赤，耳聋，咽痛，腰背痛，手指及肘臂挛痛	掐	五输穴之一（本经输穴，属木），八脉交会穴（通督脉）
腕骨	手掌尺侧赤白肉际，第5掌骨基底与三角骨间的凹陷中	功效：利湿退黄，通窍活络，增液消渴 主治：头项强痛，耳鸣，黄疸，热病，指腕痛	掐	本经原穴
阳谷	手掌尺侧赤白肉际，当尺骨茎突与三角骨之间	功效：清心明目，镇惊聪耳 主治：头痛，目眩，耳鸣，热病，腕痛	掐	五输穴之一（本经经穴，属火）
养老	以掌向胸，当尺骨茎突桡侧缘凹陷中	功效：明目清热，舒筋活络 主治：目视不明，肩、背、肘、臂酸痛	掐、按、揉	手太阳郄穴
支正	阳谷穴与小海穴连线上，阳谷穴上5寸	功效：清热解毒，安神定志，通经活络 主治：头项强痛，肘臂疼痛，目眩	拿、按、揉	本经络穴
小海	屈肘，尺骨鹰嘴与肱骨内上髁之间凹陷中	功效：清热祛风，宁神安志 主治：肘臂疼痛，癫痫	拿	五输穴之一（本经合穴，属土）

续　表

穴名	位置	穴位功用及主治	常用手法	类属
肩贞	腋后纹端直上1寸处	功效：清热止痛，通络聪耳 主治：肩臂疼痛，瘰疬，耳鸣	拿、按、揉、滚	
天宗	肩胛骨冈下窝的中央，平第四胸椎	功效：通经活络，理气消肿 主治：肩胛疼痛，气喘，乳痈	一指禅推、滚、按、揉	
秉风	肩胛冈上窝的中点	功效：疏风活络，止咳化痰 主治：肩背疼痛，上肢酸麻	一指禅推、滚、按、揉	交会穴（手阳明、手太阳、手足少阳之会）
肩外俞	第1胸椎棘突下旁开3寸	功效：舒筋活络，散风止痛 主治：肩背疼痛，颈项强急	一指禅推、滚、按、揉	
肩中俞	大椎旁开2寸	功效：宣肺解表，活络止痛 主治：咳嗽，气喘，肩背疼痛，目视不明	一指禅推、滚、按、揉	
颧髎	目外眦直下，颧骨下缘凹陷中	功效：清热消肿，祛风通络 主治：口眼歪斜，齿痛，颊肿	一指禅推、按、揉	交会穴（手少阳太阳之会）
听宫	耳屏前，下颌骨髁状突后缘，张口呈凹陷处	功效：宣开耳窍，宁神安志 主治：耳鸣，耳聋，聤耳，齿痛，癫狂痫	点、按	交会穴（手足少阳、手太阳之会）

7. 足太阳膀胱经

主治泌尿生殖系统、神经系统、呼吸系统、循环系统、消化系统和相关脏腑病症，神志病病症以及本经所经过部位病症。例如：小便不利、癫痫、鼻病、头痛、昏迷、高热及下肢后侧疼痛等

穴名	位置	穴位功用及主治	常用手法	类属
睛明	目内眦角稍上方凹陷中	功效：明目退翳，祛风清热 主治：目赤肿痛，视物不明，目眩，近视，夜盲	点、按	交会穴（手足太阳、足阳明、阴阳跷）
攒竹	眉头凹陷中，眶上切迹处	功效：清热散风，活络明目 主治：头痛，口眼歪斜，目赤肿痛，近视，眉棱骨痛，眼睑下垂	一指禅推、按、揉	
天柱	后发际正中直上0.5寸，旁开1.3寸，当斜方肌外缘凹陷中	功效：调筋骨，安神志，清头目 主治：头痛，项强，鼻塞，癫狂痫，肩背病，热病	一指禅推、按、拿	
大杼	第1胸椎棘突下旁开1.5寸	功效：清热散风，强健筋骨 主治：咳嗽，发热，项强，肩背痛	一指禅推、滚、按、揉	八会穴（骨会），交会穴（手足太阳之会）
风门	第2胸椎棘突下旁开1.5寸	功效：益气固表，祛风解表，泄胸中热 主治：伤风，咳嗽，发热头痛，项强，胸背痛	一指禅推、滚、按、揉	交会穴（督脉足太阳之会）

续　表

穴名	位置	穴位功用及主治	常用手法	类属
肺俞	第3胸椎棘突下旁开1.5寸	功效：清热解表，宣理肺气 主治：咳嗽，胸闷、气喘，盗汗，鼻塞，背肌劳损	一指禅推、滚、按、揉、弹拨	肺之背俞穴
厥阴俞	第4胸椎棘突下旁开1.5寸	功效：活血理气，清心宁志 主治：咳嗽，心痛，胸闷，呕吐	一指禅推、滚、按、揉	心包之背俞穴
心俞	第5胸椎棘突下旁开1.5寸	功效：调气血，通心络，宁心神 主治：心痛，惊悸，心烦、咳嗽，失眠，盗汗	一指禅推、滚、按、揉	心之背俞穴
膈俞	第7胸椎棘突下旁开1.5寸	功效：理气降逆，活血通脉 主治：呕吐，呃逆，喘咳，吐血，盗汗	一指禅推、滚、按、揉	八会穴（血会）
肝俞	第9胸椎棘突下旁开1.5寸	功效：疏肝理气，利胆解郁 主治：胁痛，目赤，目眩，脊背痛	一指禅推、滚、按、揉、弹拨	肝之背俞穴
胆俞	第10胸椎棘突下旁开1.5寸	功效：疏肝利胆，养阴清热，和胃降逆 主治：口苦，胁痛，潮热，脊背痛	一指禅推、点、按、揉	胆之背俞穴
脾俞	第11胸椎棘突下旁开1.5寸	功效：健脾统血，和胃理气 主治：腹胀，呕吐，泄泻，水肿，背痛	一指禅推、点、滚、按、揉、弹拨	脾之背俞穴
胃俞	第12胸椎棘突下旁开1.5寸	功效：和胃健脾，消食利湿 主治：胸胁痛，胃脘痛，呕吐，腹胀，肠鸣	一指禅推、点、滚、按、揉、弹拨	胃之背俞穴
三焦俞	第1腰椎棘突下旁开1.5寸	功效：调三焦，利水道，益元气，强腰膝 主治：肠鸣，腹胀，呕吐，泄泻，水肿，腰背强痛	一指禅推、点、滚、按、揉、弹拨	三焦之背俞穴
肾俞	第2腰椎棘突下旁开1.5寸	功效：益肾强腰，壮阳利水，明目聪耳 主治：遗尿，阳痿，月经不调，水肿，腰背痛	一指禅推、点、滚、按、揉、弹拨	肾之背俞穴
气海俞	第3腰椎棘突下旁开1.5寸	功效：补肾壮阳，行气活血 主治：肠鸣腹胀，痔漏，痛经，腰痛	一指禅推、点、滚、按、揉	
大肠俞	第4腰椎棘突下旁开1.5寸	功效：舒调肠胃，理气化滞 主治：腹胀，泄泻，便秘，腰腿痛	一指禅推、滚、按、揉、弹拨	大肠之背俞穴

续　表

穴名	位置	穴位功用及主治	常用手法	类属
关元俞	第5腰椎棘突下旁开1.5寸	功效：培元固本，调理下焦 主治：腰腿痛，泄泻	一指禅推、滚、按、揉	
次髎	第2骶后孔中	功效：补益下焦，清热利湿 主治：月经不调，小便不利，遗精，下肢痿痹	点、滚、按、擦	
秩边	平第4骶后孔，骶正中棘旁开3寸	功效：舒筋通络，强健腰膝，疏调下焦 主治：腰腿痛，下肢痿痹，小便不利，便秘	滚、按、拿、弹拨	
委中	腘横纹中点，股二头肌腱与半腱肌腱中间	功效：清暑泄热，凉血解毒，醒脑安神，舒筋活络 主治：中风，昏迷，暑病，背腰骶部疼痛	点、滚、拿、按、揉	五输穴之一（本经合穴，属土）
承山	委中与昆仑之间，腓肠肌两肌腹之间凹陷的顶端	功效：舒筋活络，调理肠腑 主治：痔疾，便秘，腰腿拘急挛痛等	滚、按、拿、点	
飞扬	昆仑穴直上7寸，承山外下方1寸	功效：舒筋活络，清热消肿 主治：腿软无力，腰背痛	拿、按、揉	本经络穴
昆仑	外踝尖与跟健之间的凹陷中	功效：舒筋活络，清头明目 主治：头项强痛，目眩，腰骶疼痛，脚跟疼痛	按、拿、点	五输穴之一（本经经穴，属火）
申脉	外踝直下凹陷中	功效：活血理气，宁志安神 主治：头痛，眩晕，腰腿麻痛，目赤痛，失眠	掐、点、按	八脉交会穴（通阳跷）
京骨	第5跖骨粗隆下方，赤白肉际处	功效：清热散风，宁心安神 主治：癫痫，头痛，项强，腿脚疼痛	拿、掐	本经原穴
至阴	足小趾末节外侧甲角旁0.1寸	功效：活血理气，正胎催产，清头明目 主治：头痛，目痛，鼻衄，胎位不下，难产	掐	五输穴之一（本经井穴，属金）

8. 足少阴肾经

主治泌尿生殖系统、神经精神方面病症以及呼吸系统、消化系统、循环系统病症和本经所过部位病症。例如：带下、遗精、阳痿、月经不调、咳喘、咽喉肿痛、水肿、泄泻、腰痛及下肢内侧疼痛等

穴名	位置	穴位功用及主治	常用手法	类属
涌泉	足底中足趾跖屈时呈凹陷处	滋阴益肾，平肝息风，醒脑开窍 头顶痛，头晕，舌干，小便不利	擦、按、拿	五输穴之一（本经井穴，属木）

续 表

穴名	位置	穴位功用及主治	常用手法	类属
太溪	内踝尖与跟腱之间凹陷处	功效：滋阴益肾，培土生金 主治：头痛，目眩，耳鸣，月经不调，阳痿，小便频数，腰脊痛，内踝肿	一指禅推、拿、按、揉	本经原穴 五输穴之一（本经输穴，属土）
大钟	内踝后下方，跟腱附着部内侧前方凹陷处	功效：利水消肿，益肾调经，清热安神 主治：咳血，气喘，痴呆，嗜卧，足跟痛，	一指禅推、按、揉	本经络穴
照海	内踝尖直下凹陷中	功效：滋阴调经，息风止痉，利咽安神 主治：咽喉干燥，失眠，月经不调，小便频数	点、按、揉	八脉交会穴之一（通阴跷脉）
复溜	太溪穴直上 2 寸	功效：发汗解表，温阳利水 主治：水肿，盗汗，身热无汗，泄泻，足痿	点、按、揉	五输穴之一（本经经穴，属金）

9. 手厥阴心包经

主治胸部、心血管系统、神经系统、消化系统、精神方面病症和本经所过部位的病症。例如：心痛、心悸、心胸烦闷、癫狂、呕吐、热病、疮病及肘臂挛痛

穴名	位置	穴位功用及主治	常用手法	类属
曲泽	肘横纹上，肱二头肌腱尺侧缘	功效：清暑泄热，补益心气，通经活络，清热解毒 主治：心痛，心悸，胃疼转筋，热病，烦躁，肘臂痛	拿、按、揉	五输穴之一（本经合穴，属水）
间使	掌长肌腱与桡侧腕屈肌腱之间，腕横纹上 3 寸	功效：截疟，安神，宽胸 主治：心痛，心悸，胃痛，烦躁，肘挛，臂痛	拿、按、揉	五输穴之一（本经经穴，属金）
内关	掌长肌腱与桡侧腕屈肌腱之间，腕横纹上 2 寸	功效：宁心安神，和胃降逆，宽胸理气，镇静止痛 主治：心痛，心悸，胸痛，胃痛，呃逆，失眠，癫痫，郁证，眩晕，中风，哮喘，偏头痛，肘臂挛痛	掐、拿、按、揉	本经络穴，本经原穴，八脉交会穴之一（通阴维脉）
大陵	腕横纹中央，掌长肌腱与桡侧腕屈肌腱之间	功效：清热宁心，宽胸和胃，通经活血 主治：心痛，心悸，胃痛，惊悸，癫痫，胸胁痛，腕关节疼痛，喜笑悲恐	按、揉、弹拨	本经原穴，五腧穴之一（本经输穴，属土）

续　表

穴名	位置	穴位功用及主治	常用手法	类属
劳宫	掌心，第2、3掌骨间，握掌，中指尖下是穴	功效：解表除烦，清心泄热，醒神开窍 主治：中风昏迷，中暑，心痛，癫狂，口疮	按、揉、拿	五输穴之一（本经荥穴，属火）
中冲	中指尖端中央	功效：回阳救逆，醒神通络 主治：中风昏迷，中暑，昏厥，惊风，热病，舌下肿痛	掐	五输穴之一（本经井穴，属木）

10. 手少阳三焦经

主治热病、头、耳、目、咽喉病症和本经所过部位病症。例如：头痛、耳聋、耳鸣、目赤肿痛、颊肿、水肿、小便不利、遗尿、肩臂外侧疼痛等

穴名	位置	穴位功用及主治	常用手法	类属
中渚	手背，第4、5掌指关节后缘凹陷中	功效：清热通络、明目益聪 主治：头痛，目赤，耳鸣，咽痛，腕肘痛	点、按、揉、一指禅推	五输穴之一（本经输穴，属木）
阳池	腕背横纹中，指总伸肌腱尺侧凹陷处	功效：和解表里，益阴增液 主治：肩臂痛，腕痛，消渴	一指禅推、按、揉、	本经原穴
外关	前臂外侧，桡尺骨之间，腕背横纹上2寸	功效：解表清热，舒筋活络 主治：热病，头痛，眩晕，落枕，耳鸣，胁肋痛，肘臂屈伸不利	一指禅推、滚、按、揉	本经络穴，八脉交会穴（通阳维脉）
支沟	前臂外侧，桡尺骨之间，腕背横纹上3寸	功效：理气清热，降逆通便 主治：便秘，耳鸣，胁肋痛，呕吐，热病	滚、按、揉	五输穴之一（本经经穴，属火）
翳风	平耳垂后下缘，乳突与下颌角之间凹陷中	功效：通窍聪耳，祛风泄热 主治：耳鸣，耳聋，口眼歪斜，齿痛，颊肿，牙痛	点、按	交会穴（手足少阳之会）
耳门	耳屏上切迹前方，下颌骨髁状突后缘张口凹陷处	功效：开窍益聪，祛风通络 主治：耳鸣，齿痛	点、按	

11. 足少阳胆经

主治头面五官病症、神志病、热病以及本经所过部位的病症。例如：头痛、目疾、牙痛、口苦、癫狂、腋下中、胸胁痛、下肢外侧疼痛

穴名	位置	穴位功用及主治	常用手法	类属
听会	耳屏间切迹前，下颌骨髁状突后缘，张口呈凹陷处	功效：开窍聪耳，活络安神 主治：耳鸣，齿痛，口歪	点、按、揉	

续 表

穴名	位置	穴位功用及主治	常用手法	类属
阳白	目正视，瞳孔直上，眉上1寸	功效：清头明目，祛风泄热 主治：头痛，目痛，视物模糊，眼睑动	点、按、揉	交会穴（足少阳阳维之会）
风池	胸锁乳突肌与斜方肌之间凹陷中，平风府穴处	功效：清头明目，祛风解毒，通利官窍 主治：头痛，眩晕，目赤肿痛，鼻渊，耳鸣，颈强项痛，癫痫，中风	按、拿、一指禅推	交会穴（足少阳阳维之会）
肩井	大椎与肩峰连线的中点	功效：理气降逆，散结补虚，通经活络 主治：头项强痛，肩背疼痛，上肢不遂	拿、滚、一指禅推、按、揉、弹拨	交会穴（足少阳与阳维之会）
环跳	股骨大转子高点与骶管裂孔连线的外1/3与内2/3交界处	功效：祛风湿，利腰腿 主治：下肢痿痹、腰痛	滚、点、按、压	交会穴（足少阳与足太阳之会）
风市	大腿外侧中线，股外侧肌与股二头肌之间，腘横纹水平线上7寸	功效：祛风湿，调气血，通经络 主治：下肢痿痹、遍身瘙痒、脚气	滚、点、按、压	
阳陵泉	腓骨小头前下方凹陷中	功效：疏肝利胆，强健腰膝 主治：胁痛，口苦，呕吐，惊风，下肢痿痹	拿、点、按、揉	八会穴（筋会），五输穴之一（本经合穴，属土）
光明	外踝高点上5寸，腓骨前缘	功效：疏肝明目，通经活络 主治：目痛，夜盲，下肢痿痹	滚、按、揉	本经络穴
悬钟	外踝高点上3寸，腓骨后缘	功效：益髓生血，舒经活络 主治：半身不遂，颈项强痛，胁肋痛	拿、按、揉	八会穴（髓会）
丘墟	外踝前下方，趾长伸肌腱外侧凹陷中	功效：利湿退黄，泄热舒筋 主治：胸胁胀痛、下肢痿痹、疟疾	拿、点、按	本经原穴
足临泣	第4跖指关节后方，小指伸肌腱外侧凹陷处	功效：疏肝解郁，息风泻火 主治：目赤肿痛，胁肋痛，月经不调	掐、点、按	五输穴之一（本经输穴，属木）

12. 足厥阴肝经

主治肝胆病、泌尿生殖系统、神经系统、眼病和本经所过部位病症。例如：胸胁痛、少腹疼痛、疝气、遗尿、小便不利、遗精、月经不调、头痛目眩、下肢痹痛等

续　表

穴名	位置	穴位功用及主治	常用手法	类属
太冲	足背，第1、2跖骨结合部前凹陷中	功效：平肝息风，疏肝养血 主治：头痛，眩晕，月经不调，遗尿，癫痫，胁痛，腹胀，呕逆，咽痛，目赤肿痛，膝股内侧痛	拿、按、揉	本经原穴 五输穴之一（本经输穴，属土）
蠡沟	胫骨内侧面中央，内髁尖上5寸	功效：疏肝理气，调经止带 主治：小便不利，下肢痛	滚、拿、按、揉	本经络穴
曲泉	屈膝，膝关节内侧横纹上方端，半腱肌和半膜肌止端前缘凹陷处	功效：疏肝理气，调经止痛 主治：腹痛，小便不利，痛经，膝痛	点、拿、按、揉	五输穴之一（本经合穴，属水）
章门	第11肋游离端下方	功效：疏肝健脾，降逆平喘 主治：腹胀痛，泄泻，呕吐，神疲肢倦，胸胁痛	摩、按、揉	脾之募穴，交会穴（足厥阴少阳之会），八会穴（脏会）
期门	乳头直下，第6肋间隙	功效：平肝潜阳，疏肝健脾 主治：胸胁胀满疼痛，呕吐，呃逆，腹胀	摩、按、揉	本经募穴，交会穴（足太阳足厥阴阴维之会）

13. 督脉

主治神经系统、呼吸系统、消化系统、泌尿生殖系统和本经所过部位病症。例如：昏迷、惊厥、癫狂、痫、热病、疟疾、头痛、项强、腰脊强痛等。

穴名	位置	穴位功用及主治	常用手法	类属
长强	尾骨尖下，尾骨尖端与肛门连线的中点	功效：育阴潜阳，益气固脱 主治：泄泻，便秘，脱肛，癫狂痫	点、按	
腰阳关	当后正中线，第4腰椎棘突下凹陷处	功效：补益下元，强壮腰肾 主治：月经不调，阳痿，腰骶疼痛，下肢痿痹	滚、一指禅推、按、揉、擦、扳	
命门	当后正中线，第2腰椎棘突下凹陷处	功效：固精壮阳，培元补肾 主治：阳痿，月经不调，泄泻，腰脊强痛	滚、一指禅推、按、揉、擦、扳	
身柱	当后正中线，第3胸椎棘突下凹陷处	功效：清热宣肺，醒神定痉，活血通络 主治：咳嗽，气喘，胸中热，惊厥，中风，身热头痛，腰脊强痛	滚、一指禅推、按、扳	
大椎	当后正中线，第7颈椎棘突下凹陷处	功效：解表散寒，镇静安神，肃肺调气，清热解毒 主治：热病，喘咳，盗汗，头痛项强	一指禅推、滚、按、揉	交会穴（足三阳、督脉之会）

续 表

穴名	位置	穴位功用及主治	常用手法	类属
哑门	后发际正中直上0.5寸，第1颈椎下	功效：开喑通窍，清心宁志 主治：暴喑，舌强不语，头痛，项强	点、按、拿、滚	交会穴（督脉、阳维之会）
风府	当后发际正中直上1寸，枕外粗隆直下，两侧斜方肌之间凹陷处	功效：清热息风，醒脑开窍 主治：头痛，项强，眩晕，咽痛，失音，中风	点、按、揉、滚	交会穴（督脉阳维之会）
百会	在头部，当前发际正中直上5寸	功效：头痛，眩晕，不寐	按、揉、一指禅推	交会穴（督脉足太阳之会）
水沟	在人中沟的上1/3与中1/3交界处	功效：醒脑开窍，通经活络 主治：癫狂，惊风，昏迷，口眼歪斜、腰脊强痛	掐	交会穴（督脉、手足阳明之会）

14. 任脉

主治神经系统、呼吸系统、消化系统、泌尿生殖系统本经所过部位病症。例如：胸痛、遗尿、小便不利、遗精、月经不调、腹痛、疝气、泄泻、呕吐、癫狂等

穴名	位置	穴位功用及主治	常用手法	类属
会阴	前阴与后阴中间凹陷处	功效：醒神开窍，通利下焦 主治：月经不调，遗精，小便不利	点、按	交会穴（冲、任、督脉之会）
中极	前正中线上，脐下4寸	功效：清利湿热，益肾调经，通阳化气 主治：小便不利，阳痿，月经不调，痛经，水肿	一指禅推、摩、揉、按	膀胱募穴，交会穴（足三阴任脉之会）
关元	前正中线上，脐下3寸	功效：培元固脱，温肾壮阳，调经止带 主治：虚劳冷惫，少腹疼痛，脱肛，小便不利，遗精，阳痿，月经不调，痛经，消渴，眩晕	一指禅推、摩、揉、按	小肠募穴，交会穴（足三阴任脉之会）
石门	前正中线上，脐下2寸	功效：健脾益肾，清利下焦 主治：腹痛，水肿，小便不利，泄泻	一指禅推、摩、揉、按	三焦募穴
气海	前正中线上，脐下1.5寸	功效：补气健脾，培元固本，调理下焦 主治：腹痛，泄泻，便秘，遗精，水肿，痛经，虚脱	一指禅推、摩、揉、按	
神阙	腹中部，脐中央	功效：温阳救逆，利水消肿 主治：中风虚脱，四肢厥冷，绕脐腹痛，泄利，便秘	摩、揉、按	

续　表

穴名	位置	穴位功用及主治	常用手法	类属
中脘	前正中线上，脐上4寸	功效：和胃健脾，温中化湿 主治：胃脘痛，腹胀，呃逆，疳积，泄利，便秘，失眠	一指禅推、摩、揉、按	交会穴（手太阳手少阳足阳明任脉之会），胃募穴，八会穴（腑会）
鸠尾	前正中线上，脐上7寸	功效：宽胸利膈，宁心定志 主治：心胸痛，反胃等胃肠不适病症	揉、按	
膻中	前正中线上，平第4肋间隙，两乳头连线中点	功效：理气宽胸，平喘止咳 主治：咳喘，胸痛，胸痹，心痛，心悸，心烦，噎嗝	一指禅推、摩、揉、按	八会穴（气会），心包募穴
天突	前正中线上，胸骨上窝中央	功效：宣肺平喘，清音止嗽 主治：咳喘，胸闷，咽痒痛，咳痰不畅	按、压	交会穴（阴维任脉之会）
承浆	面部颏唇沟的中点	功效：祛风通络，镇静消渴 主治：口眼㖞斜，齿痛，流涎，暴喑不言，癫痫	按、揉、掐	交会穴（足阳明任脉之会）

（二）特定穴

特定穴是指十四经中具有特殊治疗作用，并有特定称号的腧穴。特定穴不仅具有一般腧穴的主治特性，还有独特的主治作用，砭术治疗中对十四经特定穴的运用非常广泛。砭术治疗中常用的十四经特定穴有：五输穴，募、俞穴，原、络穴，八会穴，八脉交会穴，郄穴。

1. 五输穴　十二经脉从四肢末端至肘或膝方向各有井、荥、输、经、合五个特定穴，总称“五输穴”。这是以水流的大小来形容各经脉气由小到大、由浅入深的特点。“所出为井，所溜为荥，所注为输，所行为经，所入为合，二十七气所行，皆在五输也。”（《灵枢·九针十二原》）意指经气自四肢末端向上作用于头面躯干，像水流一样由小到大，由浅入深，经气初出，如水的源头，所以称“井”，多位于四肢爪甲之侧。经气稍盛，如水成微流，所以称“荥”，多位于指（趾）掌（跖）部。经气渐盛，如较大水流灌注，所以称“输”，多位于腕（踝）关节附近。经气充盛，像水流之长行，所以称“经”，多位于腕（踝）或臂（胫）部。经气统盛深入处，宛如水流汇合，所以称“合”，多位于肘（膝）部附近。五腧穴每经五穴（见前表），十二经共有60穴，是人体十二经脉之气出入之所，具有治疗十二经脉和五脏六腑病变的作用。五输穴的主治病症各有特点：

井穴： 开窍醒神，用于神识昏迷、心下烦闷，急惊气绝、人事不省。

荥穴： 清泄脏腑之热，用于热病，清热效果好。

输穴： 主体节重痛，用于关节病变、软组织损伤性疼痛，止痛效果好。

经穴： 宣肺解表，用于寒热、喘咳、咽喉病症。

合穴： 主腑病，用于肠胃病及六腑的病症。

十二经脉五腧穴气血流注与时辰的变化密切相关。古代医家总结出以五腧穴配属五行为基础，运用天干地支配合脏腑，按时取穴的方法，即子午流注针法，具有一定的理论价值和应用价值。

2. 募穴与俞穴 募穴是脏腑之气汇集在胸腹部的腧穴，为阴；俞穴是脏腑之气输注于背部的腧穴，为阳。在每一脏腑有各自所属的募、俞穴，由于是脏腑之气所输注、结聚的部位，最能反映脏腑功能的盛衰，砭术治疗常常运用其诊治相应脏腑的疾病，并同时配合应用，提升治疗效果。在临床上，“背俞穴”偏于主治阴性病症，“腹募穴”偏于主治阳性病症。当脏腑器官发生病变时，相应的俞、募穴上可以表现出某些异常的变化，如皮肤变色、凹陷、突起，按压有结节、条索状、半球状的异物。在治疗之上，“俞募穴”不仅对脏腑病症有良好的治疗作用，而且对各脏腑络属的器官及皮肉筋骨病亦有一定的治疗作用。如肝俞，为肝脏之气直接输注之处，有疏肝养血之功，主治肝脏病变，因肝“开窍于目”，故取肝俞可以养肝明目，又因“肝在体为筋”，还可以治筋脉挛急病。（表 2-4-2）

表 2-4-2 十二脏腑募、俞配穴与原、络配穴

脏	募穴	俞穴	原穴	络穴	腑	募穴	俞穴	原穴	络穴
肺	中府	肺俞	太渊	列缺	大肠	天枢	大肠俞	合谷	偏历
心包	膻中	厥阴俞	大陵	内关	三焦	石门	三焦俞	阳池	外关
心	巨阙	心俞	神门	通里	小肠	关元	小肠俞	腕骨	支正
脾	章门	脾俞	太白	公孙	胃	中脘	胃俞	冲阳	丰隆
肝	期门	肝俞	太冲	蠡沟	胆	日月	胆俞	丘墟	光明
肾	京门	肾俞	太溪	大钟	膀胱	中极	膀胱俞	京骨	飞扬

3. 原穴与络穴 原穴，是脏腑原气经过和留止的腧穴。十二经脉在腕、踝关节附近各有一个原穴，合为十二原穴。当脏腑发生病变时，会在原穴表现出来。砭术临床也常常根据原穴部位出现的异常变化，推测判断脏腑功能

的盛衰、气血盈亏的变化。同时，砭术取用原穴施治，使机体三焦通达，激发原气，调动体内的正气以抗御病邪，达到调整与治疗脏腑经络虚实病变的目的。络穴，是络脉由经脉别出部位的腧穴。砭术对络穴的施术，即可主治本络病候，又由于十二经脉的络脉分别走向与之相表里的经脉，故络穴还可治疗表里两经的病症。

原穴与络穴，砭术临床中既单独选用，也相互配合。其配合应用时，遵循“主客原络配穴”，即先病脏腑为主，取其经的原穴；后病脏腑为客，取其经的络穴。（表 2–4–2）

4. 八会穴　是指脏、腑、筋、脉、气、血、骨、髓精气分别所会聚之处的八个腧穴。八会穴除各自腧穴原有的功能外，与其所属的八种脏器组织的生理功能有着密切关系。即：脏会章门，腑会中脘，气会膻中，血会膈俞，筋会阳陵泉，脉会太渊，骨会大杼，髓会绝骨（悬钟）。砭术施治选取八会穴，主要针对各自相关的脏器组织病症进行治疗。如治疗胃肠病症，必选腑会之中脘穴，推按、摩揉等。

5. 八脉交会穴　是指奇经八脉与十二正经脉气相通的，分布于四肢肘膝关节以下的八个特定经穴。砭术治疗中取八脉交会穴，不但能治疗本经病症，还能治疗与之相通的奇经八脉的病症。（表 2–4–3）

表 2–4–3　八脉交会穴

经属	八穴	通八脉	会合部位
足太阴	公孙	冲脉	胃、心、胸
手厥阴	内关	阴维	
手太阳	后溪	督脉	目内眦、项、耳、肩胛
足太阳	申脉	阳跷	
足少阳	足临泣	带脉	目外眦、颊、颈、耳后、肩
手少阳	外关	阳维	
手太阴	列缺	任脉	胸、肺、膈、喉咙
足少阴	照海	阴跷	

（三）奇穴

在人体有一些既有穴名，又有明确的位置，但尚未列入十二经系统的腧穴，称为奇穴。这类腧穴主治范围比较单一，但多数对某些病症具有特殊疗

效，故砭术治疗中常常采用。（表 2–4–4）

表 2–4–4 常用奇穴主治

穴名	位置	功能及主治	常用手法
印堂	两眉头连线的中点	功效：镇惊安神，活络疏风 主治：感冒，头痛，眩晕，失眠，目疾，鼻渊	抹、一指禅推、按、揉
太阳	眉梢与目外眦之间，向后约1横指的凹陷中	功效：清热祛风，解痉止痛 主治：感冒，头痛，眩晕，失眠，目疾	按、揉、抹、一指禅推
鱼腰	瞳孔直上，眉毛正中，当眶上切迹处	功效：清肝明目，通络止痛 主治：感冒，头痛，眩晕，失眠，目赤肿痛	抹、一指禅推、按
安眠	翳风与风池连线的中点	功效：镇静安神 主治：失眠，眩晕，头痛，心悸，癫狂等	按、揉、点
牵正	耳垂前0.5处，与耳垂中点向平处	功效：祛风清热，通经活络 主治：口喎，口舌生疮，腮腺炎	按、揉、点
血压点	第6、7颈椎棘突间，旁开2寸	功效：调血活血 主治：高血压，低血压，	滚、按、揉、点
定喘	第7颈椎棘突下，旁开0.5寸	功效：平喘止咳，通宣理肺 主治：咳嗽，哮病，喘病	滚、擦、按、揉、点
夹脊	第1胸椎至第5腰椎，各椎棘突下旁开0.5寸	功效：调理脏腑，通利关节 主治：胸1~3：上肢病症；胸1~8：胸部病症；胸6~腰5：腹部病症；腰1~5：下肢病症	滚、擦、压、推、一指禅推
腰眼	第4腰椎棘突间，旁开约3.5寸凹陷中	功效：强腰补肾 主治：腰腿疼痛，遗尿，月经不调，消渴	滚、按、拿、擦
十宣	手十指尖端，距指甲游离缘0.1寸	功效：泄热救逆 主治：急救，昏迷，高热，癫痫，咽喉肿痛	掐
落枕	手背第2、3掌骨间，掌指关节后约0.5寸	功效：舒筋通络 主治：落枕，肩臂疼痛，胃痛	点、按
鹤顶	髌骨底中点上方凹陷处	功效：通利关节 主治：膝关节肿痛，两腿无力	按、揉、点
膝眼	屈膝，髌韧带两侧凹陷中	功效：除湿活络，通利关节 主治：膝痛，腿脚重痛	按、点
胆囊	阳陵泉直下约2寸	功效：利胆通腑 主治：胆囊炎，胆石症，下肢痿痹	按、揉、点
阑尾	足三里下约2寸，胫骨前缘旁开1横指	功效：清热化邪，通利腑气 主治：阑尾炎，消化不良，下肢瘫软	按、拿、揉、点

续　表

（四）小儿砭术特定穴

小儿砭术特定穴位是古人在长期医疗实践中，根据小儿的生理和病理特点总结的具有特异疗效的穴位，有的还可作望诊使用（如山根、年寿等穴），在小儿砭术治疗中十分重要。这些穴位表面形态不仅有“点”状，还有“线”状及“面”状。且分布以两手居多，正所谓“小儿百脉汇于两掌”。部分砭术特定穴，在成人砭术治疗与保健中也仍然广泛应用。（表 2–4–5）

表 2–4–5　小儿砭术常用特定穴

穴名	位置	功能及主治	常用手法
天门	眉心至前发际	功效：疏风解表，开窍醒脑，镇静安神 主治：治外感，头痛	直推、抹、一指禅推
坎宫	两眉弓	功效：疏风解表，醒脑明目，止头痛 主治：外感发热，头痛	分推、捏提
天柱骨	项部，后发际正中至大椎穴成一直线	功效：降逆止呕，祛风散寒 主治：外感发热，项强	直推、刮、滚
桥弓	翳风至缺盆成一直线，胸锁乳突肌前缘	功效：平肝息风，清脑明目，舒筋活络 主治：高血压，头痛，失眠，肌性斜颈	揉、拿、抹、推、滚
腹	腹部	功效：健脾和胃，理气消食 主治：腹胀，腹泻，呕吐，便秘	摩、揉、拿、按
丹田	小腹部，脐下 2~3 寸之间	功效：培肾固本，温补下元，分清别浊 主治：腹痛，遗尿，脱肛	摩、揉、拿、点
肚角	脐下 2 寸，旁开 2 寸之大筋	功效：健脾和胃，理气止痛 主治：腹痛	拿、按、弹拨、揉
总筋	仰掌，腕横纹中点	功效：清心经热，通调气机，镇惊止痉 主治：口舌生疮，夜啼，潮热，惊风	掐、揉
天河水	前臂内侧，腕横纹中点至肘横纹中点成一直线	功效：清热解表，泻火除烦 主治：五心烦热，口燥咽干，唇舌生疮，夜啼烦躁不安，口渴，发热	推、揉、拿
七节骨	从尾椎骨端到第 4 腰椎成一直线	功效：温阳止泻，泻热通便 主治：虚寒腹泻，痢疾，便秘	推

第三章 全息反射理论

全息反射学基本理论是依据中医整体观念、经络学说结合现代神经反射理论而形成，是指在人体特定部位（全息元）进行一定砭术手法操作，从而达到治疗全身疾病或局部疾病的方法。

第一节 全息医学渊源与进展

1973 年张颖清发现了第 2 掌骨侧全息穴位群，根据第 2 掌骨侧穴位群分布的规律，又在人体上发现了许多全息元，如人体长骨全息律、第 5 掌骨侧全息律、人体赤白肉际全息律等。他论述了生物体组成部分是处于某个发育阶段特化了的胚胎，论述全息胚存在依据，全息胚的理论和实践意义。并发明了生物全息诊疗仪，从而在临床中得到验证，证明人体的有独特功能的结构单位的全息特性

20 世纪初，Leon Vannier 对虹膜进一步研究，于 1923 年发表了《论应用眼睛作各种疾病的诊断》，描述了机体各部分的病理状态、陈旧性损伤以及正在发生的功能紊乱在眼睛上都有异性的改变。后来 Gaston Verdier 经过对 10 万对眼睛的观察研究，由原来的 30 多个诊断点增加到目前每侧眼睛有 160 个反射区，它们分别与本半侧躯体的脏腑组织器官相对应，并编制了 Vega 氏虹膜分区表图，一直沿用至今。

耳部全息的真正兴起是在 20 世纪 50 年代，由法国的外科医生诺吉尔博士受一位民间医生的启发，经过 6 年的系统研究，并于 1957 年《德国针术杂志》3~8 号发表“形如胚胎倒影式的耳穴分布图谱”，从此耳针全息疗法在德国推广开，并流传世界各地。在 1985 年 12 期的《上海中医杂志》刊发了耳全息穴位分布图谱。

手掌全息在西方研究的也比较早，尤其是手掌皮纹全息研究。1788 年迈纳（Mayer）发现皮纹排列模式没有两个人是完全相同的。

足部全息在 16 世纪中，阿当姆斯和阿塔提斯医生把中国古代的足底按摩介绍到欧洲。1917 年，英国耳鼻喉医生菲特兹格拉德，提出了人体区带反射理论和人体反射区带图，在此基础上创立了足反射疗法，于 1917 年出版

了《区域疗法》一书。分布了人体反射区域图，将人体纵向划分为10个区带，每个区带都是人体信息的缩影。菲特兹格拉德早在维也纳工作，结识了对中医学颇有研究的布雷斯勒博士，并继承他的中医学理论和经验，从中医经络系统里受到启发，晚年的菲特兹格拉德与其学生美国按摩医生英哈姆合作，一方面根据反射区带图绘出了足的反射区带，一方面根据剖听，将人体的各器官系统投射到足反射区带内，绘出人体在足的全息图。

从此以后，足反射疗法正式应用于临床。菲特兹格拉德的科学发现引起了西方医学界人士的重视。与此同时，美国、英国、德国、瑞士、奥地利、苏联等国的学者相继发表了反射区疗法的论著，学者们以解剖学、神经生理学等基本医学理论为指导，总结临床经验，逐步形成了现在的足全息图。

在英国1978年成立了第一所反射区疗法学校，1984年成立英国反射学协会。

1989年5月举行第一次北美反射学代表会议，并成立北美反射学会。

1980年瑞士神父吴若石在中国台湾推广足部反射区健康法，并成立“国际若石健康研究会”。

1980年7月在日本东京举行足部反射区健康法的国际研讨会，联合国世界卫生组织执行委员会温贝尔格女士以观察身份出席了会议，对“足健法”给予极大的支持和肯定。

不论是中医学或是西医学的观点，人没有四肢仍然可以存活，但不能没有头、颈、躯干这三段。缺少任一段，生命都将终结，说明这三段在人体是相当重要的，同时这三段每段都可以作为一个独立的局部，这种局部三段是不可分离，即每一段都离不开另一段而存在，三段是相互依赖、互相协调、发挥各自的功能和作用，这就是人体存在“三段论”的依据。

头部是神经中枢，由大脑、小脑、中脑、脑桥和延髓组成，与脑相连的周围神经叫脑神经。大脑是指挥中枢，是接受信息和处理反馈信息的地方。

颈部是头部与躯干部联系的纽带，也是心脏向头部供血的必经之路，是人体的要塞，是信息传递的通路，也是营养物质上达大脑的桥梁。人体经络的手之阳经、足之阳经，及督脉、任脉、阴跷脉、阳跷脉、阴维脉、阳维脉都循经颈项部。所以，颈项是人体信息“高速公路”，也是营养物质上达大脑的运输管道。没有颈项就没有生命。

躯干段包括胸腹腔，在人体是五脏六腑的位置所在，是维持人体生命活动的动力和能源中心。五脏六腑相互协调发挥各自的作用，人体营养物质必经消化系统消化、吸收，通过心脏运输分布到人体的各个角落。通过肺提供足够的氧气，燃烧营养物质为机体提供能量。机体代谢的废物又经大肠、肾、膀胱、肺排出体外。所以胸腹腔是人体的机器运转的心脏所在，没有胸腹腔内的五脏六腑，机体生命也将从此终结。

从人体三段分布规律而发现，人体四肢也存在这种规律，如：人的手指是三段，人的手也是三段（指段、掌段、腕段），人的上肢又是三段（即手段、桡尺段、肱骨段）。人的足趾也是三段，足掌部也是三段（即趾段、跖骨段、跗骨段），下肢也是三段，即指足段、胫腓段、股骨段。由此说明人体的整体性与可分性，可分性中的信息完整性体现在再可分性里。人体的上肢、下肢单独作为一个全息元来说，它又包含着小全息元。

上肢是个大全息元，包含有手段、桡尺骨段、肱骨段全息元；而手段全息元又包含有指段、掌骨段、腕骨段全息元；指段全息元又包含有第 1 指节、第 2 指节、第 3 指节，下肢亦如此。

根据“三段论”，人体上肢的全息元单元就很好划分了，从肢体组织结构来划分其部位，同时存在着大全息包含小全息的问题，这个问题解决了、理解了，就可以解释临床上全息不对应或全息元上错倒信息反射区现象。

根据“三段论”，头、颈、躯干部是依次列，不能前后颠倒，即头部远离心脏的规律。就可以确定四肢上的全息元头穴应远离心脏，呈离心性分布规律。那么越靠近躯干的部位应为足穴。再根据张颖清先生的四肢长骨穴位分布全息律可以定位四肢的大全息元和小全息元上的穴位分布。

人体“三段论”也告诉我们，人体颈、胸、腹、四肢前为阴面，项、后背、四肢后属阳面，阴阳交界线为赤白肉际线。人体的长骨赤白肉际线的两头正好是骨端的头或隆起处，那么人体长骨赤白肉际线就以长骨端或隆起处的体表标志和骨性标志来定位。

1973 年，张颖清发现了第 2 掌骨侧穴位群排布规律，经过研究发现，这一节肢恰像个人体的成比例的“缩小”。他把这一规律总结：人体任何一个节肢——任何一个相对独立的部分都是这样微体系统，任何一节肢的新穴都遵循着第 2 掌骨侧相同的分布规律。这一规律即是穴位分布的全息律。

穴位分布的全息律穴名表达：是以穴位反映或治疗疾病的部位或器官组织部位来命名。在四肢，各节肢系统的远心端是头穴，近心端是足穴，头穴与足穴连线的中点是胃穴，胃穴与头穴连线的中点是肺穴，肺穴与胃穴间是肝穴，肺穴与头穴三等分点分别是颈穴和上肢穴。胃穴与足穴的中点是腰腹穴，胃穴与腰腹穴连线分三等分，从胃穴开始的中间的两个等分点依次是十二指肠穴和肾穴，在腰腹穴与足穴连线中心点是下腹穴，并且每相连的两节肢，总是对立的极连在一起。穴位的分布的全息性包含着丰富的内涵关系，这是全息穴位的特性，即全息穴位包含多个组织器官。

穴位分布在长骨上恰像人体在这个长骨上的缩影，即穴位排布规律是按照人体的组织器官的部位来确定的，并非都在一条直线上，而是立体分布的，不应只认准一点。如头穴位包含有耳，那么治疗耳病应病在头穴的两侧，并不是在中间头穴点；大脑在头穴的稍上方，而咽在头穴的稍下方，眼和鼻在头穴的正中。其他穴位也是如此似人形立体分布，这就说明全息穴位的全息性和立体性、多功能性，既可反映疾病，也可在该穴位诊断治疗疾病。

一、人体全息穴区分布特点

（一）点状全息元

人体全息单元可能以一个“点”出现，如八会穴，脏有病者可取脏之会穴章门；腑有病者可取腑之会穴中脘；气有病者可取气之会穴膻中；血有病者可取血之会穴膈俞；筋有病者可取筋之会穴阳陵泉；脉有病者可取脉之会穴太渊；骨有病者可取骨之会穴大杼；髓有病者可取髓之会穴绝骨。其脏、腑、气、血、筋、脉、骨、髓都具有全息性，脏其实包括心、肺、肝、脾、肾，亦即五脏有病均可取章门穴，章门穴这个“点”就是一个全息单元。再如合谷穴可以治疗头痛、齿痛、目赤肿痛、咽喉肿痛、失音、口眼歪斜、半身不遂、痄腮、疔疮、经闭、痛经等二十几种病症，由此说明合谷穴是一个全息性穴位。像合谷这样的穴位还很多，总体上来说，某一个点能够治疗三种以上不同病理特性的疾病即可认为该“点”具有全息特性，这就是全息穴区定位的“点”特性。

（二）线状全息元

全息穴区呈线状分布是比较常见的一种表现形式。如人体十二经脉在四肢的分布，任、督二脉在胸腹和背腰部的分布，膀胱经在背腰骶部的分布，华佗夹脊，以及分布于四肢节段的赤白肉际线，第2、5掌骨侧线等都是线状分布。十二正经的每一条经上从肢体远端向心端分布着五输穴，五输穴又根据其不同特性分属五行，五行之间相生、相克，使每一条经穴上的五输穴具备相生相克特性，其五输穴治疗范围扩大，中医五行的全息特性，赋予了五输穴的全息特性，丰富了五输穴的功能，故每一条经都具有全息特性。督脉、华佗夹脊、膀胱经在背腰部的分布正对应着人体的五脏六腑等组织器官，具有同等全息特性。第 2、5 掌骨侧和人体四肢节段赤白肉际线符合生物全息律的特性。

（三）面状全息元

全息穴区呈面状分布更能形象地说明全息元是人体的投影，是特化了的全息胚。如面部、鼻部、舌部、眼部、耳部、头皮部、手部、足部等都可用全息胚形象的投影其上。其穴区对应即可根据胚胎的姿势形态来分布，呈一一对应关系。其中耳是最形象的胚胎投影，在耳部根据对应关系就可以诊断治疗全身各种疾病。面状全息穴区比较直观，只要对胚胎的躯干、四肢、五脏六腑等组织器官的分布相对清晰，就可在面状全息元对应的位置上找到相对应的人体躯干、四肢、脏腑等组织器官的投影区。所以，面状全息元穴区分布比较有规律，部位相对稳定客观，易学易记，并且易于操作。

（四）体状全息元

从生物全息律的观点来看，在人体任一节段体都是一个全息胚或全息单元，在这个全息胚节段体上就会找到全息胚的投影区。任一节段体我们都应该把它看着一个胚胎状的人体，节段的阴面应为全息胚胎的阴面，节段的阳面应为全息胚胎的阳面。那么，在人体任一节段体就可投影全息胚的脏腑、躯干、四肢等组织器官。如颈段、指段、尺桡段、肱骨段，股骨段、胫腓段、趾段等都可作为一个独立的全息胚投影体。根据胚胎的姿势形态，把节段体看着一个胚胎；或者，把节段体看着是一个胚胎的缩影，这样一来，在节段体上的全息穴区的定位就一目了然。

（五）大全息包括小全息

大全息是指以我们的肢体组织而言，区域范围大，可以包容几个小全息单元；小全息即指单个的点、线、面、体。假若我们把上肢看着一个大的全息单元，其包括指、掌、腕、尺桡段、肱骨段，以及上肢的经穴全息线。为大全息单元定位穴区时就应考虑到大全息中的穴区就可能是其所包含的小全息中的穴位，有时也会出现在小全中的穴位是治疗甲种病的，在大全息相应位置上却可能治疗乙种病。这就要看其病变反映点是哪一种病先成显性，先暴露出来，这也是一个全息信息问题。所以在大全息上选穴应遵循先小（全息）后大（全息）选穴原则。

二、人体全息信息平衡对应特点

（一）正信息对应

正信息是指全息单元信息码排列秩序是与人体躯干信息直接对应，不出现倒错或逆信息的情况。即躯干信息是头在上、颈在中、胸腹腔在下的信息分布规律。而有些全息穴区的信息对应也应遵循头上，胸腹腔在下的规律。如头皮、鼻部、面部、舌部、颈部、任脉、督脉、华佗夹脊、背腰骶部膀胱经等都是正信息对应关系。可以看出这些全息元有一个特点，即其都分布于躯干部，从这里也可以得出结论，躯干上的全息元的信息多为正信息对应。那么，在探索躯干上新的全息元时应注意信息不能颠倒。

（二）逆信息对应

逆信息是指全息单元的信息码排列秩序是与人体躯干信息相反对应。即全息元的头部信息在下、胸腹部信息在上的逆向排列秩序，正如胚胎在母体内孕育一样，头向下，是正胎位，否则，胎位不正，就会难产。人体有些全息元信息码排列秩序也遵循胚胎信息码排列秩序，如耳，掌，足，第 2、5 掌骨侧，指段，尺桡段，肱骨段，胫腓段，股骨段，以及十二正经在四肢的分布等都是逆信息对应。这些全息元有一个共同的特点，就是这组织器官肢节都呈远离躯干方向生长着，所以在这些部位研究全息单元时应考虑到信息倒错或逆向的问题。

（三）点信息对应

点信息即是以一个点作为信息对应关系，这个点可能是一个穴位，也可能是一个重要的部位。如合谷穴、足三里等是一个穴位；而眼部、巩膜、口部、脐部都是以一个点为中心，沿着周围排列，其信息呈环状分布。有的根据先天或后天八卦排列方位来定五脏六腑的位子，其原理来源于先后天八卦信息排列秩序上，八卦信息又对应于人体五脏六腑等组织器官。所以点的信息对应较为复杂，不易掌握。

三、人体全息不全的特点

（一）全息穴区分布不全

全息穴区在人体各部位的分布是根据生物全息律和全息胚理论来定位的，不可避免的出现全息穴区不全的问题。因为生物全息律和全息胚在穴区定位方面主要针对大的单一节段和组织器官，不同的全息单元穴位面大小差异太大，穴位名称笼统，信息量大，有时无法区别细微的差别。如有的图中标“头”穴，而头部的组织器官非常多，非常复杂，仅仅一个头穴无法表达头部组织器官的所有信息。由于全息穴区概念笼统，操作者有时无法进行有针对性的治疗，并且无法评定全息穴位的诊疗效果。

（二）全息穴区功能不全

尽管在人体找到很多全息元，但在临床上并非所有全息元或全息穴区都有临床诊疗意义，有很多全息元或全息穴区功能不全。不全有二：一是全息穴区一直处于隐性状态，即全息胚信息在此全息穴区不表达，所以在穴区治疗不一定有疗效。二是脏腑组合的生理病理疾病没有反应到某一全息元的穴位上，一直处于隐性而不表达的状态。故有时在某一全息元找不到疾病诊疗的指针。这就要求在诊疗时互相参详辨证，亦即全息元之间要对比，找出最敏感诊疗穴位，只有这样临床上才能达到最佳诊疗效果。

（三）全息信息不全

全息信息不全也是临床全息诊疗的一大特点，有些全息元从整体上来看信息是全的，但具体到全息元中的某一穴区，就不一定信息能全部显现表达出来。有的生理病理信息呈显性，有的生理病理信息呈隐性而不表达，没有表达的信息穴位在临床诊疗上就没有意义。

总之，全息元以及全息穴区的分布有一定规律可循，易学易记易掌握。只是要注意全息元以及全息穴位不是包医百病的良穴，而在临床应用全息诊疗时要辨证施治，全息元之间要相互参详，在不同的全息元上寻找显性敏感诊疗穴位，只有这样才能提高临床全息诊疗技术。

第二节　全息发射基本理论

全息医学的研究，具有理论意义，而且具有较高的实用价值。该方法简便、易行、经济、安全、疗效好、不良反应少。在药物带来毒副作用日益受到人重视的今天，具有一定的现实意义。

一、生物全息律理论

（一）全息的来源

生物全息律的“全息”一词，来源于激光全息技术，激光全息的“全息”是“信息全息”；而生物全息也是信息全息。

（二）生物全息律

生物全息学说是研究生物体的部分与整体、局部与局部之间全息对应性，揭示相关部位有序的全息分布形式，每个独立相关部位都可以看作是一个全息胚胎，胚胎细胞处于低级并且功能相似而组成全息元。

（三）全息元

是指生物体具有一定形态和基本功能的结构单位，能反映整个机体的信息，且与其周围的部分有相对明显的边界。全息元是生物体基本结构单位，全息元上的各个部位，都分别在整体或其他全息元上有各自的对应部分：各部分在全息元上的分布规律与各对应部位在整体上或其他全息元上的分布规律相同。在不同生物学特性的全息元上分布的结果在不同程度上成为整体信息的缩影，并且各全息元之间也在不同的程度上是相似的。功能相同的全息元之间，有着较高的全息相关度。

全息元之间在形态和结构上也是相似的，如两耳、两眼、两手等。在机体的全息元上的每一部位，与整体或其他全息元上所对应的部位的生理、病理、诊断、治疗、遗传等生物学特性相似程度较大，即每个全息元包含有机体全部信息。全息元上各反射信息区都可以反映特定整体部位的情况，机体每一组织器官在全息元上都有特定的信息反映区，每个全息元也是整个机体的有序排列的信息缩影。

二、全息医学诊断

人体是一个有机整体，局部的病变可以影响全身，内脏的病变可以从五官四肢体表各个方面反映出来，正如《丹溪心法》所说："欲知其内者，当以观乎外；诊于外者，所以知其内。盖有诸内者，必形诸外。"

所以通过望、闻、问、切四种方法可以从观察外在的表现来判断人体疾病的发生发展变化，全息诊断学就是通过望、闻、问、切对人体某一区域病理反应表现于外的征象，去了解对应整体部位的病理变化的学问，即通过某些局部异常变化察知整体的病理变化所在，从而制订相应的治疗措施。

全息治疗是指在经络、穴位、全息元穴区给予一定刺激而治疗其对应整体部位的疾病。包括耳部全息疗法、足部全息疗法等多种治疗方法。

（一）耳部全息诊法

现代耳全息把耳视为人体的缩影，耳郭就像一个头朝下、臀向上的倒蜷缩在母体子宫中的胎儿，其分布规律是：与头面部相对应的全息穴区在耳垂或耳垂邻近；与上肢相对应的全息穴区在耳舟，与躯干或下肢相对应的全息穴区在对耳轮和对耳轮上下脚；与内脏相对应的全息穴区集中在耳甲艇与耳甲腔；消化系统在耳轮脚周围环形排列，这些穴区与人体五脏六腑、四肢面骸、五官九窍一一对应，耳郭上包含了人体各部位的信息。当人体发生疾病时，常会在耳郭上出现阳性反应，如变色、丘疹、脱屑、压痛等，通过观察耳郭形态和色泽的变化能判断相应脏器的病理改变，可依此来诊断疾病。同时，对耳郭全息穴区给予刺激，又可起到治疗相应脏器疾病的作用。

1. 望耳诊病

通过观察耳穴的变色、变形、脱屑、丘疹、血管充盈、病理反应物等用以诊断疾病的一种方法，常用于各种急性病、慢性病的诊断，既可定位亦可定性。

（1）变色：阳性反应点的颜色与周围耳郭皮肤不同，呈红晕、暗红、白色、暗灰、深褐色等，呈点状、片状形式出现。

红色：有鲜红、淡红、暗红之分。鲜红色多见于急症、痛症；淡红、暗红则见于疾病恢复期或病史较长，如急性腰痛可见腰肾区片状红晕。子宫颈炎伴白带症，可见三角窝有大片红色伴脱屑。

白色：光泽发亮，片状苍白或中央白边缘红晕。多见于慢性疾病，如肾炎可在肾区有不规则片状红晕。

暗灰色：如耳穴区皮肤呈暗灰色，压之退色，常见于肿瘤。

深褐色：常见于慢性病或病愈后耳穴区色素沉着反应。

（2）变形：相关耳穴区出现隆起、水肿、凹陷、硬结、皱褶等表现。常见于慢性病。

隆起：常见于结节状，大小不一，高出皮肤；亦可见条索状。如结节状隆起，常见于各种头痛；条索状隆起，常见于肩背纤维炎。

凹陷：可见点状、片状。如点状凹陷见于耳鸣；片状凹陷见于胃、十二指肠溃疡；状凹陷见于冠心病、耳聋等。

粗糙不平、皱褶：多见于皮肤病。

（3）丘疹：耳穴上出现高于皮肤的点状丘疹，常见于妇科疾病、急慢性肠炎、阑尾炎、便秘、胃炎、泌尿系感染等。

（4）血管充盈：耳穴部血管反应，可见血管过于充盈、曲张，色泽可为鲜红色、暗紫红色等。如扇状血管扩张，见于消化性溃疡、腰腿痛；呈鲜红色见于急性病、痛症；暗紫色为疾病恢复期；血管充盈扩张中间呈条段状中断，见于冠心病。

（5）脱屑：白色糠皮样脱屑，擦之不易去除。如三角窝脱屑多见于妇科炎症、白带症，肺部脱屑多见于皮肤病。

2. 耳穴压痛诊病

选用直径 1.5mm 的探棒作为点压耳穴的工具，用点压法在耳穴相应部位上逐个以相同的压力和时间进行按压，同时比较各穴区的压痛敏感程度，耳穴压痛点在疾病发生后即形成，病情愈重，反映愈灵敏，临床上以急性炎症、疼痛性疾病压痛反应最为明显，病情好转痛点随之减轻或消失。

3. 耳穴电测仪诊病

是用电测定耳穴皮肤电阻，当人体躯体、内脏器官患病肘，与疾病相关的耳穴上电阻值明显降低，与疾病有关的良导点和正常耳郭部位有明显的差异，电测诊法就是借助仪器获取全息穴位对人体病理信息的反应，把异常的病理信息转化为声、光、数字等方式显示出来，借以诊断疾病。

（二）足部全息诊法

足是人体的一个相对独立部分，是整体的缩影，足也具有与人体全息对应的穴位系统。

人体的各部位器官在足部都有各自的反射区，如果将人体从中线分为左右两部分，双足合并在一起的中线即与人体从鼻尖到脐部所连中线相互对应。中线左右内侧缘的位置对应人体脊椎，外侧缘对应人体上、下肢；脚趾部分相当于人体头颈部，前脚掌部分对应人体胸腔和上腹部，足心相当于人体下腹部，双足跟相当于人体的臀部。

即足内反射区对应人体脊椎及盆腔器官；足外反射区对应人体肢体及盆腔器官；足底反射区对应人体脏腑器官；足背反射区对应人体面部组织器官。

1. 望足诊病

（1）望足局部皮肤颜色的改变

红色：若在足全息反射穴区发现异常红色，多属对应组织器官有炎症，淡红色为新病；暗红色为慢性炎症。

黄色：若在足全息反射穴区发现黄色，多为脾胃虚弱，或疲劳过度，或湿热内停。

青紫色：若在足全息反射穴区发现青紫色，多属相应脏腑组织受寒所致寒性疾病或阳气亏虚，或经络不通、气血阻滞，或体内有瘀血。

白色：若在足全息反射穴区呈白色，多属相应脏腑组织气虚，或阳气虚弱，或血虚精亏。

（2）足局部组织形态学改变

足部组织形态学的改变，如皲裂、龟裂、趾间疣、鸡眼、静脉瘤、瘢痕等变化，可以根据其所在部位，诊断相关脏腑组织有疾病。皲裂、龟裂多为供血不足，津液不能布达四末，说明相应脏腑组织功能活动障碍，水谷津液运化失常。趾间疣、鸡眼、静脉瘤、瘢痕说明相应组织器官潜在有功能障碍，或有慢性炎症所形成之痕迹。

2. 闻足诊病

嗅足气味是在没泡足之前，若足有辛臭味者，多为肺病；若足有恶臭者，多为消化系统疾病；若足有酸臭味者，多为肝胆疾病；若足有咸臭味者，多为泌尿系统或妇科疾病。

若足有谷气味为脾胃旺盛，谷气外益布达四末的表现。足部有异味是说明体内的废物正在向外排泄，也即说明脏腑功能较差，或患者体内相应脏腑存在疾病，不能把代谢废物从正常通道排泄出去，足位于人体最低部位，所以从足部排泄出去，其实足成了脏腑功能的代偿，长期有足异味者，即说明患者代谢补偿，代谢废物急时从足排出体外，所以足怪味的患者得病概率较小。

3. 有痛无痛触诊

触诊分为有痛诊断和无痛诊断。触诊只有在病人的双足上反复实践，才会体现出不同的反射区有不同的手下感觉，有些感觉是正常的，而并不是所有的疼痛都是病理性的、所有的手下感觉都是疾病的反映。所以只有长期进行足部临床按摩，才能悟出手下感觉到底是情况，并可根据疾病的性质、病变的程度、时间的长短而体会不同的手感，用不同的手感去诊断疾病。

（1）有痛诊断

疼痛的性质：在对足部全息反射区进行刺激时，患者某一反射区是一种钝痛，说明脏器或组织可能有慢性炎症或慢性损伤，是虚证。

若患者某一反射区是一种刺痛，说明脏器或组织可能有急性炎症，或急性损伤、血瘀、经络不通、神经紧张，或病情较严重所致，是新病，是实证。

若患者某一反射区是一种胀痛，说明脏器或组织可能有气滞血阻、经络不畅、肝气郁结、水湿内停，或劳损、慢性损伤。

（2）无痛诊断

①组织器官不同反应特点

在足部全息反射区进行检查诊断时，要特别注重双足反射区上出现的异常现象。除反射区按压后的压痛反应之外，要着重触摸反射区组织异常情况。如：全息反射区出现的颗粒感、块状感、丝状物、条索状感、凸起，以及局部组织变硬、肿胀是否有抵触感，组织是否空虚感或是凹陷，局部组织温度有无过低等等。

在进行触摸反射区时，不要完全以反射区痛与不痛来判断其相对应组织器官有无病理变化，反射区没有压痛反应，也不能说明某人周身无疾病。主要是靠手感，在恰当的力度下，用手指指腹、指间关节去实施对反射区的触摸，细心体会反射区的皮肤、皮下组织产生的组织变异，进而做出判断。

不同性质的脏腑组织器官在全息反射区的病理变化是不同的，触到的感觉也不同。根据不同的感觉，不同的反映来诊断其所反应的疾病。一般来说，人体器官中空腔脏器的器官其手下的感觉是颗粒感、砂粒状、条索状，比较容易感觉诊断。比如：患慢性肠炎、胃炎、结肠炎者，在其双足肠、胃、结肠反射区触摸时，即可感觉到有明显砂粒感或颗粒感。经触诊，为诊断肠、胃的疾病提供了可靠的依据。

人体实质性器官在足部反射区上的反应是局部组织失去了正常组织的柔软、弹性，而表现为僵硬，或有条索状物、丝状物，或有块状物，如呼吸系统、泌尿系统、生殖系统、平衡器官、肝脏、心脏等反射区，手下的感觉即是这种感觉。

骨骼方面的病变在足部反射区上的表现是僵硬、凸起、沙粒样感觉。如脊柱骨质增生在相应的反射区可以触及到凸起、或僵硬、或沙粒样感觉。

软组织损伤方面的病变在足部反射区上的表现是僵硬、条索状物、丝状物，或有颗粒状感觉。如腰肌劳损在足腰椎反射区就有僵硬、或条索状物、或丝状物、或有颗粒状感觉。

②由病理表现推断病性、病程

根据不同的感觉来推断病性、病程长短，手感的不同又依据于病人患病的部位、患病的性质（是功能性还是器质性）、患病时间的长短，以及区别脏腑组织不同。比如：对糖尿病人的诊断，病人血糖浓度高低不一样，患病时间长短不一样，在反射区上的组织变异也不一样。患糖尿病病程较长的人，其相对应的胰脏反射区可触摸到明显的丝状物，或条索状物。有时在胰脏反射区触摸时并无丝状物，或条索状物的感觉，可病人的血糖浓度却超过正常值，这在中老年人隐性糖尿病人中多见。这时，要检查关联反射区（胸椎反射区、十二指肠反射区、脾等）有无病理性反应物来进行辅助诊断，同时还要结合其他诊断，这样才能得出正确的诊断。

无痛诊断方法完全是临床实践经验积累的结晶，它是在有痛诊断的基础上，结合各病变组织器官相对应的全息反射区产生的病理性组织滞留物的多少、大小、深浅，通过手感而总结出来的一种具有全息医学特色的诊断方法。其中的奥秘就在于按摩脚的实践中区别反射区的皮肤、皮下组织、足肌肉、足肌腱、足骨骼的正常情况与病理异常表现，反复比较，左右对比，这样就可得出正确的结论。故无痛诊断是一种对按摩者要求较高的诊断方法。

足部全息反射区诊断法，是通过望、闻、问、触四诊综合来推断疾病的发生、发展、转归，推断病变部位，而这一部位又是诊断疾病的重要依据。足部全息反射区诊断法，甚至可以提前反映疾病的发生，为预防疾病的发生作好保健工作。足部全息反射区诊断法具有简便、迅速、准确等优点。这种疗法的诊断只认器官组织不认病名，也就是说一望一摸虽能指出病变的组织器官，但不能准确分辨病变组织器官的病因、病性，因而这种诊断有它的局限性，在临床上一定要四诊合参才能准确判断病情。

第三节　砭术与全息治疗

一、砭术学常用全息元

（一）上肢全息元

1. 手部全息元　　2. 第 2 掌骨侧全息元　　3. 第 5 掌骨侧全息元
4. 尺肤全息元　　5. 上肢尺桡部全息元

（二）下肢全息元

1. 足全息元　　2. 下肢胫腓部全息元

（三）头部全息元

1. 头皮部全息元　　2. 面部全息元　　3. 眼部全息元
4. 耳部全息元　　5. 鼻部全息元

（四）躯干部全息元

1. 华佗夹脊全息元　　2. 背腰部膀胱经全息元　　3. 腹部全息元

二、砭术学全息元配穴原则

（一）选穴原则

1. 按相应部位取穴　当患病时，在全息元相应部位有一定的敏感点，它便是本病的首选穴位，如胃痛，首选“胃穴”。

2. 按脏腑辨证取穴　根据脏腑学说，按脏腑的生理功能和病理表现进行辨证取穴，如脱发者可取“肾穴”，皮肤病取“肺”“大肠”等穴。

3. 按经络辨证取穴　根据十二经脉的循行和其病候选取穴位。如坐骨神经痛，取穴膀胱穴、坐骨神经穴、下肢穴等。

4. 远端取穴　即取远离疾病的部位的全息元上的穴位，进行治疗的方法。

5. 近部取穴　即在疾病附近的全息元进行选穴治疗的方法。

6. 按西医学理论取穴　全息医学中的穴位名字是根据对应原则，很多在中医理论中找不到对应的名字，就用西医学用的名字表达，如“交感”“肾上腺”等穴。

7. 按临床经验取穴 在临床实践中发现某些全息元上的穴位对某一疾病特别有疗效，该穴具有治疗本部以外的疾病的作用，如“外生殖器”可以治疗腰腿痛。

8. 全息元与局部取穴相结合 即在临床实践中，将在全息元上取穴与治疗部位的局部，或疾病的特性相结合区穴。如肩周围炎，可以取手全息的肩穴和第 2 掌骨侧的肩穴，同时还要配合肩部周围取穴治疗。

（二）配穴原则

1. 本全息元配穴法 在某一全息元取几个穴位相配而达到治疗目的的配穴方法。如高血压取“大肠、小肠、肾、膀胱、心、胃”等穴进行治疗。

2. 上下全息元配穴法 指上下的全息元相互配合取穴进行治疗的方法，如胃病可以取手全息元的胃穴，同时也可取足上的胃穴，以及耳部的胃穴进行治疗。

3. 阴阳经全息元配穴法 即阴经和阳经的全息元相互配合取穴的方法，在针灸学里叫表里相配，如肺部有病可以取肺经的全息元的肺穴，同时也可取大肠经的全息元的肺穴。

4. 前后配穴法 是指取人体前后全息元的穴位相互配合治疗，如胃病取背全息元的胃穴，同时再取腹部全息元的胃穴进行治疗。

5. 左右配穴法 即取人体的左右不同的全息元进行治疗的方法，如中风偏瘫，可以取左右上肢全息元和下肢的左右全息元的脾穴、胃穴、脑穴、上肢穴、下肢穴等。

6. 全息元与经穴相配法 在取全息元穴位同时要配合经络取穴法治疗疾病。如胃痛取第 2 掌骨侧的胃穴的同时，再取足三里、胃俞穴等穴位治疗。

7. 全息元与非全息元配穴法 在临床治疗时不要拘泥于全息元取穴治疗某一疾病，在考虑取相应全息元穴位时同时要考虑取与疾病有关的穴位，或疾病的局部进行治疗。

三、全息砭术学常用手法

（一）全息砭术学手法特点

（1）全息元部位面积较小，操作手法细腻。

（2）全息砭术手法采用独特的专业砭石器具作为操作工具。

（3）全息元多为远端组织，肌肉不丰厚，手法刺激性较强，穴位敏感，多数穴位有疼痛感，操作时要让患者有一定疼感。

（4）诊断时，点穴施力需均匀，绵柔，力度始终保持一致

（5）手法用力不当会导致软组织损伤，甚至骨折。故需柔和适度。

（6）全息砭术手法要持久、均匀、有力、柔和、渗透、灵活。

（二）全息砭术学基本手法

1. 全息砭术手法

全息砭术手法是通过砭术专用器具刺激足部、手部、耳部等全息元反射区穴位而达到治病目的，施术前，应认真检查足部、手部、耳部等全息元穴区，用砭术专用器具在全息元穴区认真触摸探查，如全息反射穴区有明显的酸麻胀痛感，皮下有颗粒状的结节组织，就表明反射区相应的体内器官出现病症。

治疗时，取与疾病相关联的全息反射穴区采用点按、揉按或按压法，按压治疗时须注意治疗顺序，如急性病，可直接治疗相应反射区；用于保健时，则应首先按压排泄器官，其次按摩头部，再依次按压胃肠道、肝脏、胰腺、淋巴系统，最后按压对应部位并注意反射区的配合。

2. 砭术前的准备

全息砭术治疗前准备：受术者心情平稳，呼吸心率正常，接受治疗前饮用 200ml 温开水，清洁砭术治疗工具，使用 75% 医用酒精或蒸煮的方法进行消毒。受术者身着纯棉宽松衣服，或更换专用治疗服。认真检查施术部位，施术部位皮肤如有破损、感染等不适于全息砭术疗法操作的情况，应建议受术者等皮肤问题恢复方可继续进行砭术全息治疗。避免加重皮肤受损部位的伤害。

（1）足部全息元砭术治疗前准备：治疗足部之前先诊断疾病，诊断完后做简单的清洁，用温开水泡足 10 分钟，心脏病及高血压患者泡足时间 5 分钟即可，最后进行操作治疗。

（2）手部全息元砭术治疗前准备：治疗手全息元之前要修剪指甲，以免操作时损伤操作者的手。

（3）耳部全息元砭术治疗前准备：治疗之前要先诊病，记住疾病所在。接着使用工具清洁耳朵，用棉签蘸 75% 乙醇清洗外耳道及耳郭，并用小毛巾清洗耳郭，最后进行耳部治疗。

（4）其他部位全息元砭术治疗前准备：其他部位全息元操作时没有特别要注意的地方，只是治疗时的患者所处的姿势要摆好以便于操作。

3. 常用全息砭术手法

（1）点压法

【动作要领】操作者单或双手持握砭具，使用砭具尖端点压施术部位。

【选用工具】宜选用砭石羊角锥、砭板尾端或砭刺圆头等。

【施术部位】手、足底、耳部全息反射区。其中羊角锥和砭板尾端适用于手、足底全息反射区（如图 3-3-1），砭刺圆头适用于耳部全息反射区（如图 3-3-2）。

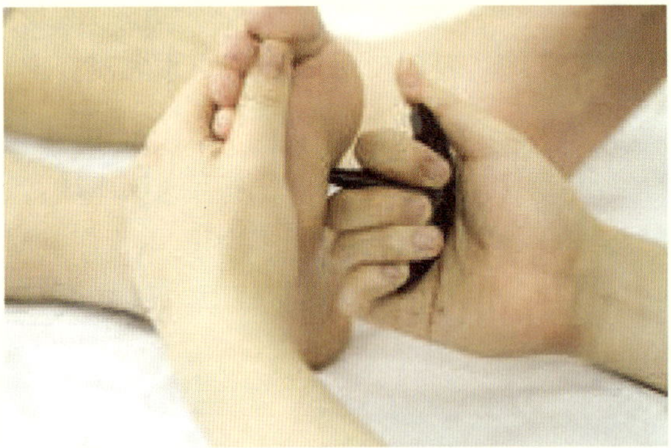

图 3-3-1　羊角锥用于足底全息反射区

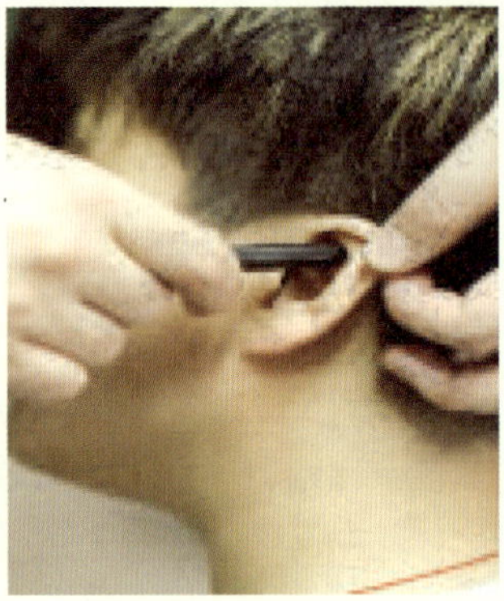

图 3-3-2　砭刺用于耳部全息反射区

【注意事项】用力要柔和，不可用蛮劲，点压时力量要均匀，由轻至重，以患者能耐受为度，滑行移动时要稳，不可漂浮。砭刺操作时要防止损伤破皮。如局部皮肤出现瘀痕，则停止该手法更换其他手法。

（2）点擦法

【动作要领】操作者单手握持砭具，使用砭具在施术部位点按摩擦，操作时可以旋转、上下、左右移行，速度要均匀，频率为每分钟 60 次左右。

【选用工具】宜选用砭砣、砭砧或砭板。

【施术部位】手、足、背全息反射区。其中砭板适用于手、足全息反射区（如图 3-3-3），砭砣及砭砧适用于背部全息反射区（如图 3-3-4）。

【功效作用】改善人体微循环，促进气血运行，加速代谢的产物的清除。调整全息反射区所对应脏腑功能活动。

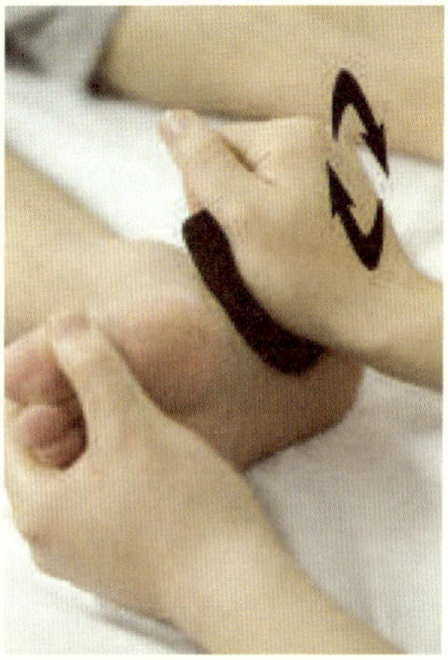
图 3-3-3 砭板用于足全息反射区

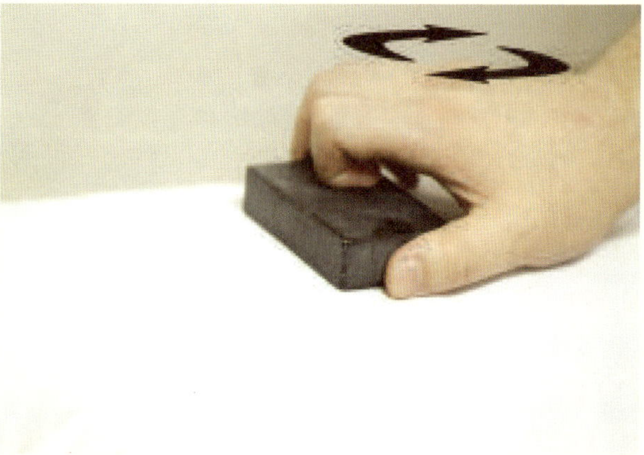
图 3-3-4 砭砧用于背部全息反射区

【注意事项】点擦法可以同时操作多个全息反射区，用力要柔和，不可用蛮劲，点按揉时力量要均匀，由轻至重，以患者能耐受为度，滑行移动时要稳，不可漂浮。如局部皮肤出现痧痕，则停止该手法更换其他手法。

（3）点刮法

【动作要领】操作者单手握持砭具，使用砭具在五指（趾）肚面进行来回点按刮动。频率为每分钟 50 次。

【选用工具】宜选用砭板尾端。

【施术部位】足趾、手指全息反射区。手指、足趾全息反射区均可选用砭板尾端（如图 3-3-5）。

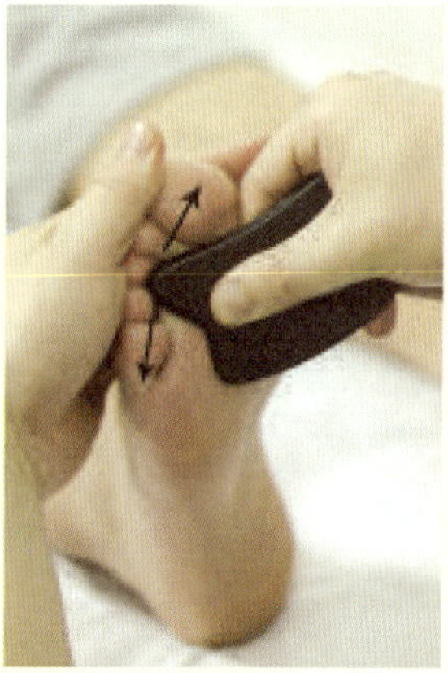
图 3-3-5 砭板足趾全息反射区

【功效作用】改善人体微循环，促进气血运行，加速代谢的产物清除，具有醒脑开窍、改善大脑供血供氧功能。

【注意事项】用力要柔和，动作频率始终保持一致，刮动时力量要均匀，由轻至重。如局部皮肤出现痧痕，则停止该手法更换其他手法。

中篇

砭石与砭术

第四章 砭　石

第一节　砭石的再发现

“砭石”一词是石质的中医传统医疗器具的统称，是通用名称。在众多的砭石产品中，以“泗滨浮石”为原材料制成的“泗滨砭石”是保健效果最好的，这是由“泗滨浮石”特殊的物理特性决定的。

泗滨石产于古洒水之滨，位于现在华东，古为徐州。泗滨浮石的成因复杂而苛刻，大约在寒武、奥陶纪前后，由于深海沉积而形成石灰岩在陆地抬升后露出水面形成山地。6300万年前后，在我国华东地区上空，被熊熊火焰包裹着的巨大陨星从天而降，猛烈地冲向山地，砸进山地。被撞破的石山表皮像脱痂一样，飞在空中的片状岩石伴随惊天动地的爆炸声。爆炸当量相当于数千颗氢弹，在高温、高压、等离子环境中与星际物质相互碰撞、交融、渗透，分子重新组合排列，迅速凝结后落在山地表面，形成微晶变质灰岩即“泗滨浮石”。多年的研究考证证明“泗滨浮石”确是在这种特定的条件下形成的，因此储量极小，价值很高。

唐代著名诗人白居易十分精通音律，曾作《华原磬》一诗，并用“华原磬，华原磬，古人不听今人听。泗滨石，泗滨石，今人不击古人击。”的诗句来讽刺当时乐工糊涂无知，并把这种偷梁换柱的行为与安史之乱联系起来。白居易诗中讲到的泗滨石即是“禹贡天下第一石”，是古代制作磬的原材料，而唐玄宗时的乐工使用华原石材代替泗滨石，因而敲出的音律不是洒滨浮磬的“清”音，而是一种能致朝政不幸的“浊”音。著名训诂大儒孔颖达说:“泗滨，泗水之滨。石在水旁，水中见石，似石水上浮然，此石可以为磬，故谓之浮磬也。”

1978年，我国华中一户农家在农田耕地时犁出13块形状规整的灰黑色石片，其中两块被撞断。经有关专家鉴定，该石板系东周时代的编磬，是销声匿迹了两千多年的泗滨浮磬，属国家一级文物，非常珍贵罕见。为了恢复十三枚编磬的完整，有关专家决定寻找相同的石材补上撞断的两枚。专家根据古代文献资料提供的地域、山脉，遍察古泗水流域经过的山川，历经千辛万苦，历时几年终于在1985年在古泗水中段地域，一个名不见经传的小山上，找到了为数不多的泗滨浮石。当使用它配制了出土编磬损坏的两枚后，敲击乐曲，音域从低至高，磬体由大至小，声音优美清纯，声波穿透浩空，余音袅袅，美妙绝伦。经中国民乐研究的权威人士鉴定，证明后配的两枚磬体与出土的那套编磬是完全一致的石材，确系泗滨浮石制作的泗滨浮磬。

第二节　砭石的理化特性

由于古代科技不发达，无法鉴别制作砭石原料的优劣，自东汉起砭石和它的使用技法沉寂了两千多年。在科技发达的今天，随着制作砭石石材的重新发现，我们以“泗滨砭石”为例，通过科学的检测手段对砭石的物理和化学特性进行了全面的分析。从而揭开了古代砭术和砭石的神秘面纱。

自 1993 年以来，中国科学院、核工业部、国家地震局三大部委的下属研究机构、六大权威实验室、清华大学分析中心及多家国家级质量监督检验中心对泗滨砭石及其原料进行了严格的检测。2001 年在中国针灸学会针灸器材专业委员会组织的鉴定会上，以程莘农院士为首 45 位医学界的专家教授对泗滨砭石进行验证后认为泗滨砭石具有及丰富的超声波脉冲，含有三十几种微量元素且无放射性，通过红外热像仪器观察发现，通过泗滨砭石接触并作用于人体后，可使小血管及毛细血管血液循环加速，对于改善人体的微循环状态有一定的作用。基于上述事实，由泗滨砭石作为材质制作的砭石器具，可以作为医疗保健工具。

以下总结出砭石应具有的主要物理、化学特性。

一、砭石的物理特性

砭石的物理特性泗滨砭石主要包含超声波脉冲、远红外线和负氧离子等三个方面。

（一）超声波脉冲特性

国家地震局地球物理研究所对泗滨砭石的超声波性检测发现：敲击、摩擦该石能产生丰富的超声波脉冲，频率范围在 2 万 ~200 万赫兹之间，砭石刮痧板刮手指背一次的平均超声波脉冲次数可达 3698 次，而大理石产生的平均超声波脉冲次数为 688 次，花岗岩为 1375 次，辉长岩为 1287 次，普通刮痧板为 353 次，由此可见砭石所产生的脉冲次数大大高于普通岩石。使用砭石制作的器具在临床应用中可以提高治疗效果。

（二）远红外线特性

根据 2011 年国家红外及工业电热产品质量监督检验中心检测：泗滨砭石样品的远红外线法向全发射率为 0.86，红外辐射波长范围为 5~20μm，泗滨砭石样品在常温下 25℃时，红外辐射能量密度为 $3.85\times10^2W/m^2$，加温到 42℃时，红外辐射能量密度增加到 $4.80\times10^2W/㎡$，人体部位在使用砭石器具前及使用砭石器具 30 分钟以后，在红外热图上显示具有明显的温度差（见附录图 1）。2002 年中国中医研究院针灸研究所经过测试证明：当人体使用或佩戴泗滨砭石器具时红外热像图显示局部温度升高，提示局部血管供血状态发生改变；用甲襞微循环检测仪也可在显微镜下定性地观察到血管袢内的血流速度加快。为了进一步研究泗滨砭石器具对人体甲襞微循环血流速度的影响，以泗滨砭石帽为例和外观、结构相同的玻璃珠帽进行了对比，方法如下：自愿受试者共 33 例，其中男 7 例，女 26 例，年龄为 20~49 岁。受试者进入观察室后，静坐休息 20 分钟后，开始接受观察。观察时，受试者取坐位，左手无名指的甲襞部位细心涂上香柏油后，用计算机来采集经彩色摄像头摄取的冷光源下的甲襞微循环图像，在荧光屏上进行显示：以一条长度较长、血流明显的血管袢作为抽样，用光点跟踪法读取其戴帽前、戴帽 5 分钟、20 分钟和 40 分钟的血流速度数值。每个受试者共接受二次检测，一次佩戴泗滨砭石帽，另一次为对照检测，佩戴玻璃珠帽。通过测试结果显示：人体佩戴泗滨砭石帽可以显著加快甲襞微循环的血流速度，其增加值可达 20% 以上，在戴帽子的过程中，这种影响持续存在。

（三）负氧离子特性

经国家红外及工业电热产品质量监督检验中心检测：泗滨砭石粉的负离子浓度可达 5210（个 / 立方厘米），相当于一个街心公园的负氧离子浓度。（附录图 2）

二、砭石的化学特性

砭石的化学特性涉及砭石的化学特点及砭石的安全性能。

（一）砭石的化学特点

中国科学院地质研究所对泗滨砭石的成分分析（附录图 3）表明该石含有锶、钛、铬、锰、锌等三十几种稀土和微量元素。核工业部地质分析测试中心的检测表明：泗滨浮石含有人体必需的钙、铁、磷、钾、钠等元素。

（二）砭石的安全性能

作为中医临床治疗工具，砭石的安全性能要求是非常重要的一项。其中包括：放射性、可溶性重金属、细胞毒性、致敏性和皮肤刺激性等技术指标。

1. 放射性

1996 年核工业部地质研究院地质分析测试研究中心对泗滨砭石样品做了有无放射性检测，检测证明：从岩石标本和化学全分析结果看，岩石属沉积岩的碳酸盐岩石，经 γ 射线辐射计测量，岩石的 γ 射线辐射强度低于一般岩石。从铀（U）和钍（Th）的化学分析结果表明，U 和 Th 含量为 1.14 和 2.6μg/g，低于岩石中的 U 和 Th 的克拉克值。说明对人体无放射性损害，是安全可靠的。

2. 可溶性重金属

2012 年国家建筑材料测试中心检测（附录图 4）显示：未检出砭石中可溶性重金属（铅 Pb、铬 Cr、镉 Cd、汞 Hg）。证明砭石中不含有对人体有害的可溶性重金属物质。

3. 细胞毒性、致敏及皮肤刺激

2010 年国家药品食品监督管理局济南医疗器械质量监督检验中心对泗滨砭石样品进行了细胞毒性、致敏性及皮肤刺激性的检测（附录图 5），检测结果为：符合要求。

第五章 砭石器具及治疗仪器

随着砭术疗法的发展，相应的砭石器具也是必不可少的。根据使用方法的不同主要分为四类：常用砭具、砭石佩具、带电砭具及其他辅助器具。

第一节 砭石器具

一、砭板

砭板是砭具中用途最多的一种，其外形根据用途的差别分为通用砭板（如图 5–1–1 所示）、疏络砭板（如图 5–1–2 所示）两类。根据使用者手掌的大小和适用部位的不同又分为大号、中号、小号、特小号。通用类砭板分为大号、中号、小号、特小号四种。疏络类分大号和中号两种。

【器械构造及规格】以通用大号砭板和中号疏络砭板为例，砭板的主要结构分为板头、板身、板尾三部分，其主要构造规格与用途见表 5–1–1 砭板的构造与用途。

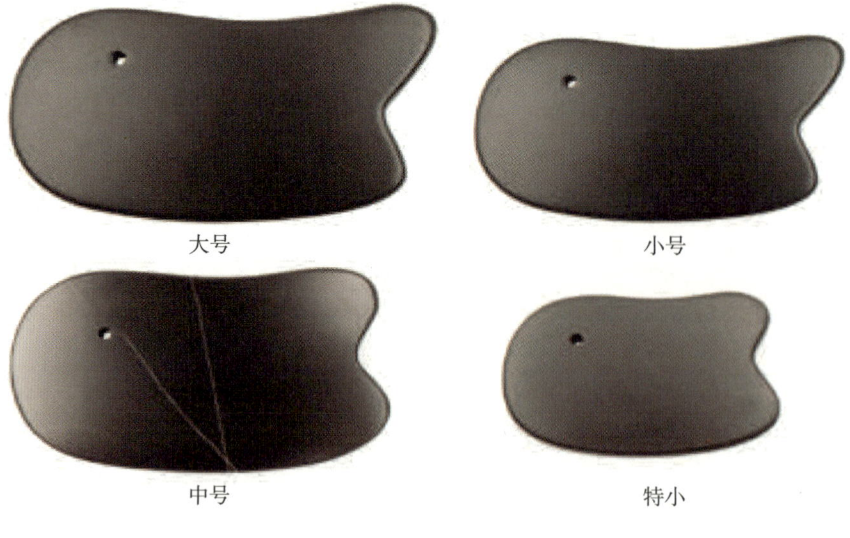

图 5–1–1 通用砭板大号、中号、小号、特小号

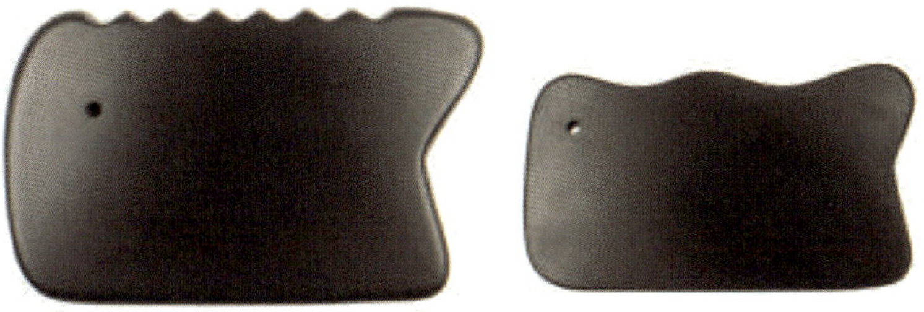

大号　　中号

图 5-1-2　疏络砭板大号、中号

表 5-1-1　砭板的构造与用途

器械构造及规格			主要用途
通用砭板（以大号通用砭板为例如图 5-1-3 所示）	板头：略成圆形略方。		用于颈项、头部、腋窝、掌心、足心部的刮法和擦法
	板身：分钝凹边和弓背边。用以循经行气，疏通经络，调和阴阳	①钝凹边	用于颈项、头部、四肢和胁肋的刮法
		②弓背边	用于背部、胸脘腹部、四肢、头部的刮法和揉法
	板尾：呈燕尾状分开，分为尖尾、钝尾和尾中凹	③尖尾	用于人体腧穴的刺法
		④钝尾	用于人体腧穴和筋脉的拨法
		⑤尾中凹	用于指节、指间，手脚外廓等小边缘的刮法、擦法
疏络砭板（以中号疏络砭板为例如图 5-1-4 所示）	板头：略成方形。		用以颈项、头部、腋窝、掌心、足心部的刮法和擦法
	板身：分钝凹边和弓背边。板面用以拍法。	①钝凹边	用以颈项、华佗夹脊两侧、两胁肋的横向拨法及四肢顺向刮法
		②弓背边	用以全身各部位的刮法
	板尾：呈燕尾状分开，分为尖尾、钝尾和尾中凹	③尖尾	用于人体腧穴的刺法
		④钝尾	用于人体腧穴和筋脉的拨法
		⑤尾中凹	用于指节、指间，手脚外廓等小边缘的刮法和擦法

通用中号砭板形状与其他通用类砭板相似，体稍小，板尾不分钝和尖，双尾平齐，用于人体华佗夹脊施以划法、擦法而特制。其他部位与大号通用砭板使用方式相同。小号及特小号通用砭板形状与大号通用砭板相似，不同的是体小，无尖尾，多用于儿童。

大号波纹砭板形状与中号波纹砭板相似，体稍大，钝凹边成细密的波纹状，操作时有针刺感，用于颈肩、华佗夹脊两侧、四肢和两肋胁循经刮法。

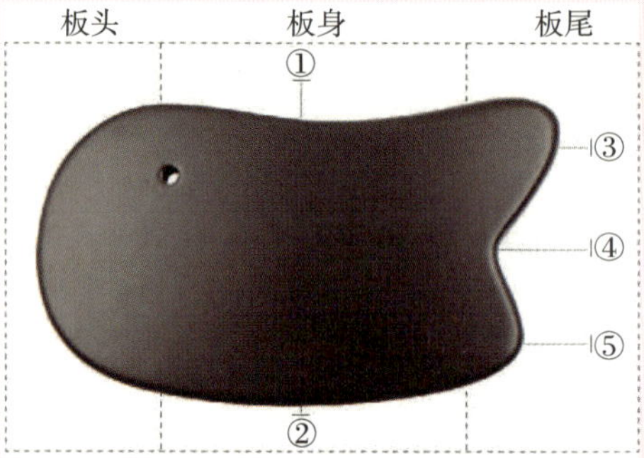

图 5-1-3　大号通用砭板结构图

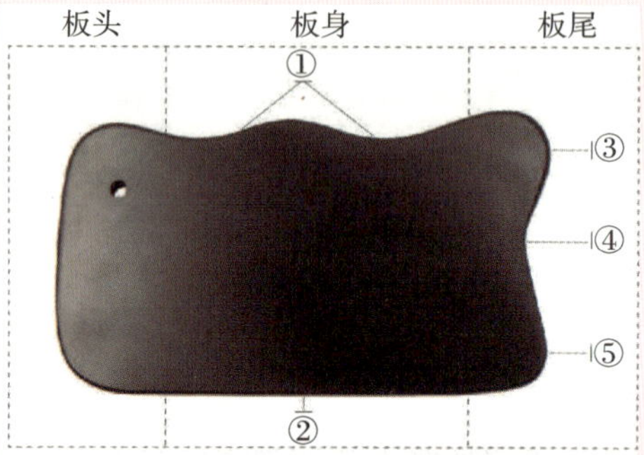

图 5-1-4　中号疏络砭板结构图

【持砭手势】持砭板施术时注意手、臂放松蓄力于腕部，用手腕来控制力度的强弱。手势分为扣握法和藏指法。扣握法时拇指扣住板头，小踇指扣住尾中凹（如图 5-1-5 所示）。藏指法时拇指抵住板身，于其余四指夹住板身（如图 5-1-6 所示）。

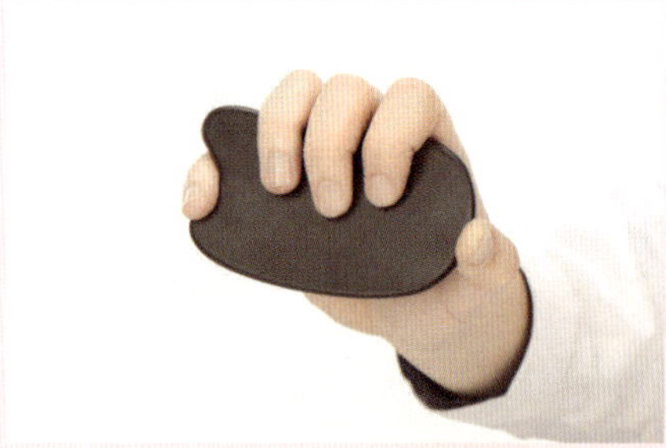
图 5-1-5　扣握法持

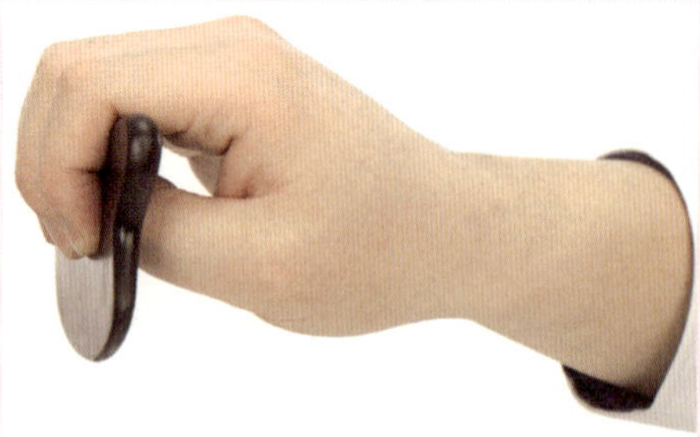
图 5-1-6　藏指法

【常用砭术操作手法】砭板的主要操作手法有刮法、擦法、刺法、拍法等。具体的动作要领与注意事项，详见第六章。

二、砭砧

利用砭石的远红外温热特性，在临床操作中多用于实施熨法和感法的一种砭具。其外形根据用途的差别分为方形、扁圆形、球形和椭圆形（如图 5–1–7 所示）。根据人体使用部位的不同分为特大、大号、中号、小号、特小、微型。砭砧可以用手进行操作，也可固定或放置在病痛部位。

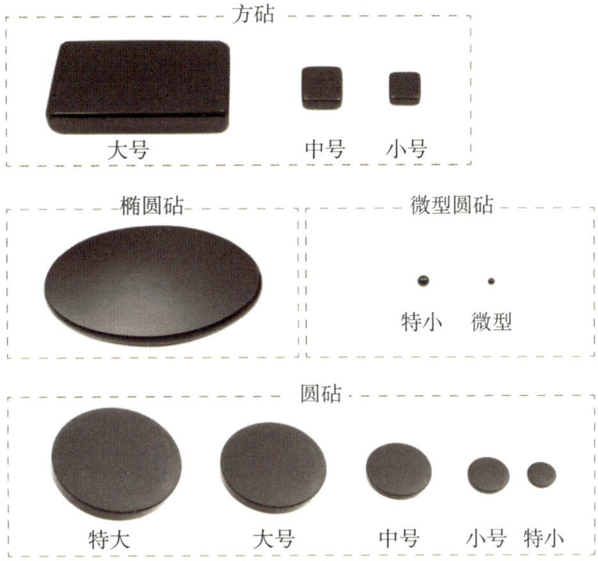

图 5–1–7 砭砧

【器械构造及规格】以大号砭砧为例分：阔面、端面、棱角、钝角。其主要构造规格与用途见表 5–1–2 砭砧的构造与用途。

表 5–1–2 砭砧的构造与用途

器械构造及规格		主要用途
砭砧（以大号砭砧为例，如图 5–1–8 所示）	①阔面	用于熨法、拍法、擦法、振法
	②钝角	用于点压穴位和经脉刺法
	③棱边	用于刮法

【持砭手势】大号砭砧在手持砭砧进行操作时，一般采用扣握法，用拇指、中指扣住砭砧中下部进行操作（如图 5–1–9 所示）。其他扁圆形、球形和椭圆形砭砧，

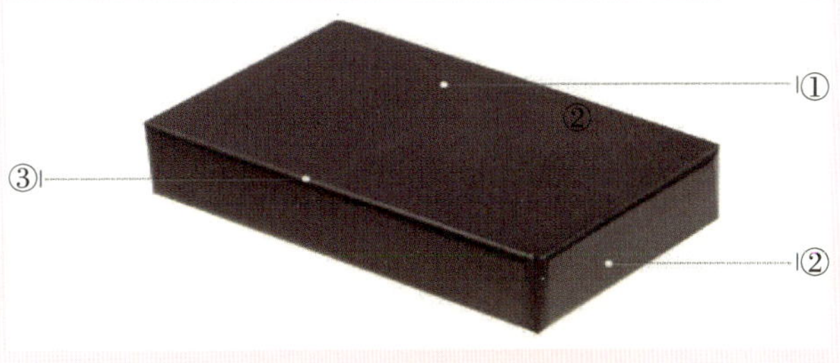

图 5–1–8 大号砭砧结构图

用绑带固定或胶布粘贴的方式贴于疼痛部位进行熨法和感法操作，称为固定法（如图 5–1–10 所示）。

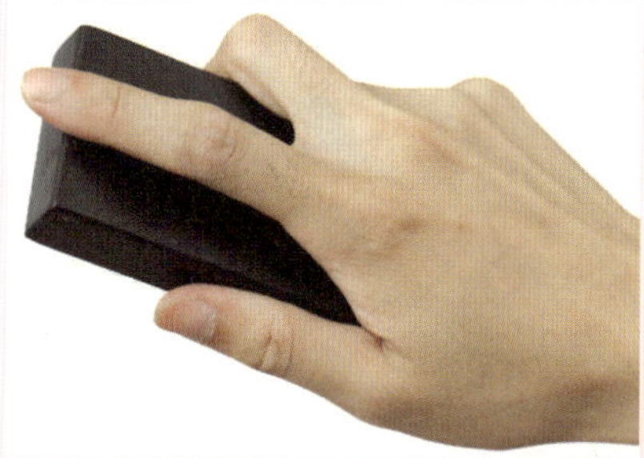

图 5–1–9 扣握法

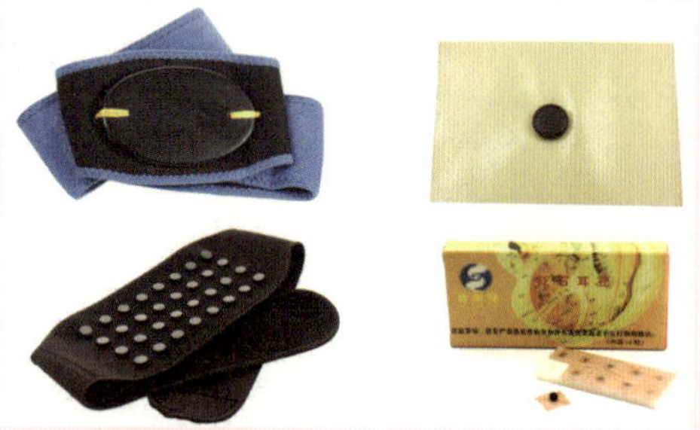

图 5–1–10 固定法

【常用砭术操作手法】砭砧的主要操作手法有熨法、拍法、擦法、刮法。具体的动作要领与注意事项，详见第六章。

三、砭尺

砭尺成长条形，在临床操作中多用于实施拍法的一种砭具。其外形根据用途的差别分为长方形、异形（如图 5–1–11 所示）。根据人体使用部位的不同分为大号、中号、小号。

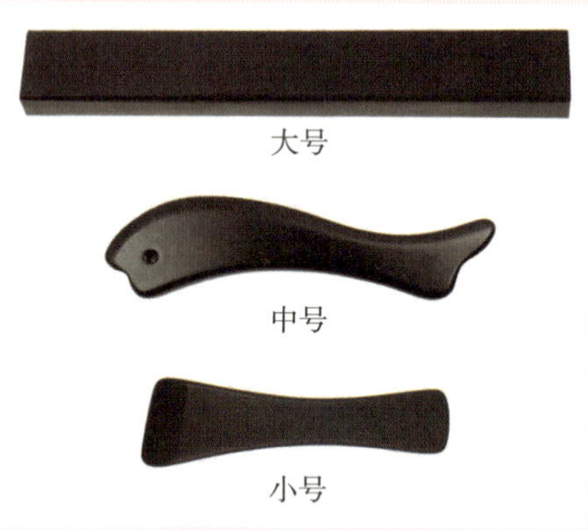

图 5–1–11 砭尺

【器械构造及规格】以大号砭尺和中号砭尺为例（如图 5–1–12、图 5–1–13 所示），分尺面、尺边、尺端、尺尖。其主要构造规格与用途见表 5–1–3 砭尺的构造与用途。

表 5–1–3 砭尺的构造与用途

器械构造及规格		主要用途
大号砭尺（如图 5–1–12 所示）	①尺面	用于肩部、四肢拍法
	②尺边	用于上肢和下肢循经刮法
	③尺端	用于刺法

器械构造及规格		主要用途
中号砭尺 （如图 5-1-13 所示）	①尺面	用于面部揉法、两颊拍法
	②尺边	弓边用于面部刮法，钝凹边用于面部提拉
	③尺端	用于面部拨法
	④尺尖	用于面部腧穴刺法

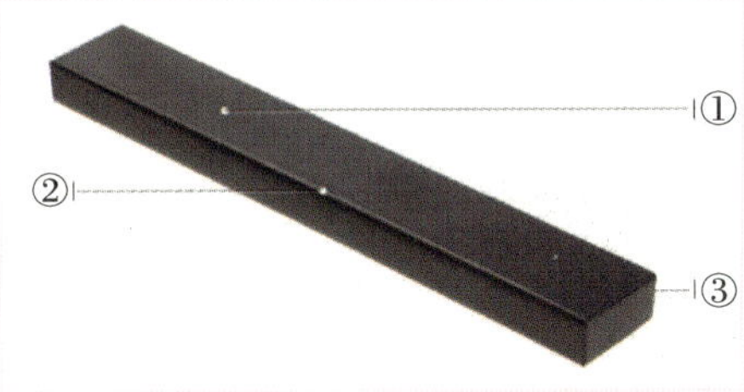

图 5-1-12　大号砭尺结构图

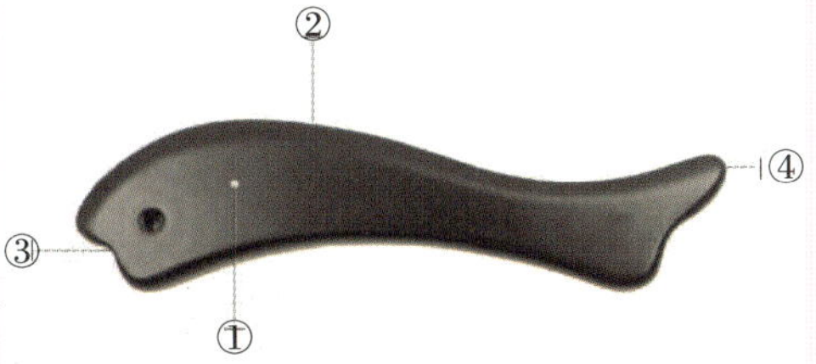

图 5-1-13　中号砭尺结构图

【持砭手势】在手持砭尺进行操作时，一般采用扣握法。以大号砭尺为例（如图 5-1-14 所示），用拇指与食指夹住砭尺中下部两侧，中指与无名指托住砭尺，手臂放松进行操作。

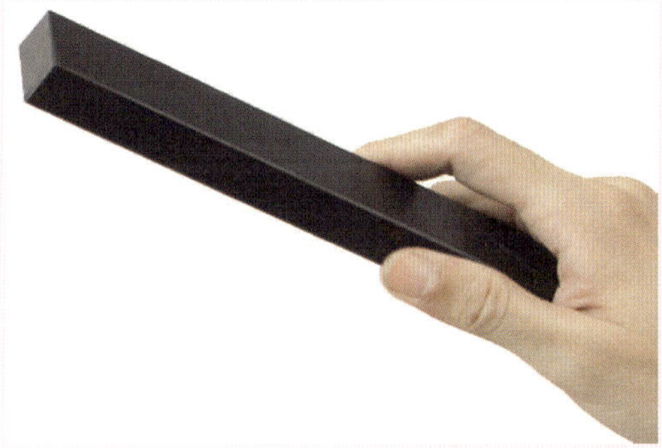
图 5-1-14　扣握法

【常用砭术操作手法】砭尺的主要操作手法有拍法、擦法、刮法。具体的动作要领与注意事项，详见第六章。

四、砭锥

【器械构造及规格】砭锥呈子弹状，锥体呈圆柱形，一端有尖角（如图 5-1-15 所示）。砭锥分锥体、端面、锥尖。其主要构造规格与用途见表 5-1-4 砭锥的构造与用途。

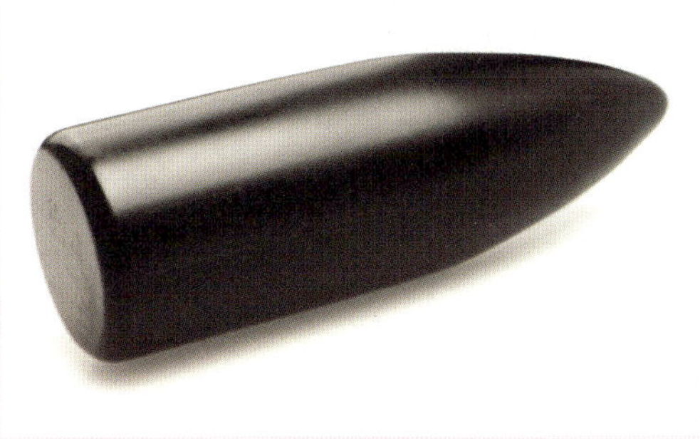
图 5-1-15　砭锥

表 5-1-4 砭锥的构造与用途

器械构造及规格		主要用途
砭锥（如图 5-1-16 所示）	①锥体	主要用于滚法
	②端面	主要用于揉法
	③锥尖	主要用于点压、点刺腧穴，循经划法

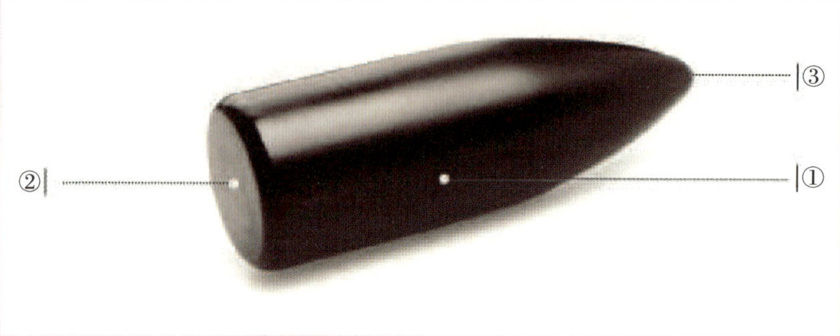

图 5-1-16 砭锥结构图

【持砭手势】在手持砭锥进行操作时，主要有执笔法和直握法。执笔法用拇指、食指和中指捏住锥体进行操作（如图 5-1-17 所示）。直握法用拇指与食指捏住锥体，手掌抵住锥尾部进行操作（如图 5-1-18 所示）。

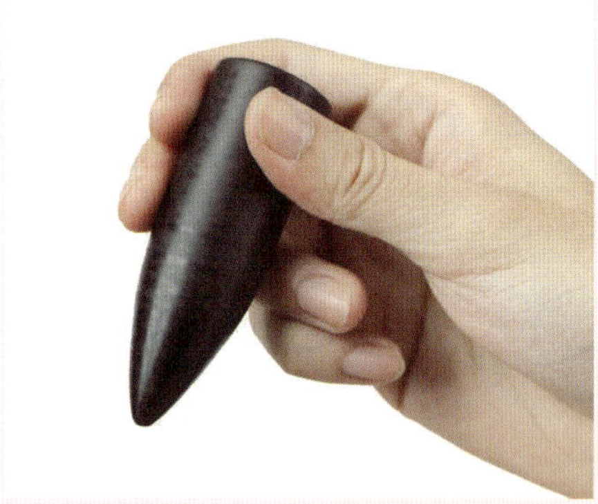
图 5-1-17 执笔法持砭锥

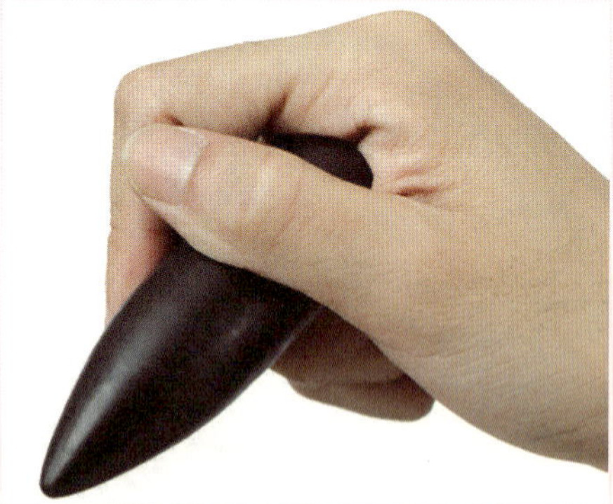
图 5-1-18 直握法持砭锥

【常用砭术操作手法】砭尺的主要操作手法有刺法、揉法和滚法。具体动作要领与注意事项，详见第六章。

五、羊角锥

【器械构造及规格】羊角锥整个锥身呈 T 字形，锥体呈圆锥形，有宽、窄端角（如图 5-1-19 所示）。其主要构造规格与用途见表 5-1-5。

表 5-1-5　羊角锥的构造与用途

器械构造及规格		主要用途
羊角锥（如图 5-1-20 所示）	①端角	用于背部，四肢及足部拨筋
	②端边	用于足踝、足部外轮廓刮法
	③锥尖	用于足部反射区及全身腧穴的刺法

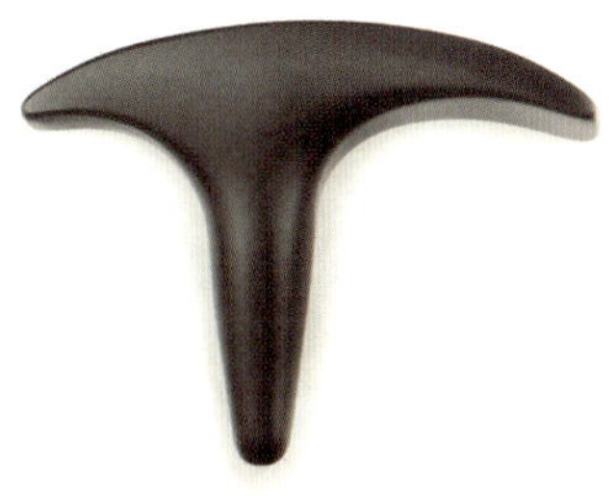

图 5-1-19　羊角锥

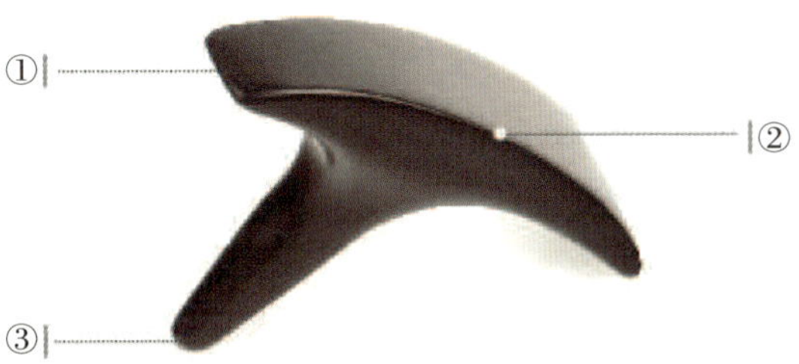

图 5-1-20　羊角锥结构图

【持砭手势】直握法，用拇指与食指捏住端角；中指和无名指夹住椎体根部；无名指和小拇指扣住另外一边端角，手掌抵住锥顶部进行操作（如图 5-1-21 所示）。

【常用砭术操作手法】刺法、拨法、刮法。具体动作要领与注意事项，详见第六章。

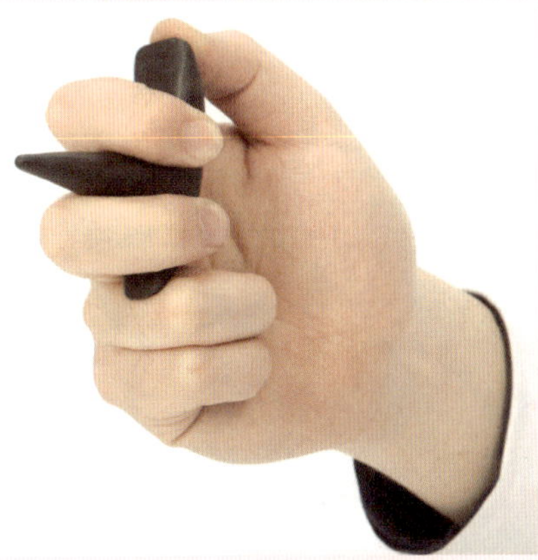

图 5-1-21　直握法

六、砭球

【器械构造及规格】砭球按形状分圆形和椭圆形，按照其体积大小，可分特大、大号、中号、小号、特小、微型（如图 5-1-22 所示）。其主要用途见表 5-1-6。

表 5-1-6　砭球的规格与用途

器械构造及规格	主要用途
特大	用于腹部、背部滚法，会阴部感（守）法
大号、中号、小号	一般有孔，用线连接起来。用以头部、颈项、手腕、足踝等部位的滚法、熨法、感（守）法
特小、微型	固定在耳穴上，用以刺（点压）法

【常用砭术操作手法】临床常将砭球固定在体表腧穴、背、颈部、手腕、足踝部位，用于滚法、刺法、感（守）法、熨法。具体的施用方法详见第六章。

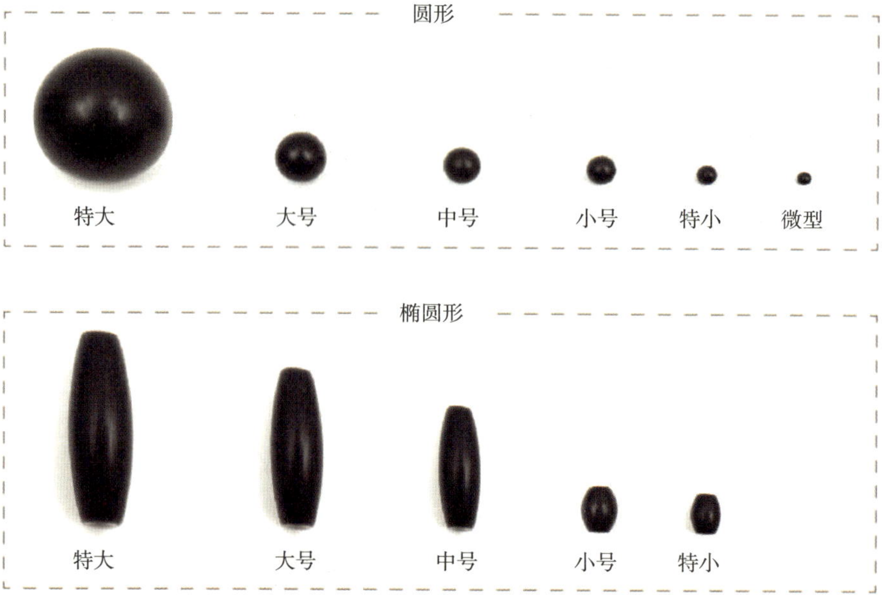

图 5-1-22　砭球

七、砭石梳

【器械构造及规格】砭石梳按尺寸分大号、小号（如图 5-1-23 所示）。按砭具构造分：梳背、梳齿、云头（如图 5-1-24 所示）。各部分用途见表 5-1-7 砭石梳的构造与用途。

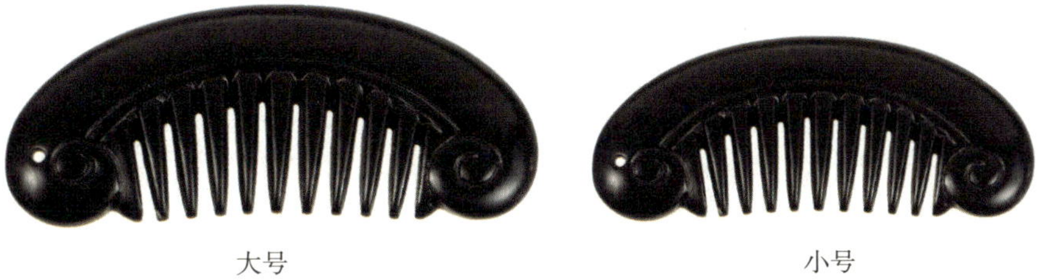

图 5-1-23 砭石梳

表 5-1-7 砭石梳的构造与用途

器械构造及规格		主要用途
砭石梳（如图 5-1-24 所示）	①梳齿	用于头部、颈部及四肢经、络脉的刮法
	②梳背	用于额头部，颈肩部擦法
	③云头	用于经络划法、穴位揉法、筋脉拨法

【持砭手势】持握法，用拇指、食指、中指扣住砭梳中下部进行操作（如图 5-1-25 所示）。

【常用砭术操作手法】砭石梳的主要操作手法有划法、刮法、擦法。手法温和，循经而行，疏经通络。具体动作与注意事项，详见第六章。

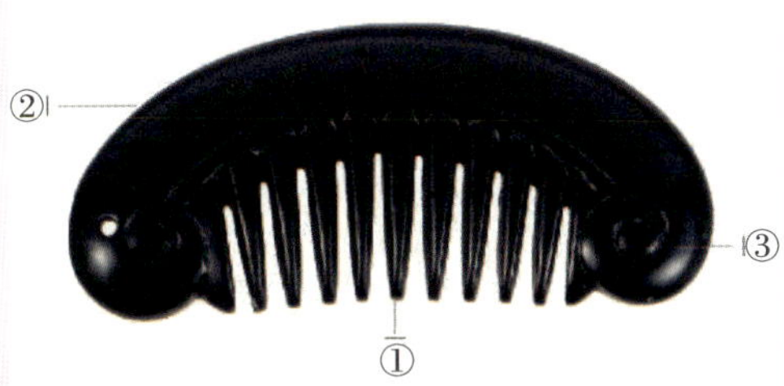

图 5-1-24 砭石梳结构图

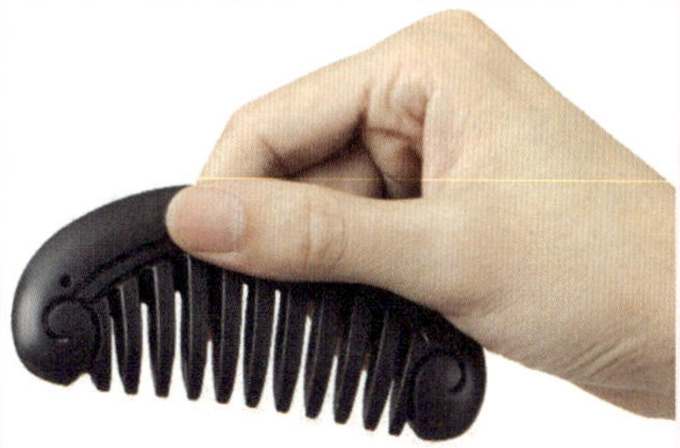

图 5-1-25 持握法

八、砭砣

【器械构造及规格】砭砣（如图 5-1-26 所示），砣面略凹，前宽后窄，砣背呈弓体（如图 5-1-27 所示）。各部分用途见表 5-1-8。

表 5-1-8 砭砣的构造与用途

器械构造及规格		主要用途
砭砣（如图 5-1-27 所示）	①凹面	用于肩部、背部、四肢顺经擦法、熨法
	②弓背	用于肩颈部、背部、腹部揉法
	③砣边	用于胸胁、腹部刮法

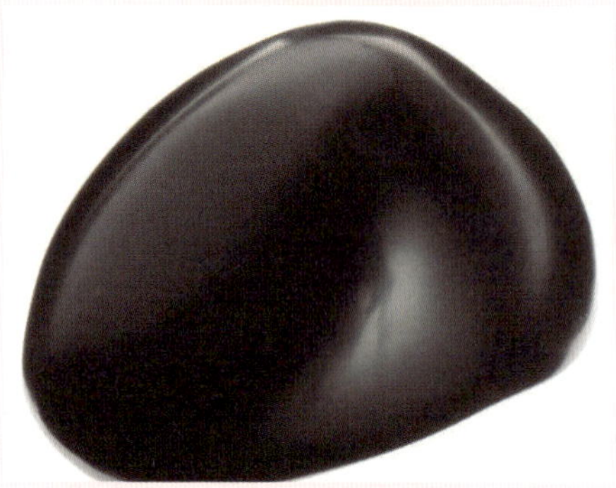

图 5-1-26 砭砣

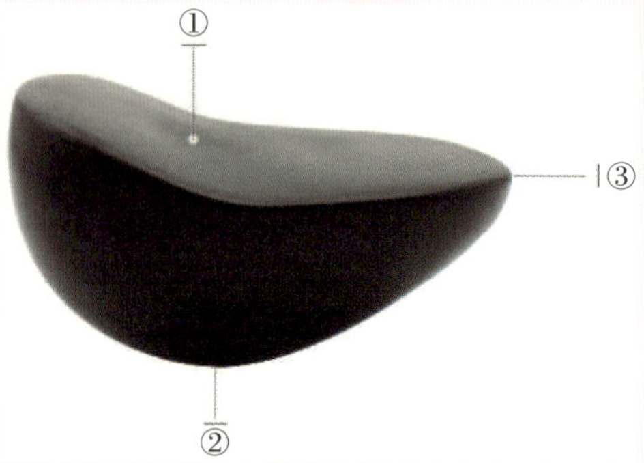

图 5-1-27 砭砣结构图

【持砭手势】手掌根部抵住砣面凹槽，四指扣住砭砣上端进行操作如图 5-1-28 所示。

【常用砭术操作手法】揉法、擦法、熨法。可替代砭石振动理疗仪对体质瘦弱的患者或儿童进行背部治疗。具体的动作要领与注意事项，详见第六章。

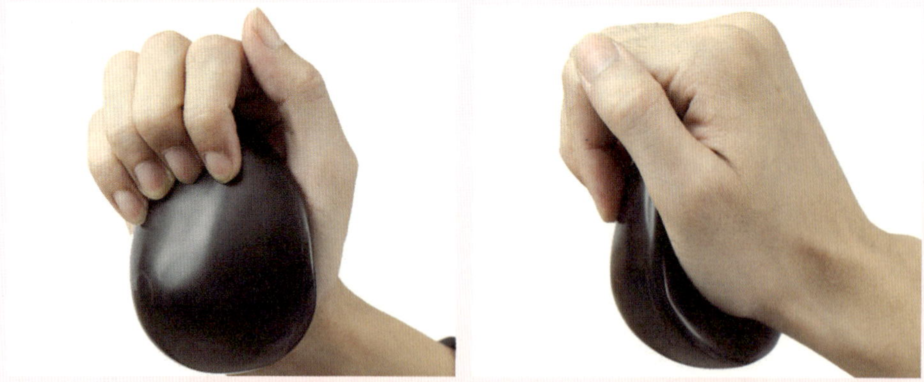

正视图　　侧视图

图 5-1-28 扣握法

九、莲花砭砣

【器械构造及规格】莲花砭砣（如图 5–1–29 所示），呈半球形，由“①花瓣形底托”和“②半球形砣面”组成（见图 5–1–30 所示）。

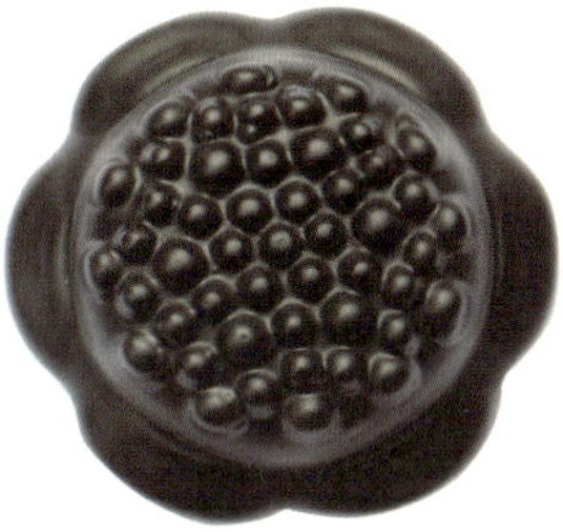

图 5–1–29 莲花砭砣

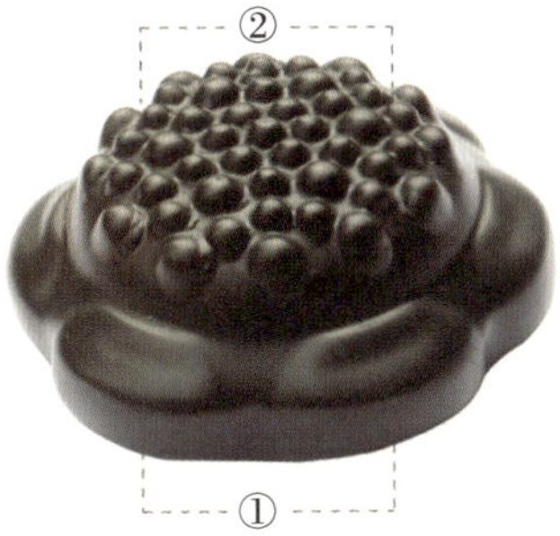

图 5–1–30 莲花砭砣结构图

【持砭手势】五指扣住花瓣形边沿，砣面向外，手掌抵住底托平面施术（如图 5–1–31 所示）。

【常用砭术操作手法】腹部，胁肋部擦法，身体各部位熨法。因砣面有半圆形凸起，皮表刺激感较强，可用于腹部减脂。

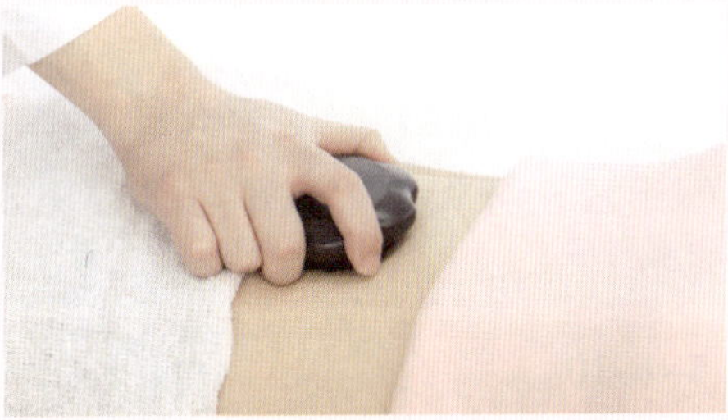

图 5–1–31 扣握法

十、砭磬

【器具构造及规格】砭石磬按照尺寸和造型不同可分为虎纹磬、磬琴和砭磬（如图 5–1–32 所示）。用途见表 5–11–9。

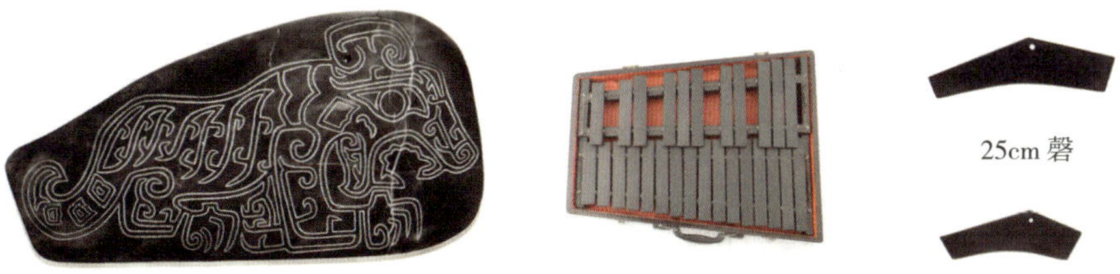

图 5–1–32 砭石磬

表 5-1-9 砭石磬构造与用途

器械构造及规格		主要用途
砭磬	长：15cm	音质清脆明快，可养心气。促进人体气机上升，适用于心、小肠及其所属经络
	长：25cm	音质优美、高亢，促进人体气机内敛，可理肺气，有益肺、大肠及所属经络
虎纹磬	长：82cm	音质浑厚绵长、质朴庄重，闻之有苍凉之感。平肝气，有益肝、胆及所属经络。用以调节因怒极而致的精神亢奋、狂躁、心绪紊乱
磬琴	由 27 个长短不一的砭石琴条组成	可弹奏多种音乐，根据五音理论治疗情志病症

【常用砭术操作手法】乐法。乐法属于砭术十六法中的音乐疗法，即听与敲击之法，用于调节心境，舒缓压力。具体动作与注意事项，详见第六章。

十一、砭石负压罐

【器械构造及规格】砭石负压罐分拔罐和灸罐两种规格。拔罐由罐体和气阀组成，分大、中、小号（如图 5-1-33 的图 a 所示）。灸罐由灸具罩、罐体和气阀组成，分大、中号（如图 5-1-33 的图 b 所示）。各部分用途见表 5-1-10。

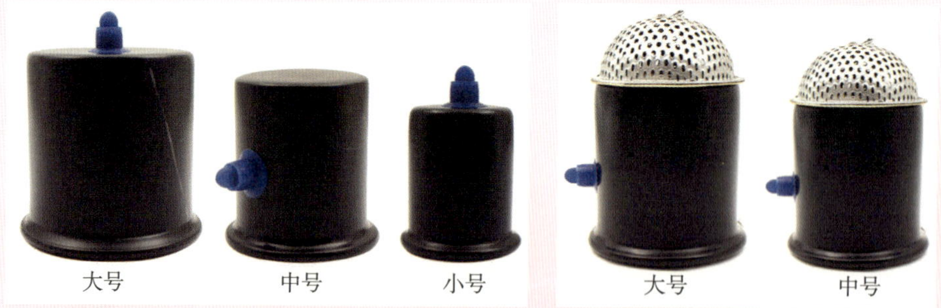

a. 拔罐　　b. 灸罐

图 5-1-33 砭石负压拔罐

表 5-1-10　砭石负压罐的构造与用途

器械构造及规格		主要用途
拔罐（如图 5-1-34a 中号砭石拔罐所示）	罐体：呈桶状	罐身①横放可用于背部、腹部滚法 罐口②滚圆，用以刮痧
	气阀（③）：高 20mm	由耐高温硅胶制成，可与罐体随意拆装
灸罐（如图 5-1-34b 大号砭石灸罐所示）	灸具罩（①）：呈半圆形	由不锈钢制成，上有透气孔，内有安装艾条用的固定针，可根据艾灸的时间选用不同长短的艾条
	罐体（②）：呈桶状	罐体上部为加热区，下部靠近罐口为操作区
	气阀（③）：高 20mm	由耐高温硅胶制成，可与罐体随意拆装

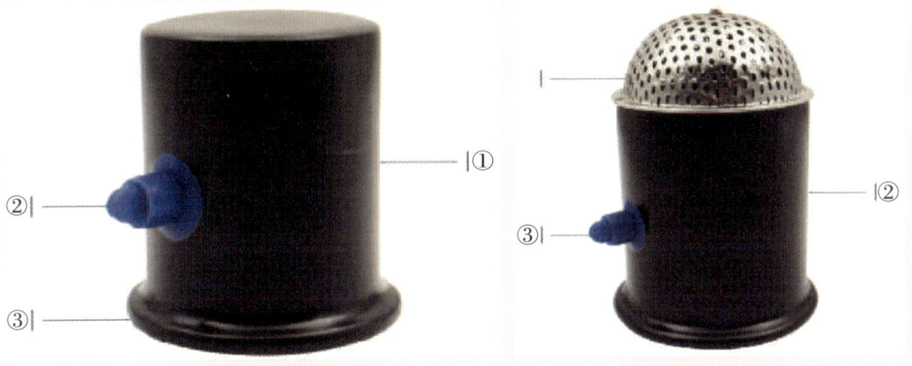

a. 中号砭石拔罐　　b. 大号砭石灸罐

图 5-1-34　砭石负压拔罐结构图

【常用砭术操作手法】拔法。施术者根据部位的面积大小，患者体质强弱、病情而选用大小适宜的罐具。具体的动作要领与注意事项，详见第六章。

十二、砭石灸盒

【器械构造及规格】砭石灸盒分大号和小号，灸盒顶部中间有透孔，底部有井字格（如图 5-1-35 所示）。

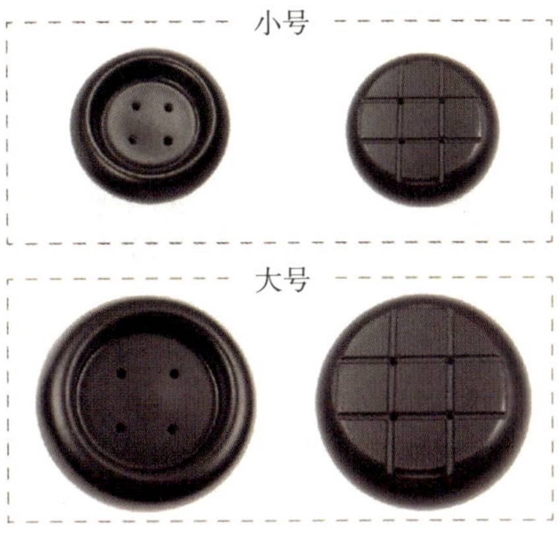

图 5-1-35　砭石灸盒

【常用砭术操作手法】熨（灸）法，根据灸法施治部位的不同，治疗时间的长短选择合适的灸盒。具体动作与注意事项，详见第六章。

十三、砭刺

砭刺是有单个或多个尖、钝刺结构的一种砭具（如图 5–1–36 所示）。在临床操作中，运用刺法、刮法和擦法激发循经感传，促进经络脏腑气血流动。

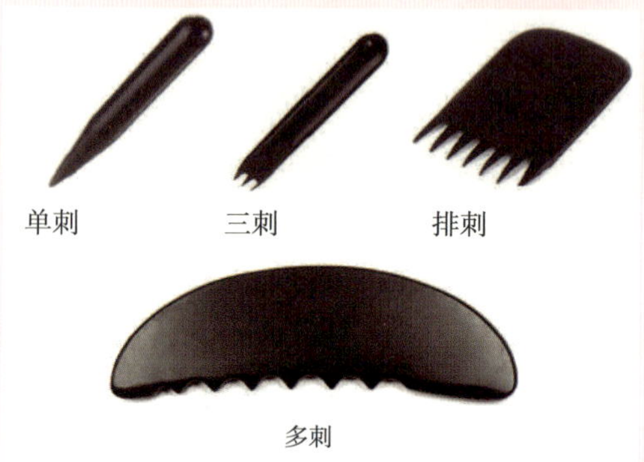

图 5–1–36　砭刺

【器械构造及规格】根据外形和用途的差别分为单刺、三刺、排刺、多刺。单刺和三刺用于穴位点刺。多刺较排刺齿部更圆润，作用于施术部位力度较轻，手法柔和，适合儿童和敏感、惧怕疼痛的患者使用。其主要构造规格与用途见表 5–1–11 砭刺的构造与用途。

表 5–1–11　砭刺的构造与用途

器械构造及规格		主要用途
单刺、三刺（如图 5–1–37）	①刺尖：成尖锥形	用于头部、面部、耳部、指趾部穴位点刺
	②刺尾：成滚圆形	用于面部、耳根部擦法和揉法
排刺、多刺（如图 5–1–38）	①内缘：成齿形	用于头部、四肢体表循经刮法、划法
	②弓背	用于体表刮法

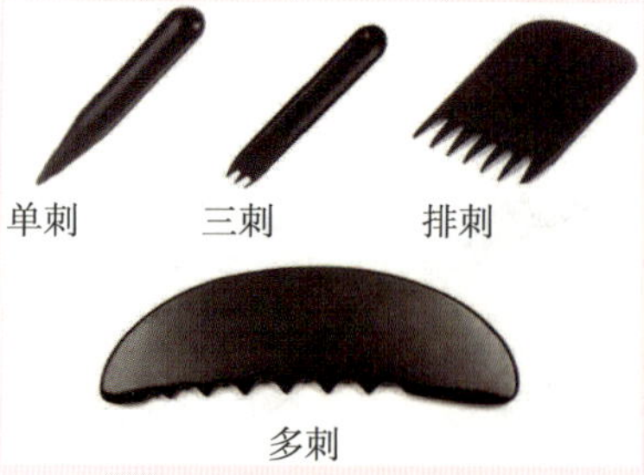

图 5–1–37　单刺、三刺结构图

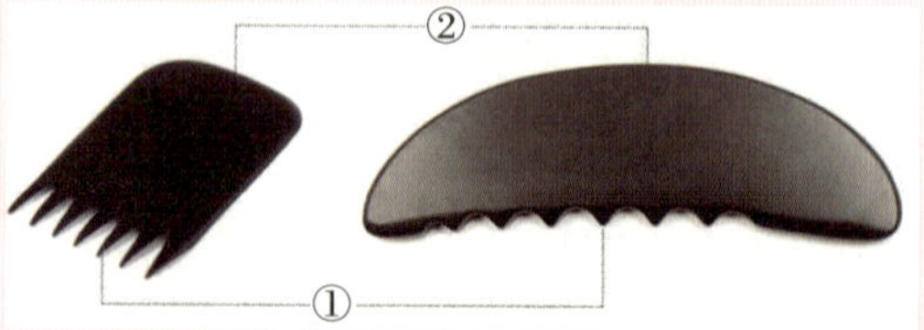

图 5–1–38　排刺、多刺结构图

【持砭手势】一般采用执笔法。拇指、食指和中指捏住锥体如图 5-1-39 所示。

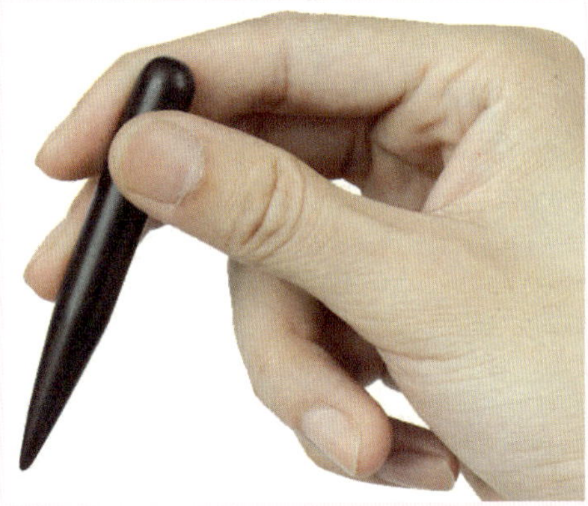

a. 单刺执笔法

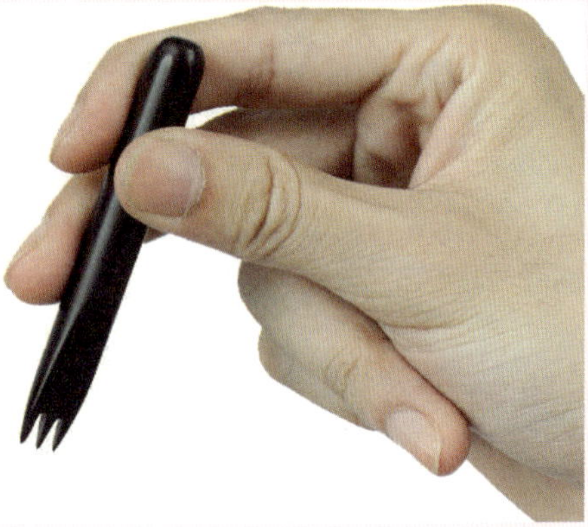

b. 三刺执笔法

图 5-1-39 执笔法

【常用砭术操作手法】刺法、擦法、刮法。用于穴位刺激，散热排毒，经络梳理。砭刺具体的动作要领与注意事项，详见第六章。

十四、其他砭石用品

1. 砭石帽

砭石帽是将砭石镶嵌在帽内特定部位：百会穴上方，两侧的风池穴部位，(如图 5-1-40 所示)。当砭石置于人体头顶时，红外热像图显示面部温度升高，提示面部血管供血状态发生改变。在中国中医研究院针研所实验检测表明：人体佩戴砭石帽可以显著加快甲襞微循环的血流速度，其增加值可达 20% 以上，在戴帽子的过程中，这种影响持续存在。经常性的佩带砭石帽，可以促进头部血液循环，加快脑部新陈代谢，改善头部供血供氧状态。可以作为缓解头痛头晕、防止血栓形成、缓解高血压、预防中风，及调治中风后遗症的辅助治疗器具，是砭术治疗中最常用的辅助治疗手段。

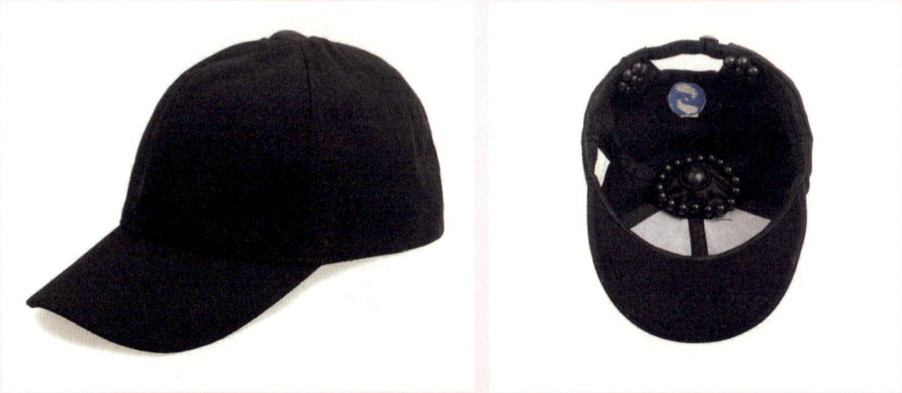

a. 侧视　　b. 内视

图 5-1-40　砭石帽

2. 砭石胸串

将砭石缀于胸罩内重要穴位处，激发经穴经气，加快局部血液循环，活血化瘀，软坚散结。可以作为调节气血运行、预防和治疗乳腺增生辅助的器具（如图 5-1-41 所示）。

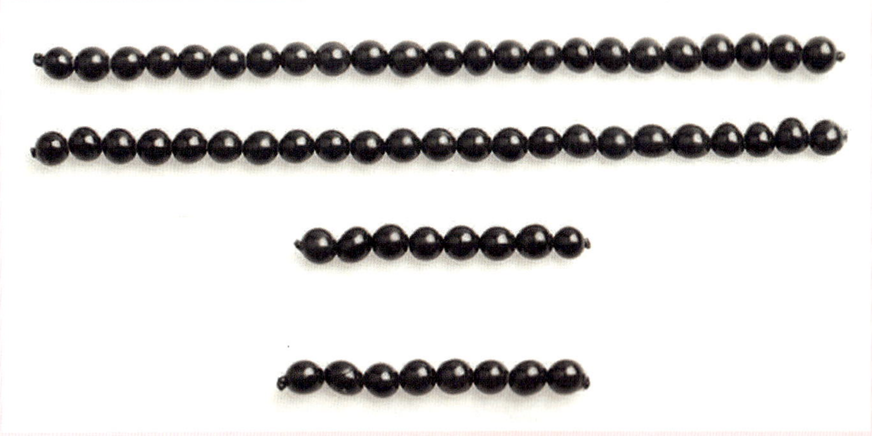

图 5-1-41　砭石胸串

3. 砭球项链、手串和足串

人的颈部、手腕、足踝部分布着很多重要穴位，将砭球制作成手串、足串佩戴，并配合滚、擦、压等手法，可以激发手足腕部经气，促进颈项、手、足部气血循环，帮助疏通脑部供血、供氧通道，减轻心脏负担，促进血液回流，减轻心脑血管负担。可以作为辅助治疗和预防颈椎病，哮喘，腱鞘炎，足跟痛，慢性腕，踝关节炎等多种疾病的器具（如图 5-1-42 所示）。

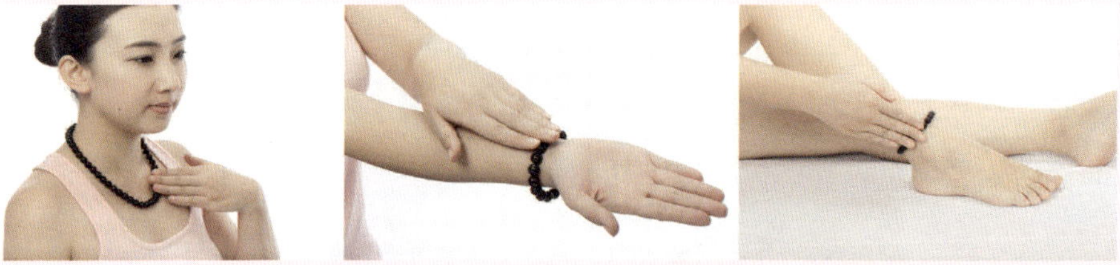

图 5-1-42　砭球项链、手串和足串

4. 砭石佩、砭轮

砭石佩、砭轮呈圆饼状，具有砭石特有的物理功效，置于身体不适部位可疏通局部经络，缓解佩戴部位疼痛。例如：将砭石佩悬挂于胸部膻中穴（如图 5-1-43 所示），缓解胸闷、心悸症状，有利于养心安神、补气养血。将砭石佩悬于腹部上脘可缓解胃寒、胃胀症状，有利于疏气、养胃；将砭石佩、砭轮贴在有肿块或疼痛的部位可起到预防和辅助治疗的作用。

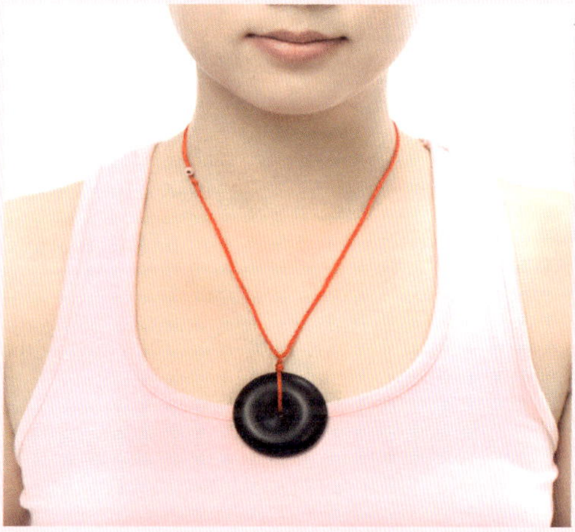

图 5-1-43　砭石佩

5. 砭石粉纤维纺织品

超细砭石粉可以混合化学纤维制成丝线，编织成护膝、袜子等织物（如图 5-1-44 所示），穿戴于膝部和足部，经检测可起到促进静脉回流、改善肢体循环、镇痛等作用。可作为下肢静脉曲张，风湿性关节炎、关节肿胀、半月板损伤、关节屈伸不利、足

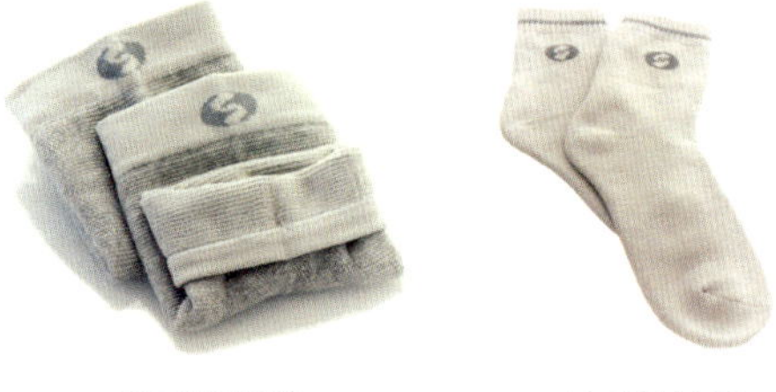

砭石粉护膝　　砭石粉袜子

图 5-1-44　砭石粉纤维纺织品

跟痛等病症的辅助治疗器具。

6. 砭石粉理疗垫、砭石枕垫

砭石粉理疗垫、砭石枕垫是砭术中用以熨法和揉法的器具（如图 5–1–45 所示）。砭石粉理疗垫中装有砭石研磨成的粉末。可将其加热或冷处理后使用。砭石枕垫是将砭石球串联成片状，用于冷、热敷或敷于患处，同时实施揉法，缓解因肌肉劳损、软组织损伤引起的疼痛。具体的动作要领与注意事项，详见第六章。

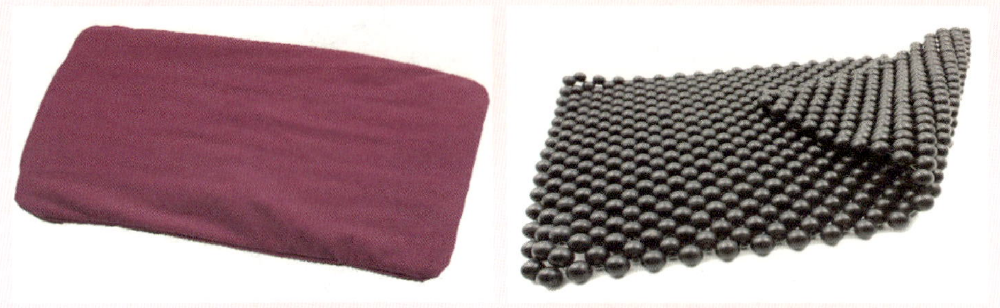

a. 砭石粉理疗垫　　b. 砭石枕垫

图 5–1–45　砭石粉理疗垫、砭石枕垫

7. 砭具的消毒与保养工具

砭具在使用完毕后应该及时清洗、消毒、保养，见表 5–14–1。

表 5–14–1　消毒、保养工具及使用方法

方式	工具	使用方法
酒精消毒	一次性酒精棉、片	每次操作结束后，擦拭使用过的砭具。尤其是砭具与患者接触的部分
蒸汽消毒	水蒸锅	将砭具放置在水蒸锅中，蒸 5~10 分钟。加热后的砭具不能立即使用，需自然冷却
煮水消毒	水浴锅	将砭具放置于沸水中 5~10 分钟，捞出晾干
日常保养	精油、医用凡士林油	将精油 2~3 滴入加热的蒸锅或沸水中，在消毒的同时保养砭具。也可用少量医用凡士林油擦拭砭具

第二节　砭石仪器

通过电子脉冲、电动力、电加热等方法有效利用砭石的理化特性作为辅助治疗和保健的器具。

一、砭石震动理疗仪

砭石震动理疗仪是利用机械动能实施砭石按摩的一种器械。它沿人体经络循行路线振动，渗透力强，能有效缩短治疗时间。临床用以散寒止痛、软坚散结、活血化瘀、疏通经络。适用于慢性肩周炎、腰肌劳损、风寒引起的肌肉僵硬、疼痛。

【器械构造及规格】砭石震动理疗仪由主机、电源适配器及助力手柄组成（见图 5-2-1）。其主要构造规格与用途见表 5-2-1。

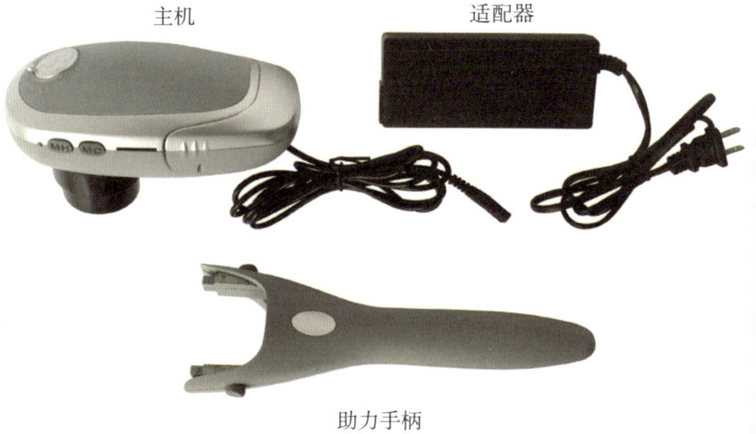

图 5-2-1　砭石震动理疗仪

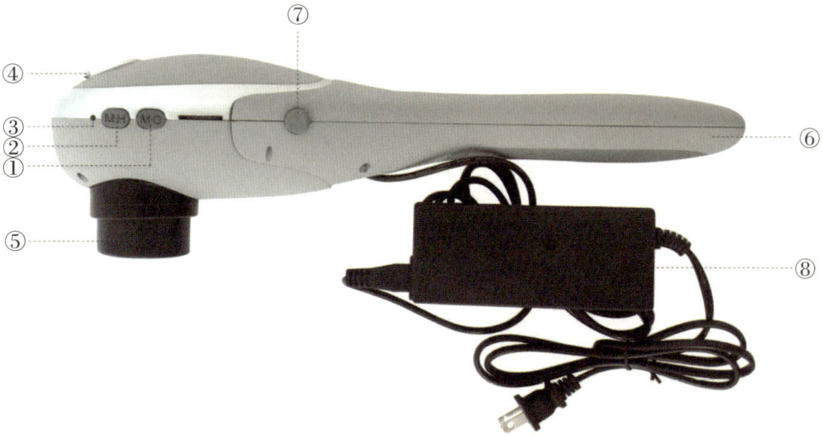

图 5-2-2　砭石震动理疗仪结构图

表 5-2-1 砭石震动理疗仪构造与用途

器械构造		主要用途	工作条件
砭石震动理疗仪（如图5-2-2所示）	主机：用以调整理疗仪力度和热疗温度	①M·O—电源及砭石按摩触头振动开关按键 ②M·H—砭石按摩触头加温振动开关按键：用于控制砭石按摩头热疗温度 ③加温指示灯 ④按摩强度调节旋钮：用于调节理疗仪按摩力度 ⑤砭石按摩触头：用于肩、颈、背部及四肢振法、熨法。	工作电源：DC 48V 工作频率：50Hz 环境温度：+5℃ ~+40℃ 相对湿度：30%~75% 大气压力范围：860 kPa~1060 kPa
	⑥助力手柄	⑦助力手柄拆卸按键	
	⑧适配器	输出电压：DC 48V，频率：50HZ 最高输出电流：0.2A	

【持砭手势】一手轻扣住砭石震动理疗仪顶部，用以控制砭石按摩触头下压力度。另一手握住助力手柄，双手配合操作调整理疗仪运动方向（如图 5-2-3 所示）。

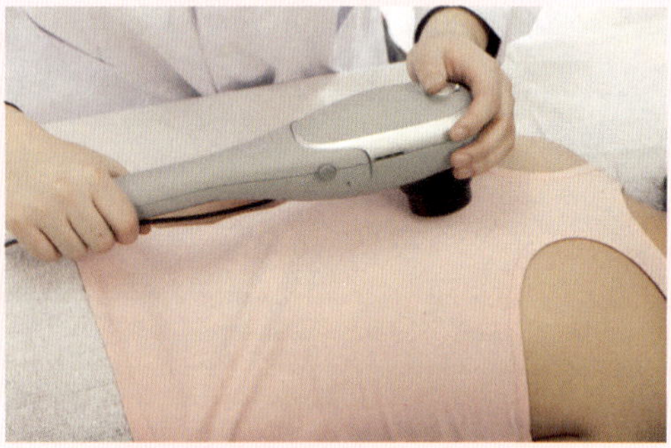

图 5-2-3 持砭手势

【常用砭术操作手法】振法、熨法。具体的动作要领与注意事项，详见第六章。

【设备的使用】

（1）将电源适配器与电源相连。

（2）插好理疗仪电源线与电源适配器。

（3）按住M·O按键2秒钟，听到滴的一声响，理疗仪开始震动。电源接通，理疗仪开始工作。

（4）按住 M·H 按键 2 秒钟，听到滴的一声响，加温指示灯闪动。砭石按摩触头开始加温。

（5）加温指示灯闪烁表示理疗仪正在加温。加温指示灯停止闪烁表示温度已达到设定温度。

（6）长按 M·H 按键 2 秒钟，听到滴的一声响，加温指示灯灭。理疗仪停止加温。

（7）拨动按摩强度调节按钮调整按摩触头振动频率。

（8）长按 M·O 按键 2 秒钟，听到滴的一声响，砭石按摩头停止震动，理疗仪停止工作。

（9）拔掉电源适配器，切断电源。

（10）理疗仪温度可在 +40℃~+60℃之间调节，出厂默认温度设定 +50℃。

（11）厂家可按照顾客需要调整理疗仪温度范围。

【清洁、贮存】

（1）清洁、消毒时，可用酒精擦拭砭石震头表面。机身用干布擦拭，禁用水洗。

（2）在干燥通风处存放，切勿让理疗仪处于过热或潮湿的环境中。

【禁忌及注意事项】

（1）凡中度、重度心脏病，心力衰竭，恶性肿瘤，活动性结核者不宜使用。

（2）骨骼、心脏部位、头部，皮肤溃破处禁用。

（3）妇女在经期、孕期禁止使用。

（4）对温度不敏感者不宜使用。

（5）主要体表骨性标志不能使用。

（6）妇女宫内放置节育环部位禁用。

（7）心脏手术后及安装起搏器者，肩背部禁用。

（8）腰间盘膨出者腰部禁用。

（9）头、项、胸部禁用。

（10）内、外科创伤病灶部位未痊愈者禁用。

（11）砭石易碎，轻取轻放避免摔碰。

（12）如发现电源线或电源适配器损坏，请立即停止使用。

（13）使用时，如遇突然停电，请拔掉理疗仪电源插头。

二、砭石热疗垫

砭石热疗垫是砭石与电加热相结合的砭术器具。砭石通过电加热后，远红外线能量密度会明显提高，可以达到行气血、通痹、祛风湿的作用。砭石热疗垫常温或加热状态下使用，可以辅助治疗和预防外感类疾病、风湿性关节炎、中风后遗症引发的偏瘫、肢体麻木、失眠多梦等病症。

【器械构造及规格】砭石热疗垫由砭石垫、温控调节器组成。根据安装砭石数量的不同分单人、坐垫两种（如图 5-2-4 所示）。主要构造及用途见表 5-2-2。

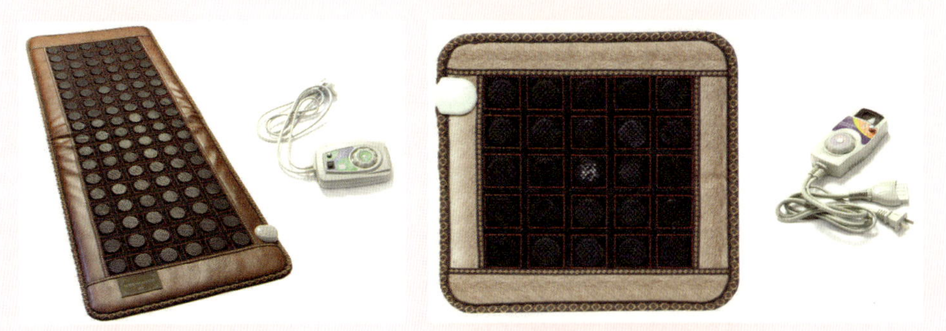

a. 砭石热疗垫（单人）　　b. 砭石热疗垫（坐垫）

图 5-2-4　砭石热疗垫

表 5-2-2　砭石热疗垫结构及用途

器械构造	主要用途	工作条件
砭石垫：安装有直径 40mm 圆形砭石片	俯卧、仰卧其上，用于砭术感法及熨法	
温控调节器（如图 5-2-5 所示）	①温度指示灯 ②电磁波调节旋钮 ③加热温度显示屏 ④电磁波调节指示灯 ⑤温度调节旋钮 ⑥电源插头 ⑦电源开关 ⑧温控器与热疗垫链接插头	工作电压：AC 220V 工作频率：50Hz 功率：200W 环境温度：+5℃~+70℃ 相对湿度：30%~64%

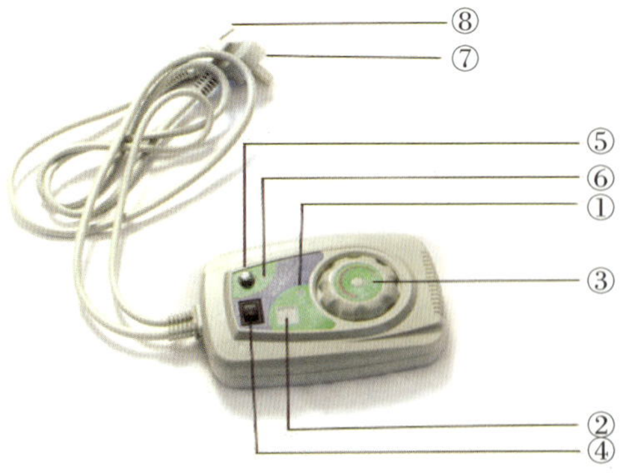

图 5-2-5　温控调节器

【常用砭术操作手法】感法，熨法。日常身体保健，每日使用 2~4 小时。若进行辅助治疗，可适当延长使用时间或询医嘱。

【设备的使用】

（1）在接通电源之前检查并确保电线及床椅没有破损。

（2）插好电源插头和温

控器插头，用前调整调温开关到适合自己的温度，预热 10~15 分钟。

（3）通过温度指示屏检查升温情况，也可用手按住砭石表面感觉是否受热已经均匀。

（4）温度调节器和电源插头不要放在有水或潮湿的地方。

（5）电磁波调节旋钮在出厂时已经设定完毕，无须调整。若发现电磁波指示灯亮，可旋转电磁波调节旋钮直至指示灯熄灭。

（6）使用完毕应关掉电源、拔掉电源插头。

【清洁、贮存】

（1）清洗砭石热疗垫前请将电源总开关关闭，并将 AC 插头拔出。

（2）选择清水或性质温和的清洁剂清理床垫的塑胶及皮革。

（3）清理时，用棉布沾少量清水或清洁剂擦拭表面。切勿用水浸泡砭石热疗垫或者使用含酒精的清洁剂，如：苯、氨等清洗。再次使用热疗垫要确保已经充分晾干。

（4）如果砭石热疗垫长期不使用应选择通风干燥处存放。

【禁忌及注意事项】

（1）弄湿或潮湿情况下禁用。

（2）不能自理的人员、婴幼儿或对热不敏感的人禁用。

（3）不要长时间将温度控制器温度设置过高。

（4）第一次使用产品时间不宜过长。

（5）长时间睡眠使用温度应设定在 40℃以下。

（6）应经常检查器具上是否有磨损或损坏的迹象，如发现热疗垫或电源软线损坏，应立即拔掉电源停止使用。

三、砭石（恒流）电员针

砭石电员针是砭石和低频脉冲电刺激相结合的砭术器具（如图 5-2-6 所示），低频脉冲电通过砭石触头在经络穴位上进行刺激，同时运用电员针运动疗法按摩，可达到疏通经络、活血化瘀的目的，对于经络不通、骨关节疾病引起的各种疼痛均有明显治疗作用。

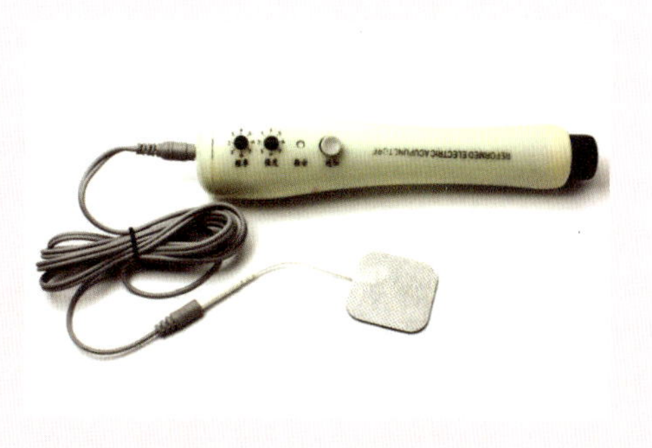

图 5-2-6　砭石电员针

【器械构造及规格】砭石电员针外形为圆柱形，主机机身长 210mm，砭石按摩头直径 24mm，机身握柄处直径 30mm。前端触头为砭石加低频脉冲电极。砭石电员针的输入为直流 9V，输出为恒流低频脉冲电流。主要构造（如图 5–2–7 所示）及用途见表 5–2–3。

表 5–2–3 砭石电员针结构及用途

器械构造	主要用途	工作条件
主机（如图 5–2–7 所示）	①频率旋钮：波形选择。砭石电员针有 6 种输出波形，依 1~6 刻度自左向右转动旋钮变换波形 ②强度旋钮：自左向右转动旋钮，电流强度逐渐增大，脉冲峰值电流强度范围 0~40mAp ③双色 LED 指示灯：绿色表示频率变化，红色表示电池电压低于 6V，需外接备用电源 ④电源按键开关（通 / 断）	工作电压：9V 输出强度：单向，恒流，脉冲峰值电流 0~40mAp，环境温度：+5℃ ~+70℃ 相对湿度：30%~64% 耗电：一般待机 36mw
砭石按摩头	⑤用于分筋法、顺筋法、松筋法、点筋法。具体的动作要领与注意事项详见第十二章砭石电员针 ⑥链接单电极治疗线时，为负脉冲输出端	
后盖	⑦ 9V 直流电源外接插口 ⑧电极输出端：链接单电极治疗线时，为无关电极端。链接双电极治疗线时，可经成对电极片输出一组完整治疗信号。此时，砭石按摩头无脉冲电流输出	

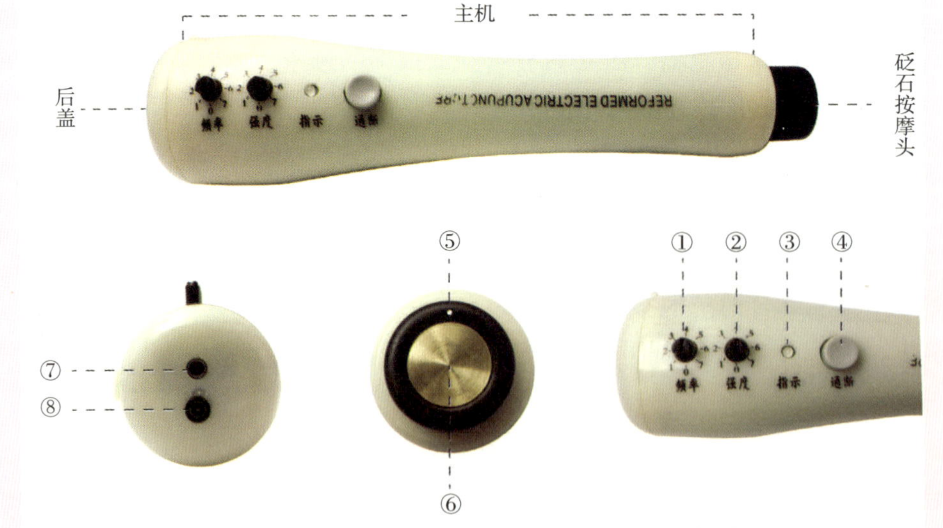

图 5–2–7 砭石电员针结构图

【持砭手势】直握法，单手握住砭石电员针。手用力不要过大，以免施术时失去手感，如图 5-2-8 所示。

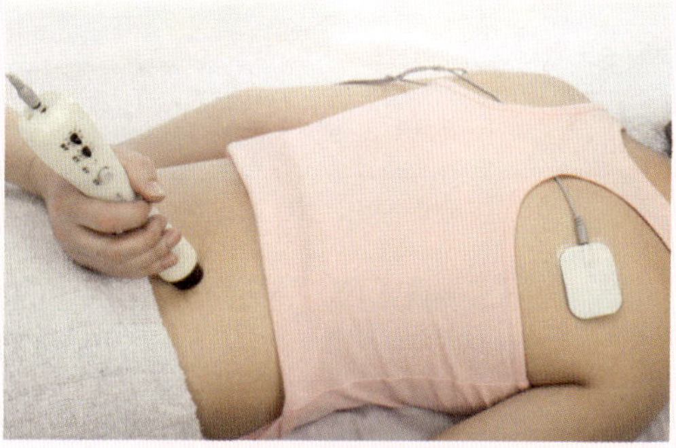

图 5-2-8　直握法

【设备的使用】

（1）将单电极治疗线插入电员针后盖的电极输出端，将无关电极的电极片连到患者远端肢体。

（2）开电源：按下电源按键开关。

（3）LED 指示灯亮起，绿色光闪烁快慢和所选波形同步。

（4）如需选择波形，可转动频率旋钮，直到所需为止，LED 指示灯闪动应有相应变化。

（5）将砭石按摩头前端置于患者被治疗部位，保持良好接触。

（6）根据患者耐受度调节强度旋钮。

（7）关机时，转动强度旋钮回零。

（8）按下电源按键开关，LED 指示灯停止闪烁。

（9）从患者身上取下无关电极片，从电员针电极输出端拔下电极治疗线。

（10）一般电极片可重复使用 60 次左右。

（11）砭石电员针常见故障识别和处理见表 5-2-4。

表 5-2-4　常见故障识别和处理

故障现象	故障原因	处理方法
充电指示灯不亮	充电器输出电路故障如纽扣接头、输出线、输出插头、插座、充电电池、充电器等损坏、松动或脱焊	1. 依序检修电路系统 2. 充电器的纽扣接头装上后少拆卸，否则易于损坏
无输出，指示灯不亮	1. 电池无电 2. 外接电源未插好 3. 外接电源故障 4. 内电路板元件损坏（原因甚多）、如电阻、电容、二极管、三极管、插座，充电电池、充电器等损坏、松动或脱焊	1. 更换电池 2. 插好外接电源 3. 检查外接电源及使用的电池 4. 检查电源电路
指示灯长红，不起振	1. 充电时间过长 2. 集成块损坏，震荡电路故障	1. 若充电过足，电员针放电几分钟，震荡可恢复 2. 换集成块，检查震荡线路

续 表

故障现象	故障原因	处理方法
无输出指示灯亮	1. 插接件接触不好 2. 针头进水，正、负极绝缘破坏 3. 阳极输出线插头松动或阳极环虚焊	1. 拆开电员针处理，方法附后 2. 针头烘干 3. 将插头掰弯，再插便紧，焊实阴极环，导线固定在吸球上
频率或强度调节不连续	1. 强度调节电位器位置不当 2. 电源电压低 3. 强度调节电位器不良 4. 升压电路老化，输出电路电阻过大	1. 重新调节电位器 2. 检查外接电池或外接电源 3. 检查或更换强度调节电位器 4. 检查升压电路
输出强度低	1. 强度调节电位器位置不当 2. 电源电压低 3. 强度调节电位器不良 4. 升压电路老化，输出电路电阻过大	1. 重新调节电位器 2、检查外接电池或外接电源 3. 检查或更换强度调节电位器 4. 检查升压电路

【常用砭术操作手法】砭石电员针的使用方法详见第十一章砭石电员针。

【禁忌及注意事项】心脏手术后及安装起搏器者，肩背部禁用。

第六章 砭术操作手法

砭术操作手法即医者进行砭术治疗时使用砭具的各种手法。通过运用中医理论，砭术操作手法能充分发挥砭具的特点，有效地达到治病的目的。

砭术操作手法共分12类。即点、拨、拍、振、刮、擦、揉、滚、熨、感（守）、乐、拔。不同的砭术操作手法使用不同的砭具，在经络、经筋、皮部、穴位处进行操作。

第一节 点法

【定义】运用砭具针对体表进行的有节奏的下压刺激，称为点法，其包含点压和点刺两种基本类型。

1. 点压法

【器具选用】砭球、砭砣凸面。

【动作要领】动作连贯，施力均匀，用力由轻到重。点压时间以1~3分钟为宜，作用时可加入旋转。

【临床应用】施用于人体深部肌肉痛点，垂直于皮肤表面施力，常用于背部膀胱经第一、二分支及脊柱旁华佗夹脊部位。常结合揉法、振法，由上至下顺经施用，达到活血行气、通经活络的作用。

【操作示意】

砭球点压：将砭球放置于需治疗的穴位上，用掌心或手指按住砭球点压穴位，按压应有酸胀、痛感为得气（见图6-1-1所示）。

砭砣点压：扣住砭砣，凸面向外，沿背部华佗夹脊一侧连续点压，以皮肤微红为宜（见图6-1-2所示）。

2. 点刺法

【器具选用】砭板板尾、羊角锥和砭锥尖部、砭石单刺、砭石三刺与砭石排刺。

【动作要领】受压穴位有酸麻胀痛感，点刺10~30秒为宜。

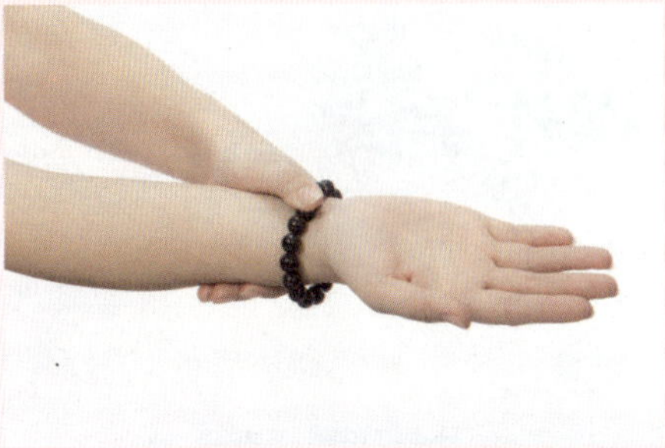

图 6-1-1 砭球点压法

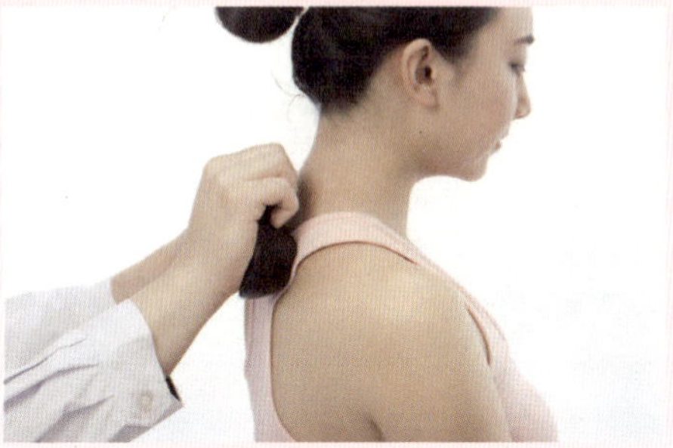

图 6-1-2 砭砣点压法

【临床应用】作用于人体腧穴、垂直于皮肤表面施力，力点集中，受术者感觉明显，施用于人体各部位腧穴、耳穴、手掌及足底，常用于肌肉较薄的骨缝处或体表浅穴，也用于临床痛点检测。

【注意事项】点刺时间不能过长，若造成体表损伤为操作不当，骨折部位及体表损伤处禁用此法，糖尿病患者慎用此法。

【操作示意】

砭板刺法：握住板身，用尖尾点刺穴位。刺处应有酸胀感，见图 6-1-3 所示。

砭锥刺法：采用直握法握住锥身，用锥尖点刺穴位，以患者耐受程度施术，见图 6-1-4 所示。

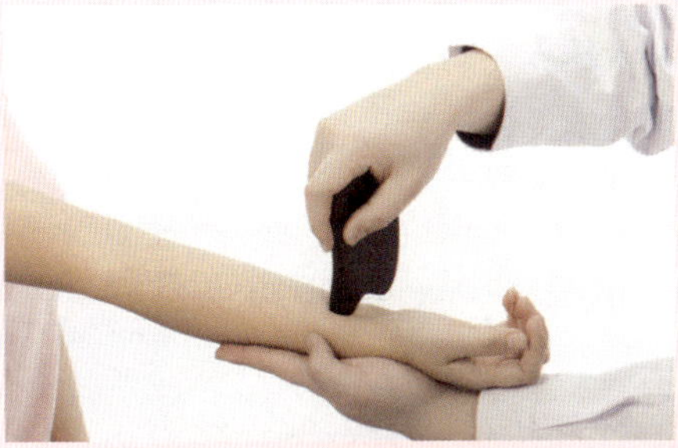

图 6-1-3 砭板点刺法

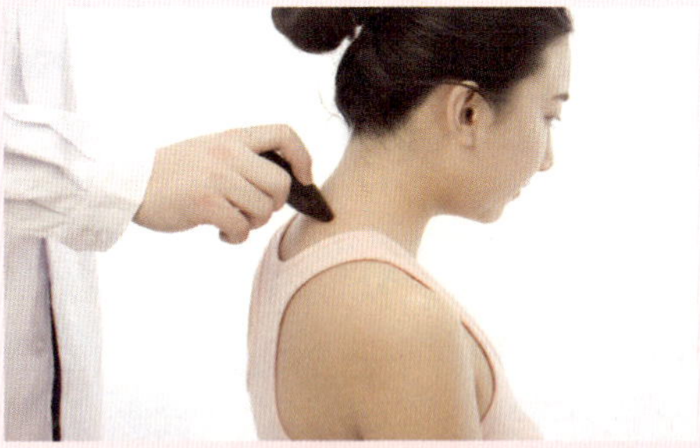

图 6-1-4 砭锥点刺法

砭刺（单）刺法：采用砭单刺执笔法，用点刺法进行穴位刺激，其操作手法与砭锥相近，见图 6-1-5 所示。常用于指趾部、面部、头部点刺及耳穴点拨等部位，由于刺更尖锐，针刺感觉较砭锥更强烈，需注意控制操作力度。

砭刺（三刺）刺法：作用于头面四肢部的跟面积较小的部位，见图 6-1-6 所示。砭三刺齿部尖锐，施术时注意手要轻、速度快、动作灵巧。常用于四肢及体表皮肤循经刺法、刮法、局部感法。激发循经感传从而促进经络脏腑气血流动。临床多用以开窍解表。

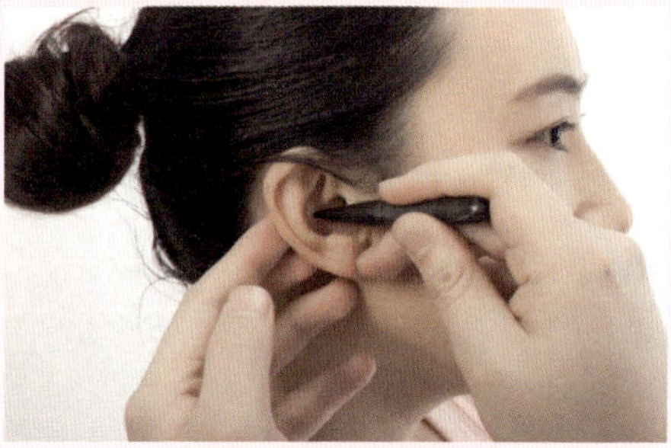

图 6-1-5　砭刺（单）点刺法

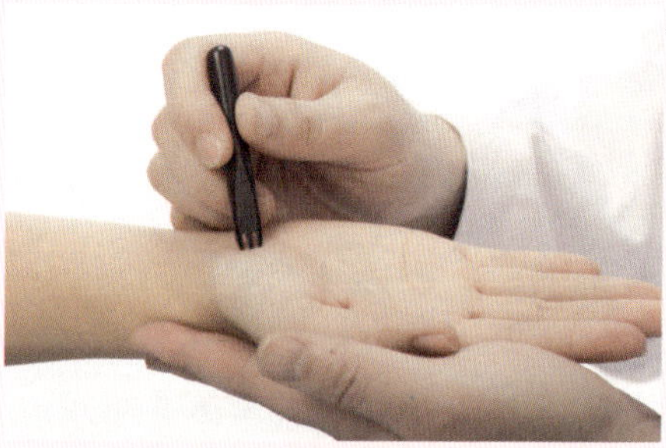

图 6-1-6　砭刺（三刺）点刺法

羊角锥点刺法：羊角锥点压穴位力度较大，适用于足部反射区及四肢部位，见图 6-1-7 所示。

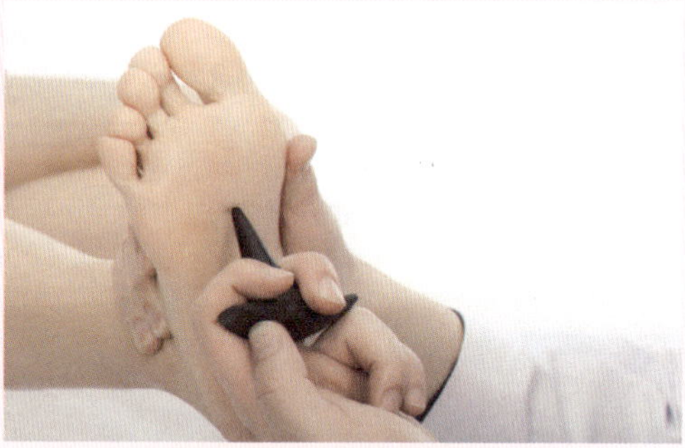

图 6-1-7　羊角锥点刺法

第二节　拨法

【定义】运用砭具的尖部或楞部自筋腱等条索状软组织一侧按下，顺其划拨或垂直弹拨的运动，称为拨法。

【器具选用】砭锥尖部，羊角锥两角及尖部，多功能砭板板尾。

【动作要领】弹拨方向与经筋走向垂直，并自筋一侧下方起拨；划拨方向与筋腱走向平行，施力均匀，拨动频率每分钟 100~150 次。

【临床应用】拨法用以分筋、疏筋、拨筋、开结和理气。此法应在振法、刮法、熨法后施用。

【注意事项】

（1）对陈旧性的病理结节，应分次施治，以不损伤皮肤为准。

（2）骨折愈合期、急性软组织损伤者禁用。

【操作示意】

羊角锥拨法：宽窄两角可于肌腱，韧带处使用拨筋手法，缓解肌腱韧带粘连，有解痉止痛的作用。见图 6–2–1 所示。

疏络板拨法：背部华佗夹脊两侧。用疏络板钝凹边施力下压，以治疗部位有酸胀感为宜。拨动方向沿脊柱一侧自上而下、由内向外。此法多见于脏腑类疾病的调理，见图 6–2–2 所示。

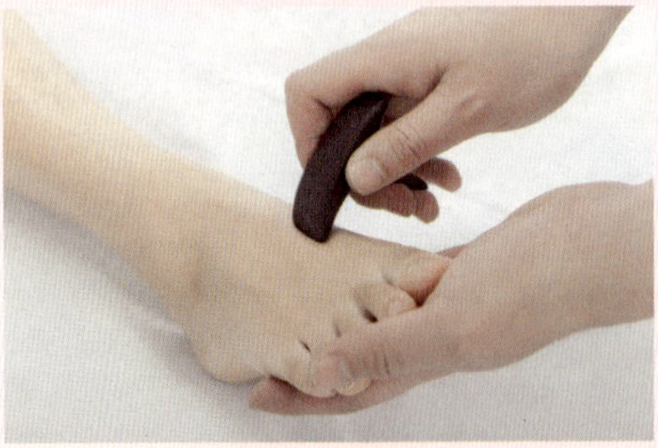

图 6–2–1　羊角锥拨法

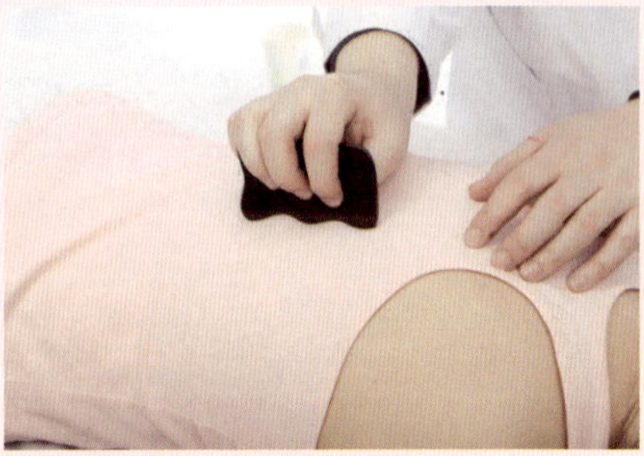

图 6–2–2　疏络板拨法

第三节　拍法

【定义】运用砭具的阔面部对皮表进行有节奏的打击，称为拍法。

【器具选用】砭板、砭砧、砭尺。

【动作要领】腕部放松，施力灵、巧，操作方向应顺经而行。

【临床应用】多用于四肢及臀部，作用于十二皮部、络脉及深层腧穴，冲击深层瘀滞。此法较之刮法，穿透力更强，是砭术泻法中力度最重的手法。

【注意事项】

（1）体表骨性标志、肌肉覆盖浅薄处、骨折部及体表损伤处、糖尿病患者及血小板低下患者禁用。

（2）凡危重病症，如急性传染病、重症心脏病、高血压、中风等禁用此法。

（3）饱食后或饥饿时，情绪不稳定时，以及对此法有恐惧者忌用。

（4）施术时，力度以患者耐受度为限，不能一味追求治疗效果而影响整个治疗过程。

（5）单一部位拍击次数不宜过多，见皮下出现淤血点即停。

（6）治疗过程中，密切注意患者反映。如见患者冷汗不止、心率过快、晕眩、身体抽搐等情况，应立即停止治疗。

（7）治疗后，病人应卧床休息，多饮水，忌食生冷和油腻食物。

【操作示意】

砭板拍法：用拇指和食指捏住板尾或板头，模仿手掌拍击的动作，皮肤表面应有针刺感，见图 6–3–1 所示。

砭砧拍法：用砭砧的扩面模仿手掌拍击的动作，皮肤表面应有针刺感。此法多用于肘窝部，见图 6–3–2 所示。

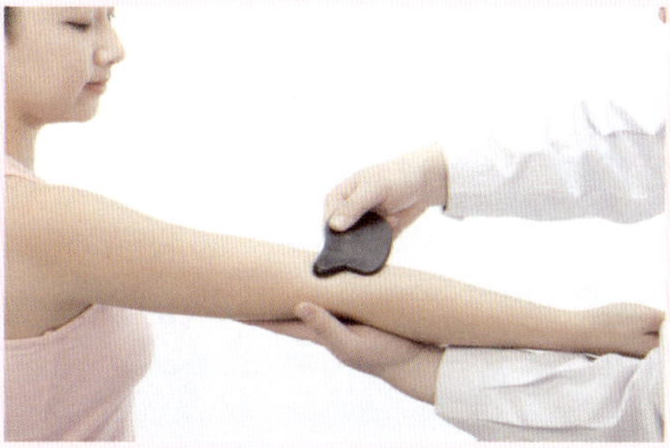

图 6–3–1　砭板拍法

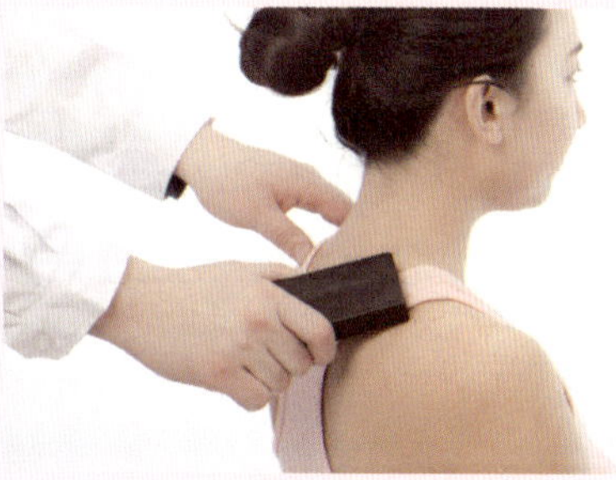

图 6–3–2　砭砧拍法

砭尺拍法：施术时手臂放松，以手腕为轴，随砭尺重量自然下落。其他用法与砭砧相似。不同的是其形状薄、窄而长。着力点集中，作用于人体感觉较砭砧强烈。适用部位：腘窝部，肘部，肩部，见图 6–3–3 所示。

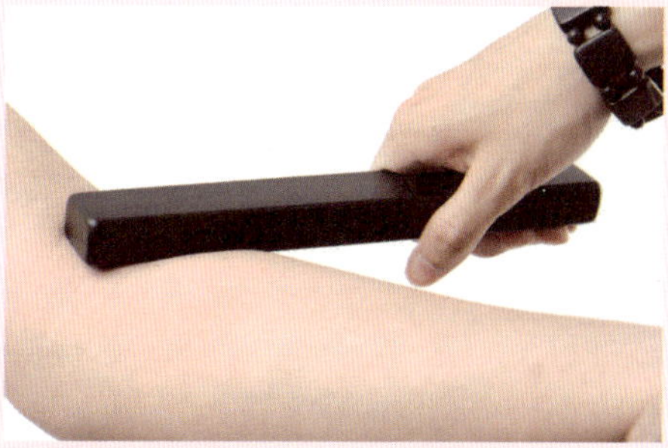

图 6–3–3　砭尺拍法

第四节 振法

【定义】运用砭石震动理疗仪作用于十二皮部及皮表络脉，推动气血运行的操作，称为振法。

【器具选用】砭石震动理疗仪。

【动作要领】操作方向顺经而行，动作由慢到快，力度由弱到强。振法可结合拨法用以华佗夹脊，结合揉法用以腧穴刺激，结合擦法用以行经通络，结合熨法用以软坚散结，如图6-4-1所示。

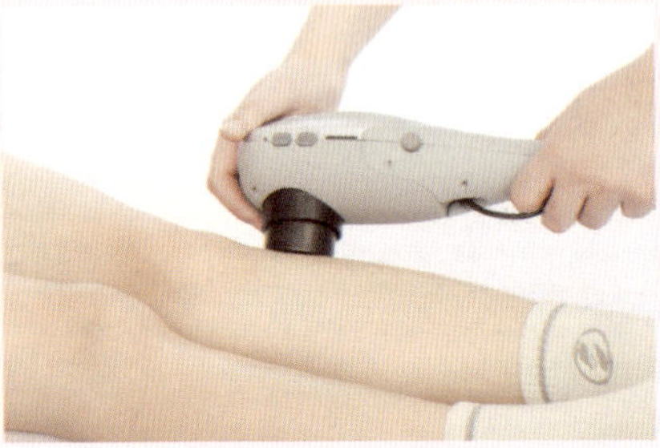

图6-4-1 砭石震动理疗仪振法

【临床应用】施用于人体四肢、臀部、背部、夹脊、脘腹、胁肋部。沿人体经络循行路线振动，渗透力强，能有效缩短治疗时间。临床用以散寒止痛、软坚散结、活血化瘀、疏通经络。适用于慢性肩周炎、腰肌劳损、风寒引起的肌肉僵硬、疼痛等。

【注意事项】

（1）体表骨性标志、肌肉覆盖浅薄处、骨折及体表损伤部位禁用。

（2）内、外科创伤病灶部位未痊愈者禁用。

（3）妇女孕期禁用此法。

【操作示意】

砭石震动理疗仪振法：沿足阳明胃经擦法，足三里点压法。

第五节 刮法

【定义】按压砭具，利用其边或楞部，与体表呈45°~90°夹角做平行于皮肤的运动，称为刮法。

【器具选用】砭板、砭砧、砭尺侧楞、砭刺、砭石梳。

【动作要领】施力均匀，力道作用于皮下，动作自上而下，过程由轻到重，并能通过操作，感知体表下形成的组织结节或钙化结节。

【临床应用】施用于全身，针对十二皮部及皮表络脉，达到散瘀止痛、舒经活血、调整阴阳平衡的作用。此手法是砭术操作中主要的泻法。

【注意事项】

（1）凡危重病症，如急性传染病、重症心脏病、高血压、中风等，应立即送医院治疗，禁用此法。

（2）皮肤局部痈肿、疮疡、皮肤溃烂或肿瘤患者，饱食后或饥饿时，情绪不稳定时，以及对此法有恐惧者忌用。

（3）砭具在使用前要认真消毒，检查砭具必须边缘光滑，没有破损。

（4）治疗时，室内要保持空气流通。天气转凉或天冷时，注意保暖，避免受风寒外邪，导致病情加重。

（5）施术时，刮法力度以患者耐受度为限，不能一味追求治疗效果而影响整个治疗过程。

（6）治疗过程中，注意患者反应。如见患者冷汗不止、心率过快、晕眩、身体抽搐等情况，应立即停止治疗。

（7）治疗后，病人应卧床休息，多饮水，忌食生冷和油腻食物。

【操作示意】

砭板刮法：用藏指法持砭板实施背部刮法，见图 6–5–1 所示。

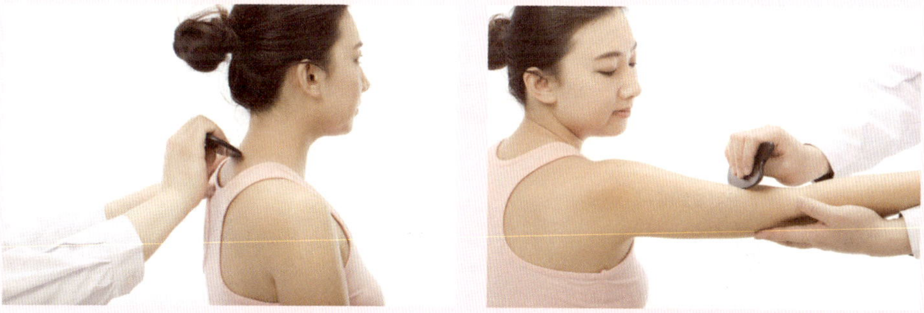

a. 砭板刮法　　b. 砭板刮法

图 6–5–1　砭板刮法

砭刺（多刺）刮法：内缘及弓背均可用于头部，面部刮法。多刺齿部圆润，以疏为主作用于施术部位力度柔和，痧像较轻，适合儿童、老年人和敏感、惧怕疼痛的人群使用，如图 6–5–2 所示。常用于头、面、四肢及体表皮肤循经刮法、局部感法。

砭刺（排刺）、砭石梳刮法：临床上用砭刺、砭石梳可替代砭板在额头部，四肢施以刮法，见图 6–5–3 所示。

异形砭尺刮法：异形砭尺钝凹边用以面部提拉，异形砭尺弓边用以额头面部刮法，见图 6–5–4 所示。

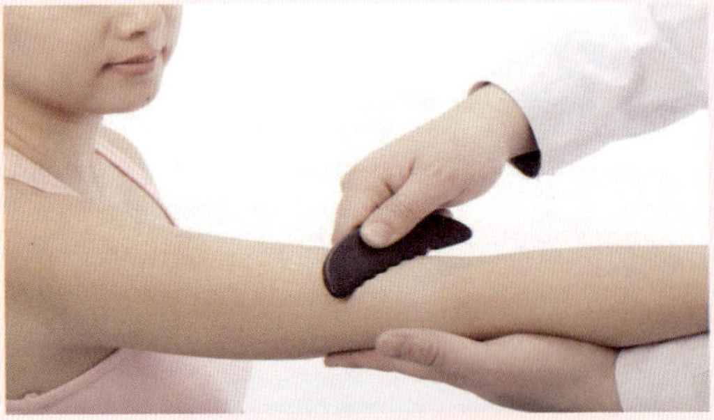

图 6–5–2　砭刺（排刺）刮法

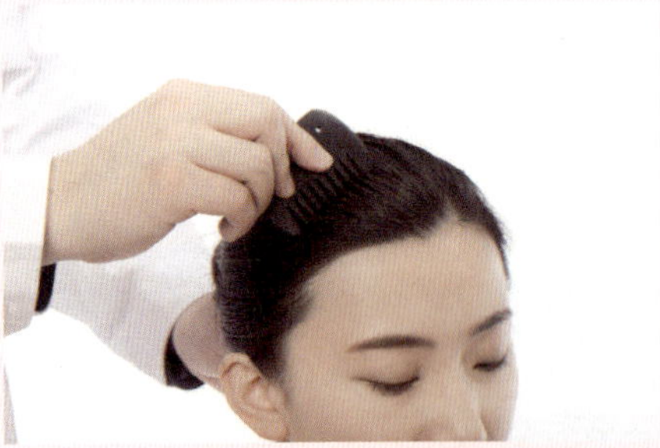

a. 砭刺（排刺）

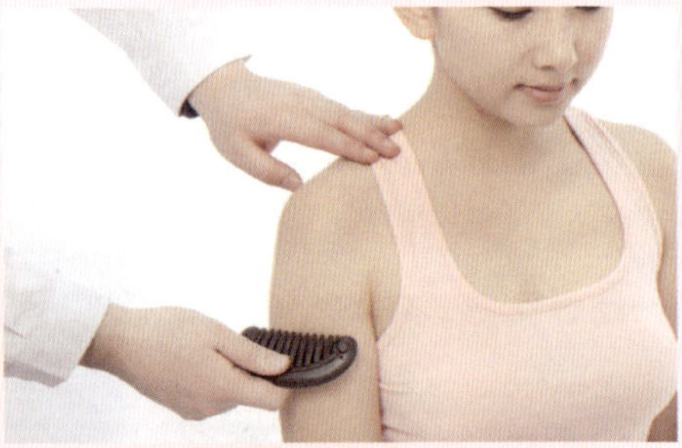

b. 砭石梳

图 6–5–3　砭刺（排刺）、砭石梳刮法

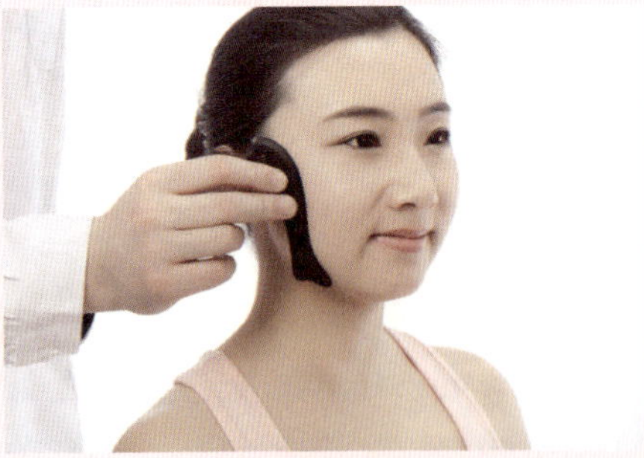

a. 中号砭尺钝凹边刮法

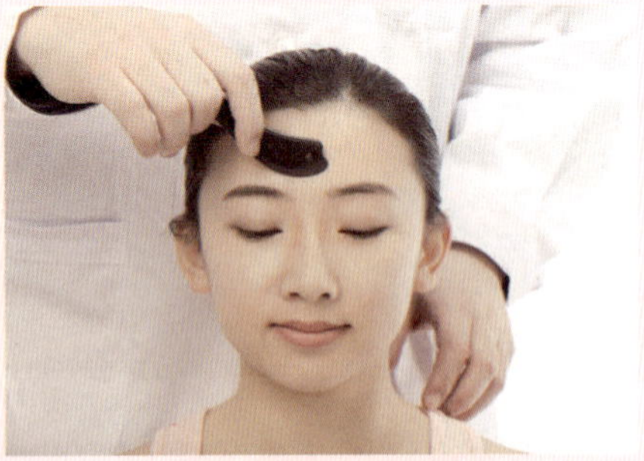

b. 中号砭尺弓边刮法

图 6–5–4　中号砭尺刮法

第六节　擦法

【定义】运用砭具的扩面，紧贴在皮肤上，作单方向或往返方向的直线摩擦，称为擦法，其包含平擦和旋擦两种基本类型。

1. 平擦法

【器具选用】砭砧的阔面、砭板的板身、砭砣扩面。

【动作要领】操作时腕关节要伸直，使前臂与手接近相平，以肩关节为支点，带动砭具做前后或左右直线往返擦动，不可歪斜。

【临床应用】施用于人体全身各部位，具有温经通络、行气活血、镇静止痛、提高皮肤温度、增强关节韧带的柔韧性等作用，擦法多用于按摩开始和结束时，以减轻疼痛或不适感，常结合熨法，起到提高局部血液循环的作用。

【注意事项】

（1）施术时手掌向下的压力要均匀适中，在擦动时以不使皮肤褶叠为宜。

（2）平擦法的速度一般较快，往返擦动的距离较短，动作要均匀而连贯，但不宜久擦，以局部皮肤充血潮红为度，防止擦损皮肤。

（3）若直接接触体表施治，应避开疮痈、疖肿处。

【操作示意】

砭砧平擦法：用于腰部八髎穴。可将砭砧加热至 40℃，轻置于八髎穴上反复摩擦。动作要轻、频率要快，反复 50~100 次，直至腰部有热力渗入皮下，见图 6-6-1 所示。

砭砣平擦法：用于背部华佗夹脊。可将砭砣加热至 40℃，手掌按住砭砣弓背凹面向下，沿华佗夹脊一侧自上而下缓缓擦动 3~6 次。施术以皮肤微红为宜，可能伴随轻微痧像出现，见图 6-6-2 所示。

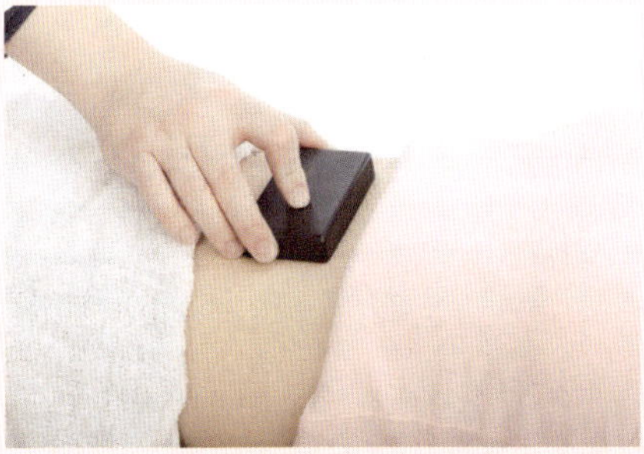

图 6-6-1　砭砧平擦法

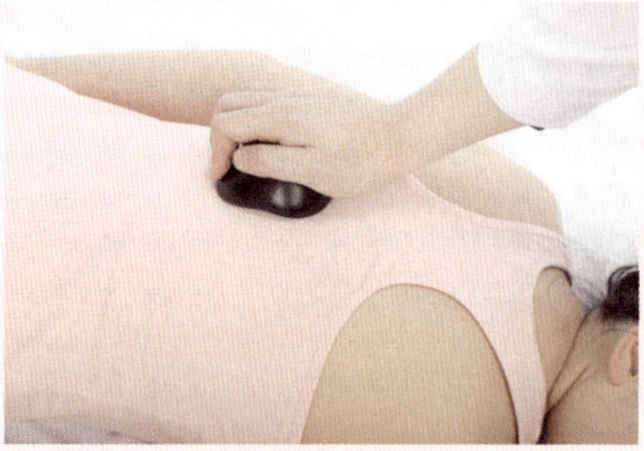

图 6-6-2　砭砣平擦法

2. 旋擦法

【器具选用】砭砧阔面。

【动作要领】操作时腕关节具有一定的下压之力，进行顺时针或逆时针旋转擦动，整体路线由内向外扩展。

【临床应用】施用于腹部，顺时针悬擦具有通便润肠功效，针对老年人的体虚便秘有很好的效果；逆时针悬擦可有止泻收涩作用，用于腹泻、慢性肠胃炎、老年人五更泄泻等症。悬擦法应用时需结合温熨法，可促进肠道功能。

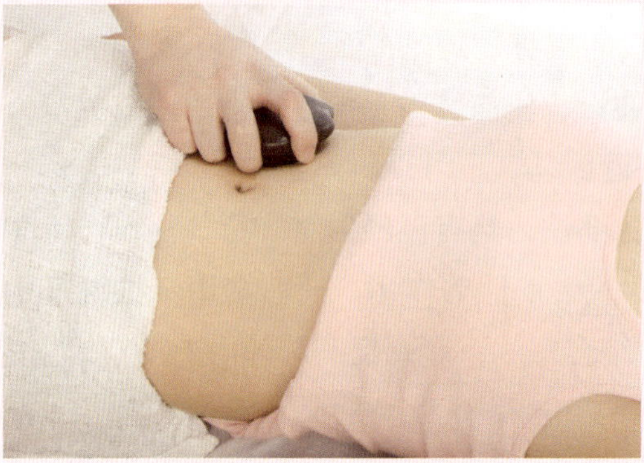

图 6-6-3 莲花砭砣旋擦法

【操作示意】莲花砭砣旋擦法：选择施治部位，由内向外顺指针旋转摩擦患处，见图 6-6-3 所示。

第七节 揉法

【定义】运用砭砣的弓背、砭板的板身、砭球、砭砧的阔面接触体表。以手指或手掌根部抵住砭具轻轻下压，转动手腕做顺时针或逆时针回旋的运动，称为揉法。

【器具选用】砭砣的弓背、砭板的板身。

【动作要领】将砭具按在施治部位，手指或手腕小幅度旋转。注意按揉时控制下压力度，动作要有节奏且连贯。

【临床应用】施用于腹部，四肢关节处，背部膀胱经第一、二分支及脊柱旁华佗夹脊部位，推动气血运行，刺激腧穴发挥治疗作用。

【注意事项】施用时力度由轻到重，频率由慢到快，操作时砭具不能离开体表。若直接接触体表施治，应避开疮痈、疖肿处。

【操作示意】

（1）莲花砭砣揉法：膝盖周围，用手掌抵住砭砣底部，手指扣住砭砣的边缘，凸面向外。腕部放松，以腕关节连同前臂做小幅度的按压、回旋运动。

按揉时，膝部皮表应有针刺感，见图 6–7–1 所示。

（2）砭石枕垫揉法：用砭石枕垫盖住膝关节。手指轻按砭石垫，双手同时做顺方向做小幅度旋转。膝部皮肤在砭石垫的带动下做轻柔缓和的回旋运动，见图 6–7–2 所示。

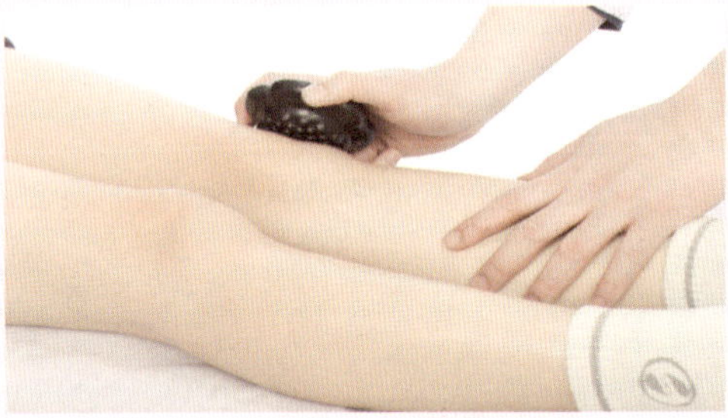

图 6–7–1 莲花砭砣揉法

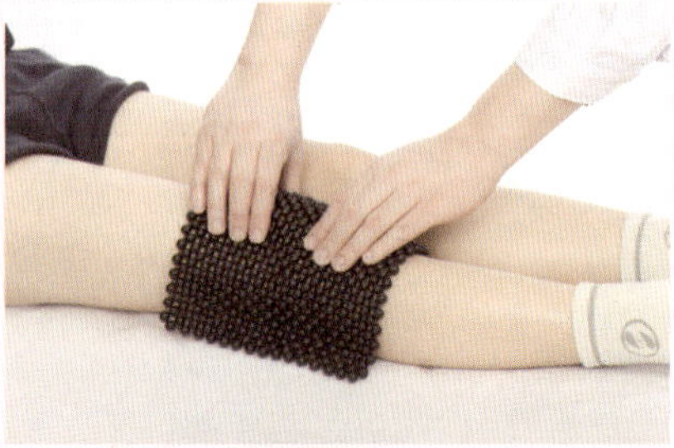

图 6–7–2 砭石枕垫揉法

第八节 滚法

【定义】按住砭具，对身体局部进行往返或单向的擀压运动，称为滚法。

【器具选用】砭锥的椎体、砭棒、砭球。

【动作要领】掌部或手指按压砭具，四指并拢，掌根或三指着力，在腧穴上或沿经络循行方向推动。

【临床应用】施用于人体背部、四肢关节处和两胁部，用以提高经络运化功能。

【注意事项】施用时按压力度要适中，以免损伤皮下组织。

【操作示意】

（1）砭锥滚法：用手掌按住锥体，沿经络方向滚压。此法用于调和经络之气，见图 6–8–1 所示。

（2）砭球滚法：用手指按住砭球滚压手腕部、足踝部、颈部皮络及穴位，见图 6–8–2、图 6–8–3 所示。

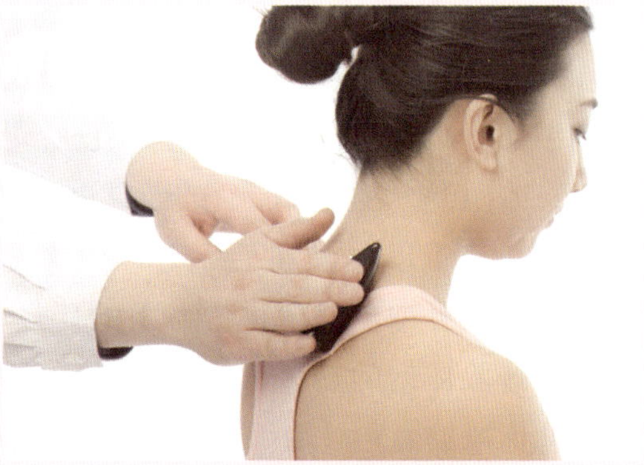

图 6–8–1 砭锥滚法

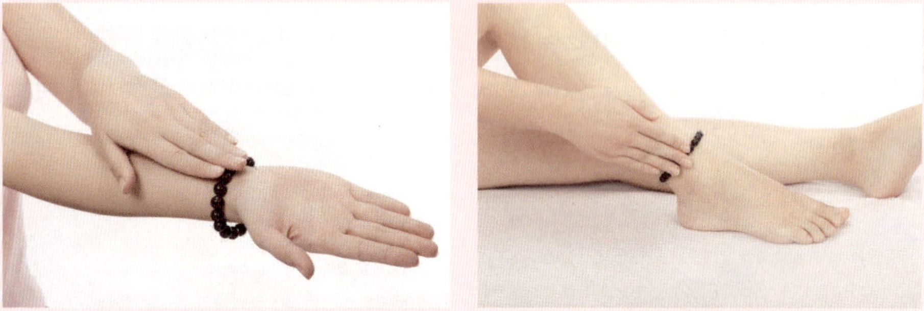

a. 手腕　　b. 足踝

图 6-8-2　砭球滚手、足

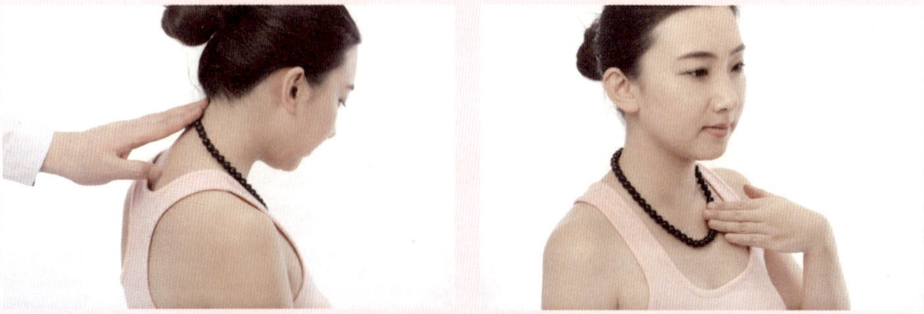

c. 颈部　　d. 颈部

图 6-8-3　砭球滚颈部

第九节　熨法

【定义】将砭具加温（不超过 40℃）或降温至适当的温度，沿经脉走向运行或放置在腧穴、病症部位，用以疏通经络、温中散寒、畅通气机、活血化瘀、镇痛消肿、调整脏腑阴阳的方法，称为熨法。此法可配合中药，借助砭石的温热之力，将药性经皮表、腠理，循经运行，内达脏腑。此法分温、灸、凉、冰四类。使用加温后的砭具进行砭术操作的方法，称为温法。将砭具加热至一定温度后放置于特定的部位或腧穴以拔寒祛邪，温经补元的方法，称为灸法。凉法是使用常温下的砭具（一般不高于 25℃）进行砭术操作以引导排除体内的热邪。冰法是将砭具降温至 4℃ ~15℃之间，针对高热症、小儿惊风抽搐和软组织损伤造成的红肿发热症状进行物理降温的一种操作方法。

1. 温法

【器具选用】砭砧、砭板、砭砣、砭锥、砭棒、砭石粉理疗袋、砭石热疗垫、砭石枕垫、砭石负压拔罐。

【动作要领】加温的砭具温度不超过 40℃，治疗时间 15~30 分钟左右。操作结束后，需饮用一定量的温水。另外，不特别加热砭具，将砭砧、砭球用绑带固定或胶布粘贴的方式贴敷于穴位、疼痛部位实施温法。此法，砭具贴敷处的温度会高出皮表温度 2℃ ~3℃，需要患者佩戴砭具较长的时间。疼痛部位佩戴时间一般不低于 4 小时，穴位贴敷一般不低于 2 小时。

【临床应用】温法多用于冬春两季，能够提高临床治疗的体感。温法经常与擦法、揉法、刺法配合运用，达到行气活血、平补平泻的目的。当使用绑带固定或胶布粘贴的方式实施温法时，一般需要患者贴敷较长的时间。

【操作示意】

（1）砭石理疗垫温法：将砭石理疗垫温法至 40℃，放于肩部 15~30 分钟。如图 6–9–1 所示。

（2）砭砧温法：将温热的砭砧排列在背部华佗夹脊上 15~30 分钟，如图 6–9–2 所示。

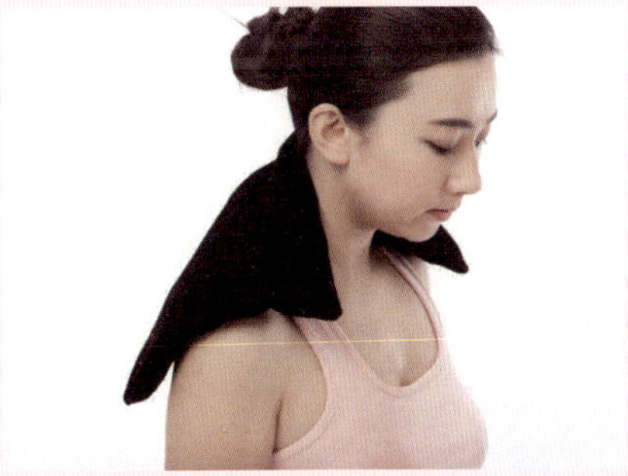

图 6–9–1　砭石理疗垫温法

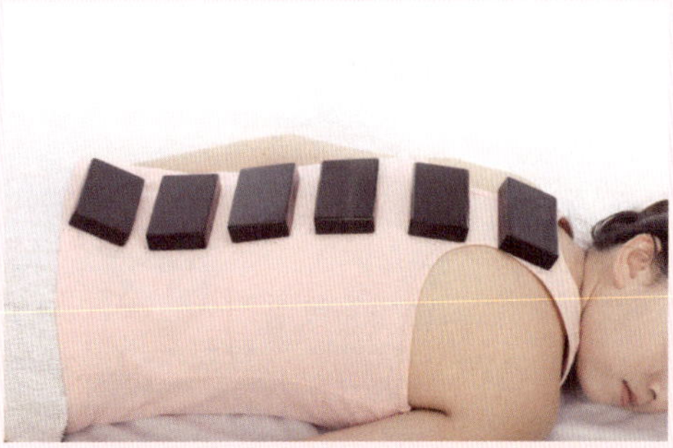

图 6–9–2　砭砧温法

2. 灸法

【器具选用】砭石灸盒、砭石负压灸罐。

【动作要领】治疗温度 40℃ ~60℃，操作时间 15~30 分钟。

【临床应用】灸法适用于虚证、阴证、寒证患者。灸法的温度要高于温法，在其他砭术操作之后施用以稳固治疗效果。

【操作示意】

（1）砭石灸盒灸法：将加热好的砭石灸盘放置于体表穴位。注意时间控制在10~30分钟之内，温度控制在60℃内，以免伤及体表肌肤，施治时可将外敷药、姜片、蒜末等放置在灸盘底部做隔物灸以提高临床疗效。加热方法可采用水加热、专用砭石电加热袋加热、理疗灯加热、艾绒加热等，如图6–9–3所示。

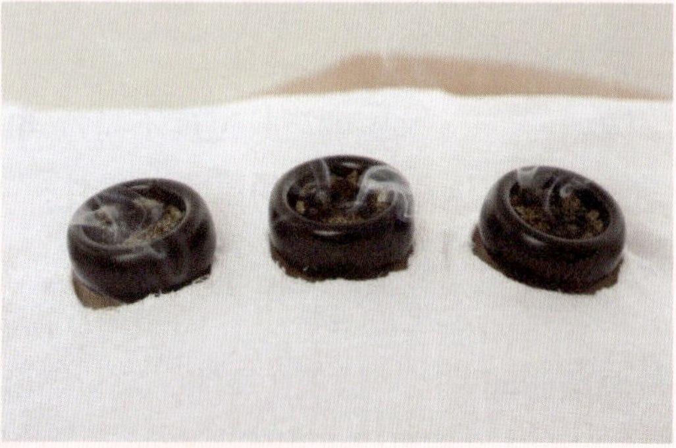

图6–9–3 砭石灸盒灸法

（2）砭石负压灸罐灸法：将灸罐吸附在腰部命门穴上，点燃艾条，盖好灸具罩，如图6–9–4所示。灸疗时间不超过15分钟。治疗过程中，要经常检查灸具温度，询问患者的反应。如有不适感，应立即停止治疗。

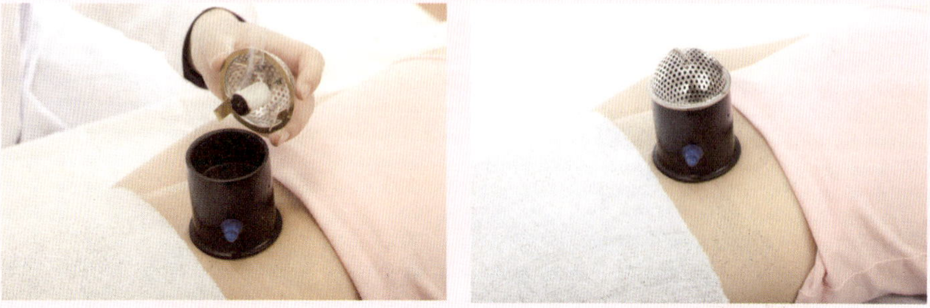

a. 放置点燃艾条　　b. 盖好灸具罩

图6–9–4 砭石负压灸罐灸法

3. 凉法

【器具选用】砭石操作工具均可用于凉法。

【动作要领】取常温下砭具进行操作。将砭砧、砭球用绑带固定或胶布粘贴的方式贴敷于疼痛部位进行熨法操作。

【临床应用】热证、实证患者一般采用凉法施术。常用于夏季清阳上浮引起的头晕头痛，血压升高，咽喉沙哑，眼干眼涩及火热体质的患者。

4. 冰法

【器具选用】砭石粉理疗袋、砭石枕垫、砭砧。

【动作要领】将温度控制在 4℃ ~15℃之间，砭具降温可采用冷水浸泡或冰箱冷藏的方法。使用砭砧操作时，需用纯棉织物包裹，切勿突然刺激体表肌肤。

【临床应用】针对高热症、小儿惊风抽搐和软组织损伤造成的红肿发热症状进行的一种特殊操作方法，可用于发热及炎症部位，以达到降温散热、消炎镇痛的目的。

【注意事项】

（1）在熨法治疗时，根据患者的病情及其治疗部位，采取适当地位。在寒冷季节应注意保暖，以免在治疗中和治疗后感冒着凉。

（2）皮肤感染、破损处，孕妇的腹部和腰骶部禁用熨法。

（3）温法和灸法治疗过程中，要经常检查灸具的温度，询问患者感受。如患者出现头晕、头痛、心悸、呕恶及皮肤烫伤等现象，应立即停止治疗。

（4）温法和灸法治疗应严格控制治疗温度的高低和治疗时间的长短，以患者耐受为度。与其他手法结合使用时，温度高手法要轻，温度低手法可稍重。

（5）适当饮温水，注意防止因患者出汗过多而致虚脱。

（6）温法和灸法凡高热、皮肤过敏、对温度不敏感者、热证、阴虚火旺者忌用。有高血压、心脏疾病的患者，施术时要逐渐加温，且密切注意患者反映。

（7）灸法施治时，温度控制在 40℃~60℃之间。治疗时间超过 15 分钟以上，治疗温度不能超过 45℃，且砭具不能直接接触皮肤。

（8）凉法与冰法寒冷季节慎用。

（9）冰法操作时间不宜过长，经络汇聚处、腧穴、任督二脉忌用。

第十节 感法

【定义】将砭具佩戴在体表腧穴、疼痛部位。运用砭具的理化性质，促进局部气血运行，加快组织代谢，打通因气血瘀阻造成的经络阻塞。这种用于疾病预防和辅助治疗的方法，称为感法又称守法，即固守之意，又有守卫的含义。

【器具选用】砭砧，砭石腰带，砭石粉纤维护膝，砭石帽，砭轮，砭石佩戴品。

【动作要领】施用感法时，砭石应尽量贴服皮肤。砭石与体表接触面积越大，佩戴时间越长治疗效果越好。由于砭石加快了局部血循环，所以气血会以“冲”的速度沿经脉行进，部分患者会出现不适应的症状。例如：心跳加速、头痛等。对短时间不能适应气血运行加快的患者，以其耐受度为准，适当缩短佩戴时间。在不适用症状消失后再佩戴砭具。重复多次，直至不适症状消失。

【临床应用】施用于腧穴及经络部位，发挥砭具自身的能量，达到扶正祛邪、活血化瘀、疏通经络的目的，同时使用熨法可提高感法疗效。感法作为预防及日常保健，每天佩戴时间应不得少于 2 小时，辅助治疗时间应在 4 小时以上。

【注意事项】

（1）骨折及体表损伤处均可使用，注意消毒，防止溃破感染。

（2）患者应结合病症选择合适的砭具，遵循医嘱按时按法使用。

（3）医生应在使用砭具前对病人做充分说明，以免病人应气血加速产生的感觉而恐慌。

【操作示意】

（1）砭轮感法：前胸膻中穴感（守）法。可缓解因心气不足、心血亏虚、心阳不振等引起的胸闷气短、心悸怔忡、少寐失眠、胸痛彻背。辅助治疗胸痹、不寐、心悸、高血压、虚劳等病症，见图 6–10–1。

（2）砭石粉纤维护膝感（守）法：融合次纳米级砭石粉末纤维的护膝能提高血液微循环灌注 23.8%。对膝关节骨骼营养代谢障碍、骨胶原代谢异常导致的膝关节炎有明显改善循环的效果。对膝部软组织损伤引起的疼痛有止痛和恢复效果，见图 6–10–2。

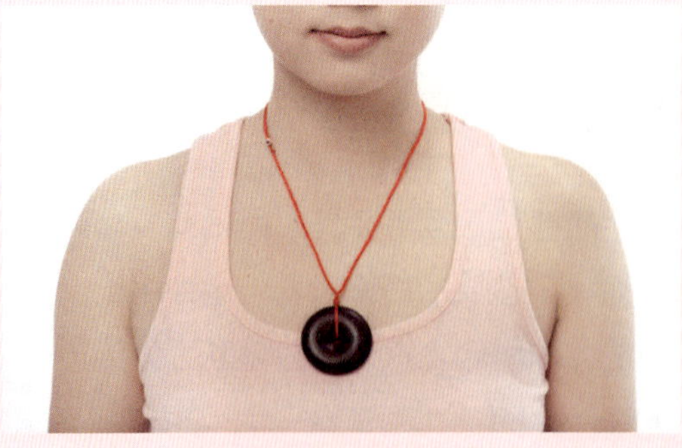

图 6–10–1　砭石佩感法

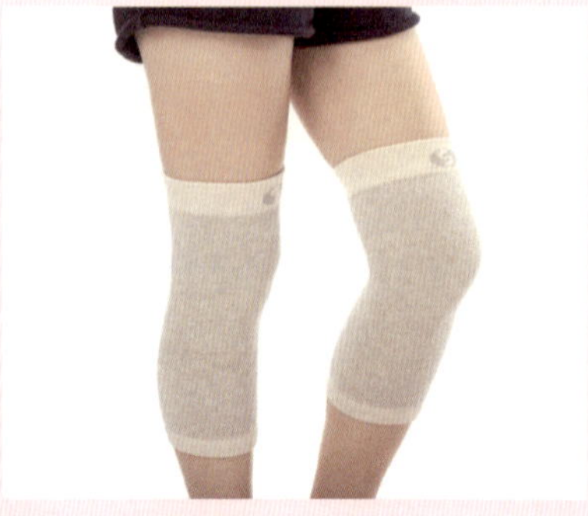

图 6–10–2　砭石粉纤维护膝感（守）法

第十一节 乐法

【定义】患者近距离接受敲击发声砭具产生的声音和声波脉冲，称为乐法。此法又称击法，为敲击的意思。

【器具选用】应用砭具及部位：砭石磬。

【动作要领】患者距离发声砭具 0.3~3 米之间，取站、坐、跪姿均可。医者或患者手持木质带柄小锤有节奏地敲击砭石磬发出声音。每次治疗一般 2~10 分钟，于砭术治疗前或砭术治疗后进行。

【临床应用】不同大小和造型的砭石磬能发出不同音质的声音。砭石磬的选用应根据五行对五音的辨证原理。砭石磬敲击次数和治疗时间的长短应根据患者的病情逐步增加和延长。乐法适用于心理及心身疾病。例如：失眠、神经衰弱、抑郁症、消化不良、胃肠功能紊乱者。

【注意事项】

（1）敲击频率应与患者的脉搏一致。

（2）有胸闷征兆的病人勿首先使用乐法。

（3）乐法操作要求有一个安静、舒适的治疗环境，嘈杂的环境下不宜使用乐法。

（4）治疗时患者应保持心绪平和，身体尽量放松。

第十二节 拔罐法

【定义】拔罐法是配合砭石负压拔罐的一种手法。使用拔罐的方法：分火罐法和抽气法。利用火力排除罐内气体，称为火罐法。利用电动真空拔罐仪或真空拔罐枪抽取罐内气体。此法更容易控制吸附的力度，称为抽气法。拔罐的手法有闪罐、推罐、留罐。砭石拔罐在与其他手法配合运用分药罐和灸罐两种。

【器具选用】砭石负压拔罐、灸罐。

【动作要领】

闪罐：在体表做即吸即拔的动作，并反复操作。以皮肤变红为止，用于局部功能减退之虚证、痿证的治疗。

推罐：用于体表面积较大，肌肉丰厚处，如腰背、大腿等。选大号拔罐，在罐口涂抹润滑油脂，将罐体吸附于体表后，手握罐底，罐口稍微倾斜，后半边着力，前半边微翘起，慢慢前推。推拉次数以皮肤变红为止。

留罐：吸附在选定位置，并留置一定的时间。拔罐的留罐时间通常 5~15 分钟，砭石灸罐的留罐时间一般在 8~15 分钟。

药罐：将砭石拔罐和外用药物一同蒸、煮后吸拔，或将药液存入罐体再吸附于体表。

灸罐：灸罐的吸附力度一般较拔罐要小。灸的方法分两种，一种是将点燃的艾条放置在专用的砭石灸罐上，利用艾草的热力加热砭石。另一种是将砭石拔罐与 40℃ ~50℃的温水一同浸泡后使用。

【临床应用】砭石负压拔罐是砭石、拔罐、药物相结合的一种治疗方法。在治疗中不仅能利用砭石的温热刺激和拔罐时的机械刺激作用，还能同时配合中药发挥药理作用。拔罐法不仅具有温经通络，祛湿逐寒，行气活血，消肿止痛等作用，也具有清热泻火的功效，不同的拔罐法具有不用的作用。例如：留罐法可祛寒，闪罐法驱风邪，推罐法活血通络，灸罐法温经补元。临床常用于感冒、咳喘、胃痛、腹痛、腹泻、腰背痛、腰腿痛、痹证、痿证，高血压、眩晕、头痛、荨麻疹、丹毒、疮疡初期未溃等病症。

【操作示意】

砭石负压拔罐：腰部留罐拔法见图 6–12–1 所示。

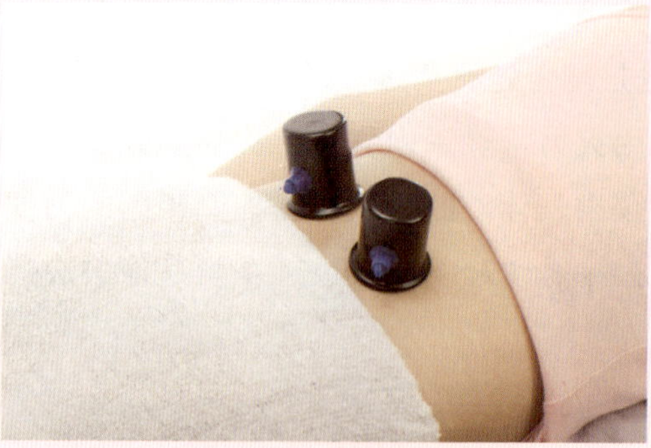

图 6–12–1 砭石负压拔罐拔法

砭石负压灸罐：腰部、下肢腘窝留罐拔法见图 6–12–2 所示。

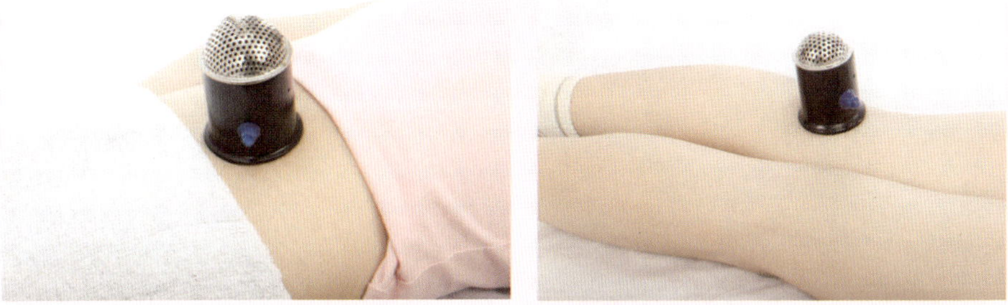

a. 大号灸罐腰部拔法　　b. 中号灸罐腘窝拔法

图 6-12-2 砭石负压灸罐拔法

【注意事项】

（1）在使用加温的砭石拔罐时应注意将温度控制在 40℃ ~50℃之间。

（2）首次用砭石灸罐治疗的患者留罐时间不能超过 8 分钟。在留罐时间过半后，需再次抽取部分罐内气体，以防掉罐。卸下或做调整灸罐时，注意不要碰触罐体加热区，以免烫伤。

（3）砭石灸罐在留罐的过程中应适时询问患者的感受，治疗部位如有灼痛感应该及时调整或起罐。

（4）使用后的砭石拔罐要自然冷却，急冷急热都会影响砭石的使用寿命。

（5）皮肤有溃疡破损处，有血肿及大血管的部位，禁用拔罐。孕妇的腹部、腰骶部禁用。

（6）拔罐时，应选择肌肉丰满、富有弹性、没有凹凸不平及毛发的部分，以防掉罐。

（7）使用推罐法时，不能在骨骼凸起处推拉，以免损伤皮肤。

下篇

砭术应用

第七章　砭术治疗总论

第一节　砭术治疗作用

人在正常生理情况下，机体处于气血畅通、脏腑协调、阴阳平衡的状态。而在患病情况下，则气血不通、经络壅滞、脏腑失调、阴阳失衡。砭术治疗就是医者通过操纵砭具在人的体表施以各种手法，以疏通经络、气血，调节脏腑阴阳，达到治病的目的。

一、活血益气

健康的根本在气血，气血是生命活动的物质基础，对人体起着濡养脏腑、抗御外邪、调节平衡的重要作用。气血旺盛则体魄健壮，抗病力强，气血亏虚则体质衰弱，抗病力差；气血逆乱则百病丛生；气血绝尽则精神散失，形体消亡。机体的一切组织、脏腑只有靠气的推动和血的营养才能进行正常的生理活动。

气虚、气陷、气滞、气逆均为气的正常运行失调；血虚、血瘀、出血均为血的流动异常。砭术治病首先通过砭具自身的能量以及运动时波的作用推动人体血液循环，血载气行，气推血运而达到既益气又活血的目的。当砭具与人体表摩擦时产生极强的超声波脉冲刺激人体皮部，使之发红发热，通过皮部向经络、血脉、相关脏腑渗透。原病理状态下的瘀血或气滞在波的传导中逐渐化散。当人体气血运行有序无阻时，气虚血虚的现象随之消失，恢复正常运行，机体则达到健康水平。由于气滞、气虚或血虚、血瘀引起的疼痛在祛除了病因以后则减轻乃至逐渐消失。使用砭具在人体相应腧穴施以点压、点刺时，能够立即得气，通过经脉直达病痛点，活血化瘀止痛效果迅速。

二、疏通经络

人体在正常情况下各条经脉以及络脉等均处于畅通无阻的状态，各司其职，贯通周身。当病痛侵袭人体时，则有些经络处在不通状况。中医理论认为“不通则痛”“通则不痛”，包括肢体麻木、软、拘挛等症状往往是经络闭阻或局部堵塞造成的。

疏通经络就是调理经气。由于种种原因引起的经络不通、气血失调，致使经络气血偏盛偏衰，经络阻滞，气血逆乱，进而导致种种病变。治疗应当以疏通经络、调整气血为首。砭术使用有能量的砭具在人体经脉、络脉、经筋、皮部、腧穴施以各种手法，通过经气的作用疏通络脉，强健经筋，恢复失调的脏腑功能。属于邪气侵入者，通过砭术治疗，疏通经络，能够祛邪以扶正；属于虚衰体弱者，经过砭术治疗，以经络为通路，调动自身脏腑功能，恢复体质，强健身心。

砭术的疏通经络作用以刮法、擦法、熨法力量直接的操作手法；点压、点刺、守法是通过腧穴刺激达到通经作用的；击法则根据超声波振动原理，使人体在接收振波之后，经络被疏通，从而起到治疗作用。

三、扶正祛邪

《黄帝内经》曰：“正气存内，邪不可干”“邪之所凑，其气必虚。”疾病的发生、发展及其转归过程，就是正气与邪气相互斗争的过程。扶正就是扶助正气，补益脏腑气血，增强抗病能力；正气得复就有利于祛邪，祛邪就是祛除病邪，减轻疾病症状，消除致病因素，排除人体废物，病邪减则正气增。

砭术通过活血补气、疏通经络达到扶正目的，同时对经筋、皮部、四海等的保养也是扶正的重要内容之一。祛邪与扶正相辅相成，二者同时进行。使用砭板弓背在人体表做刮法或使用砭尺做拍法，有时会出现皮下红点，色鲜红，有时又会出现连成片状或条状的紫黑色隆起。根据测察，这些即为邪气在排出时的病理物质。

有效地排除邪气，才能扶助正气。同样，砭术施治能够扶助正气。正气充足又能增强抵抗外邪的能力，二者相辅相成，即砭术的扶正祛邪作用。

四、平衡阴阳

疾病的发生，从根本上说是阴阳的相对平衡遭到了破坏，即阴阳的偏盛偏衰代替了正常的阴阳消长。砭术治疗的最终目的是使人体恢复阴阳平衡的状态。

人的生理分阴阳，脏腑分阴阳，经络分阴阳。病理状态中有阴虚、阳虚；

阴盛、阳盛。阴之不足会致使阳之有余；阳之不足，也会出现相对阴盛症状。因此平衡阴阳，使之调和，不偏不盛，不虚不亏为治疗目标。

砭术平衡阴阳的方法分为阳证治阳、阴证治阴；阳证治阴、阴证治阳和阴阳同治。

砭术治疗阳盛之证采用手足三阳经刮法、拍法，抑阳降火清实热。阳虚之证采用阳经、皮部熨法，以助温经通络、补虚祛寒。治疗阴虚之证通过手足三阴经振法以滋阴清虚火。阴阳俱虚之证采用阴阳双补之法。在平衡阴阳中仍以益气活血、疏通经络、扶正祛邪治法为前提，阴阳为总纲。

第二节 砭术治疗原则

砭术系中医学砭、针、灸、药、导引五种治疗方法之一，其遵循中医学整体观念与辨证论治的治疗原则。

在整体观念中，不仅将人与自然人体自身看作整体，亦将经脉、络脉、经筋、皮部、腧穴全部经络学内容以整体观念的原则一一应用于砭术治疗之中。

辨证论治是中医学独特的治疗原则，在砭术中体现在诊断和治疗的全过程。同时，砭术在治法中使用证症同治、病证同治、病症同治的方法。以证为主要依据，结合病的特点和症状表现同时治疗。

一、整体观念

【运用经络学说治疗脏腑病证】

砭术的治法是在人体表进行点、刮、擦、熨等操作，通过砭具的特殊功能达到治疗疾病的目的。砭术的理论基础是中医经络学。经络学涵概了人体生理的全部内容。砭术在运用经络学理论治疗疾病时，不仅有腧穴治疗，还有循经治疗，更多地应用络脉、经筋、皮部等内容。脏腑都有各自相应的经络、经筋、皮部，砭术通过脏腑病证的特点，选择有效的治疗方法，将经络与脏腑联系起来运用于砭术治疗之中。

【治疗疾病与预防传变】

中医学认为五脏六腑疾病不仅本脏腑患病，且对相表里、相生、相克的脏腑产生影响，甚至传变。砭术治疗疾病时，正是体现了治一脏而健它脏的方针。例如有患表证者，恶寒发热，鼻塞流涕，咳嗽有痰，脉浮。砭术治疗表证，使用砭板刮拭有关部位以解表宣肺。当发现患者在太阳穴、角孙穴以及头侧部有压痛时，知表邪已向半表半里传变，只是患者的症状尚不明显，故在治疗中可解除表证与和解少阳同时进行。为了避免病情进一步向里进展，采用扶助正气、加强祛邪的治法，使病邪自表而发，又无传变之忧。

【治疗疾病与保健强身】

砭术治疗与其他治法不同的是既可治病，又可保健。由于砭术治疗对人体只起正效应而无副作用，在操作手法实施人体时，疏通经络、活血化瘀、补益正气、祛除邪毒。不会在扶正时邪气留驻，亦不会在驱邪时伤及正气，因而砭术是治病与保健为一体的中医治法，也是砭术的特性之一。

二、辨证论治与病症同治

砭术在治疗各科疾病时均体现辨证论治的原则。同时又证症同治、病证同治、病症同治。

【证症同治】

砭术治疗内科疾病，应辨证分型，对证而治。以证为主，顾及症状。例如风湿咳嗽、大便秘结，砭术治法以宣肺止咳、清热散风为主，同时根据便秘这一症状，加之通便的治法，这就是证症同治。

【病证同治】

病名不能体现证候，但有些疾病的治疗是以病为主要依据来确定治疗方案的。例如糖尿病，有气虚证、阴虚证，或在脾、或在肾……砭术治疗以治病为主，兼顾辨证分型。基本操作以刺激与胰腺有关的腧穴、经络为主，再针对气虚或阴虚等证施治，因此称为病证同治。

【病症同治】

砭术在治疗骨伤科病症时，只辨病不辨证。例如颈椎病，采用西医分型，对不同分型使用不同手法治疗。同时兼顾消除手麻、头晕、恶心等症状，这种治疗方法叫做病症同治。

综上所述，砭术的治疗原则离不开中医学总原则——整体观念和辨证论治。同时在治疗疾病过程中更充分地体现总原则，发挥砭术特长，在经络学应用上弥补了针灸之不足，使之全面发挥其优势。

第三节 砭术辨证论治

一、八纲辨证

八纲，即阴阳、表里、寒热、虚实。八纲辨证论治就是以望、闻、问、切四诊所获得的临床资料为依据，对病变的病位、病性、正邪关系等情况进行综合分析，将其归纳为阴、阳、表、里、寒、热、虚、实八类证候而进行砭术治疗的一种方法，是各种辨证论治的总纲。

疾病的表现虽复杂，但基本上都可用八纲加以归纳。就病位深浅而言，不在表，就在里，就疾病的性质而言，不是热证，便是寒证；就邪正关系而言，不是正虚，就是邪实。总的方面就分为阴证和阳证两大类了。八纲辨证论治就是把疾病分为表证和里证、寒证和热证、虚证和实证、阴证和阳证四对纲领，用以指导临床治疗。在八纲中，其他六纲又可以阴阳两纲加以概括，即表证、热证、实证为阳证；里证、寒证、虚证为阴证。

【表里辨证论治】

表里指病变部位的内外深浅和病情传变、转化的趋势。

六淫外邪侵袭人体病位较浅时，多为表证。一般表现为恶寒发热、脉浮等。凡辨证认为表证者，在砭术治疗时以解表为主。解表治疗分为三种方法：①太阳皮部解表法。基本操作为使用砭板弓背在太阳皮部施以刮法。刮后皮肤微红，汗出热退，为表虚证。刮后皮下显现红色小点，俗称”出痧”，为表实证。②手太阴经络解表法。基本操作为使用砭尺在上肢手太阴经循经拍法，汗出为度。③腧穴点压法。基本操作为使用砭锥尖部在风池、风府、列缺、迎香等穴位进行点压或点刺，通过穴位到达相应经络、脏腑，祛除邪气，解除表证。

里证表现为脉沉，无恶寒。里证病情多样，变化多端。一般分为里虚证、里实证、里寒证、里热证。在砭术治疗时，虚寒证多采用熨法。熨法既逐寒又补虚，多用于虚寒之腹痛泄泻，胃脘不适、风寒痹证、手足痦软等病证。

砭术治疗里实热证多采用相应经络刮法。刮法祛邪实、里热效果较好；通过刮法实邪自里向表透出，驱邪有出路，邪除热自消。治疗里虚热证，砭术多采用腧穴叩法。由于虚热多表现为口干咽燥、虚烦不眠、潮热、盗汗、脉细等症状，久病伤阴，因此治疗要以缓、轻、柔、滋为要。腧穴叩法可濡养经气，滋补津液血脉，以缓取效。里实寒证多采用砭震振法，振法可深入肌体较深部位，对里证邪实重者效果尤佳。

【寒热辨证论治】

寒热是指疾病的性质而言。寒证是阴气过盛或阳气不足，无力抵御阴邪而致病。病位在表或在里，病情有虚也有实。热证是阳气过盛或阴气不足而导致的病证，有表热、里热、虚热、实热之分。

砭术治疗寒证多采用寒者温之的方法，操作常用熨法。治疗热证多用清法，操作常用刮法，刮以清热，疗效显著。表寒、里寒、表热、里热前面已述。

【虚实辨证论治】

虚实指机体正气的盛衰和病邪的消长。《素问·通评虚实论篇》曰："邪气盛则实，精气夺则虚。"可见虚为正气不足，泛指机体脏腑、经络、卫气营血的不足以及阴阳偏衰的一系列病症。实为邪气有余或正气不衰而病邪抗争的表现以及阴阳偏盛的一系列病症。

对于虚证，本着"虚则补之"的原则。砭术治疗上取缓、柔操作手法，如擦法、叩法、守法等。

对于实证，砭术治疗多用刮法、拍法、点压、点刺、拨法等刺激强烈的手法，可以消除邪实，迅速到达病灶。有关虚寒证、实热证、虚热证前面已述。若遇里实寒证可以熨法与刮法同时应用，熨以温经，刮以去邪。

【阴阳辨证论治】

阴阳是八纲辨证论治的总纲。一般而论，凡不足的、衰退的、低下的、抑制的以及里证、寒证、虚证属阴证范畴；而太过的、旺盛的、亢进的、兴奋的以及表证、热证、实证属阳证范畴。临床上习惯称虚寒证为阴证，实热证为阳证。

当然在症状发生时也会有假象存在，如看似阴证实为阳证；或看似阳证实为阴证。砭术的特点之一就是无论真假阴阳病症，用之均无治反之说，安全可靠。

二、脏腑辨证论治

【肺病辨证论治】

肺居胸中，为五脏六腑之华盖。主气，司呼吸，开窍于鼻，系于气管、咽喉，外合皮毛，又主治节，主宣发肃降、通调水道。肺为娇脏，不耐寒热，当外邪由口鼻或皮毛而入，首先犯肺。病理变化主要是肺气宣降功能失常。

症见胸闷、胸痛、咳嗽、气喘、咯血、鼻塞、流涕、咽喉肿痛、失音等。

由于肺与大肠相表里，手少阴经脉上肺，足少阴脉入肺中，足厥阴经脉上注肺，胃之大络络肺，肺经起于中焦，与脾经交会于中府穴，故肺病的辨证论治与大肠、心、肝、肾、脾、胃的关系最为密切。

1. 风寒束肺

症状：恶寒重，发热轻，头痛，全身酸痛，无汗，鼻塞，流清涕，咳嗽，痰涎清稀，苔薄白，脉浮紧。

治宜祛风散寒、宣肺解表。

基本操作：取手太阴经和手阳明经以及足太阳经为主，刮法散寒解表力强。可取相关穴位如中府、列缺、风门、肺俞等点压。

2. 热邪壅肺

症状：发热重，恶寒轻，有汗，口渴，鼻干或流黄涕，鼻衄，咽喉肿痛，咳嗽，痰黄稠，大便秘结，小便赤黄，舌红苔黄，脉浮数。

治宜宣肺解表、清热散风。

基本操作：取手太阴经及手阳明经为主。一般采用拍法。再取相关穴如风池、鱼际、合谷、少商点刺，大椎部位连及肺俞部可以刮至出痧。

3. 痰湿阻肺

症状：咳嗽气喘，胸膈满闷，喉中痰鸣，不得安卧，咳痰甚多，色白而黏，苔腻脉滑。脾为生痰之源，肺为贮痰之器。病变主要涉及肺脾两脏，证属本虚标实。

治宜宣肺降气、除湿化痰。

基本操作：取手足太阴、足阳明经为主。治法多采用擦法、滚法。或取相关穴位如太渊、列缺、太白点刺；取三阴交、丰隆、足三里、肺俞、脾俞叩法。

4. 肺气虚

症状：咳嗽无力，少气懒言，气短不足以息，声音低微，面色苍白，倦怠无力，自汗，舌淡，脉细。

治宜补肺气、健脾气、温肾气。

基本操作：取手太阴、足少阴、任脉为主，一般使用擦法、滚法。取相关穴位如太渊、太溪、关元、气海、肺俞、脾俞、肾俞等点压。

5. 肺阴虚

症状：干咳无痰或痰少而黏，痰中带血，咽干喉燥，声音嘶哑，形体消瘦，五心烦热，潮热盗汗，舌红少津，脉象细数。

治宜滋养肺肾、清泻虚热。

基本操作：取手太阴、足少阴经滚法为主，兼太渊、中府、尺泽、孔最、鱼际、太溪、照海点压，取肺俞、肾俞、膏肓穴叩法。

【大肠病辨证论治】

大肠为传导之官，其功能主要是传送食物的糟粕，使其变化为粪便而排出体外；若肠道受邪或为饮食所伤，致使传导、变化功能失常，即可出现肠道和大便异常的病症，如腹痛、肠鸣、泄泻、痢疾、便秘等。大肠的病理变化与肺、脾、胃、小肠关系密切。

1. 大肠实证

症状：腹痛拒按，大便秘结或下痢不爽，舌苔黄腻，脉象沉实有力。

多见于暴饮暴食、肠腑积热者。治宜消积导滞、通调腑气。

基本操作：取足阳阴经腹部振法，中脘、天枢、足三里、上巨虚、大横点压。

2. 大肠虚证

（1）症状：久泄久痢，慢性腹泻，腹痛隐隐，喜暖喜按，舌淡，苔白滑，脉细弱无力。

此为气虚，治宜补气升阳、止泄固脱。

（2）症状：大便干燥，难以排出，口干咽燥，舌红少津，苔黄燥，脉象细涩。

为大肠阴虚津亏，治宜养阴增液、润肠通便。

基本操作：取腹部施振法。足三里、脾俞、胃俞、大肠俞点压法。气虚在气海、中脘、长强守法；津亏在太溪，照海处施守法。

【胃病辨证论治】

胃主受纳，腐熟水谷，喜润恶燥，以通降为顺。与脾互为表里，共为“后天之本”，为五脏六腑之海，气血生化之源。胃的病症多与饮食有关，还应包括肠道病变在内。凡饮食不洁或不节，饥饱失常，寒热不当，辛辣刺激等因素，都足以影响胃的通降功能以致发生脘腹疼痛、恶心呕吐、呃逆、嗳腐吞酸、吐血、便血等症。

1. 食积伤胃

症状：脘腹胀满，疼痛拒按，恶心呕吐，嗳腐吞酸，或兼腹泻，舌苔厚腻，脉滑。

多见于暴饮暴食、消化不良，治宜消食化积、调理胃肠。

基本操作：取下院至神阙部施以振法，中脘、建里、梁门、内关、公孙、内庭、足三里点压法。

2. 胃寒

症状：胃脘冷痛，喜按喜暖，呕吐清水，遇寒则重，得热则减，舌苔白滑，脉象沉迟弦紧。

治宜温中散寒。

基本操作：在脘腹部施以熨法。中脘、足三里、公孙、三阴交、脾俞、胃俞点压。亦可取中脘至下脘部守法。

3. 胃热

症状：胃脘灼痛，嗳腐吞酸，胃中嘈杂，消谷善饥，口渴饮冷，口臭便秘，牙龈出血红肿，舌红苔黄，脉洪大滑数。

治宜清泻胃热。

基本操作：取手足阳明经为主。上下肢阳明皮部刮法；胸腹阳明皮部擦法。再取合谷、曲池、内庭、大陵、足三里点刺。

4. 胃阴不足

症状：胃脘嘈杂而痛，干呕呃逆，饥而不食，口干舌燥，大便偏干，小便短少，舌红少津，舌苔少或无苔，脉细数。

治宜养胃生津。

基本操作：取中脘穴守法，内关拍法，公孙刮法，兼取足厥阴经筋拨法。

【脾病辨证论治】

脾主运化，喜燥恶湿，代胃行其津液，其气以升为顺。脾统血，主四肢肌肉，故病变以运化失常、血不归经及肢体病变为主。

1. 脾气虚

脾气虚则运化失常，致使水谷精微不能正常输布。

症状：食少纳呆、腹胀、肠鸣，便溏或腹泻，面色苍白或萎黄，倦怠乏力，少气懒言，舌淡，苔白，脉弱无力。气虚下陷则伴久泻、久痢、脱肛、内脏下垂、子宫脱垂。气不摄血则便血、经过多或崩漏、皮下出血。

治宜健脾益气。

基本操作：脾之大络滚法，背部太阳经脾俞、胃俞段熨法。气陷可用气海、关元、百会守法。出血可用隐白、血海点压。

2. 脾阳虚

症状：腹痛绵绵，喜暖喜按，腹泻清冷，完谷不化，小便不利，白带清稀，肢体不温或水肿。舌淡，苔白，脉沉迟无力。

治宜温运脾阳。

基本操作：太阴皮部熨法。脾俞、胃俞叩法。

3. 湿热困脾

症状：腹胀，纳差，厌油，恶心呕吐，口渴不欲饮，体倦身困，头重如蒙，大便不爽，小便不利，目黄、身黄、尿黄，苔黄腻，脉濡数。

治宜清热利湿。

基本操作：背部脾俞、肝俞部、两胁肋骨下缘刮法。取太白、商丘、阴陵泉、阳陵泉点压。

【心（包）病辨证论治】

心为五脏六腑之主，开窍于舌，经脉通过目系与大脑相联系。司神明、主血脉，是维持人体生命和精神思维活动中心。

心包为心脏的外围，具有保护心脏的作用。在生理上代心行事，病理上代心受邪，治疗上代心用穴。心与心包的病症以心脏、神态、血脉三方面为主。临床上一些心血管疾患、血液病、神经精神疾患、自主神经功能紊乱等，都无不与心、心包息息相关。所以，当外感病邪或七情内伤致病而出现血脉病变或神志病变时，都属于心病的范围。在神志病方面的证候主要有心悸、健忘、失眠、昏迷、谵语、疯狂等。

由于心与小肠相表里，心包与三焦相表里，足太阴经脉注于心，足少阴经脉络心，足三阴之络上走心包，足厥阴经脉布膻中，足三阳经别通于心，督脉贯心通脑，手少阴经脉又上肺。故心和心包病辨证论治与小肠、三焦、肺、脾、肝、肾以及足三阳经、督脉均有关联。

1. 心气虚

症状：面色㿠白，心悸、气短、自汗、倦怠乏力，劳累后加重，舌淡、苔白，脉弱无力，时见结代，甚则四肢厥冷：大汗不止，神昏虚脱。

治宜温通心阳、调和气血。

基本操作：取膻中穴守法，左侧心俞周围擦法。

2. 心血虚

症状：面色苍白，心悸易惊、健忘、失眠多梦，五心烦热，盗汗，舌淡或舌红少津，脉细弱或结代。

治宜益气养血、宁心安神。

基本操作：取腕部神门、太渊、大陵、阳池、阳溪守法，取足踝照海、解溪、申脉守法。脾俞、膈俞叩法。

3. 心火亢盛

症状：胸中烦热，失眠，口渴，口舌生疮，吐血、鼻衄，小便赤涩，甚或尿血，或见肌肤疮疡，舌红，脉数。

治宜泻热降火、清心除烦。

基本操作：内关至劳宫拍法，手少阴、手厥阴经刮法。

4. 心脉瘀阻

症状：胸闷、心悸、心痛，痛引臂内或左肩胛区，发作时大汗、惊恐、四肢厥冷、口唇青紫，瘀点，瘀斑，脉涩或见结代。

治宜活血化瘀、通络止痛。

基本操作：背部左肩胛区刮法，曲泽、少海拍法。

【小肠病辨证论治】

小肠与心相表里，上接幽门，与胃相通，下接阑门，与大肠相连。生理功能主要是吸收食物中的精华，分清别浊，是胃腑降浊功能的继续。病理变化与心、脾、胃、大肠关系密切。若小肠功能失调，主要导致清浊混淆、二便失常。小肠与心互为表里，如心热下移小肠则尿血，小肠有热亦可上逆于心而口舌生疮。

1. 小肠虚寒

症状：小腹冷痛，喜暖喜按，肠鸣泄泻，小便频数，舌淡、苔白，脉沉迟而紧。多因腹部受寒，消化不良而致。

治宜温肠散寒、理气止痛。

基本操作：取下脘部施熨法，背部脾俞、胃俞、小肠俞点压。

2. 小肠实热

症状：心烦，口渴、口舌生疥，小便短赤不爽，甚至尿血，前阴刺痛，小腹胀痛，舌红，苔黄，脉象滑数。

治宜清热降火、通利小便。

基本操作：涌泉点压法；关元部振法；太溪、照海及踝部守法。

3. 小肠气滞

症状：小肠凸起脐周或下坠于少腹及阴囊，少腹及阴囊坠胀绞痛，舌苔白滑，脉沉而弦紧。

治宜温经散寒、理气止痛。

基本操作：取关元部熨法，足厥阴经筋拨法，中脘穴守法。

【膀胱病辨证论治】

膀胱为津液之腑，主藏小便，在肾阳的温照作用下产生气化作用，管理尿液的排泄。病变主要表现为小便异常。

由于膀胱与肾相表里，足少阴经脉络膀胱；足太阳经别通于心；三焦主决渎；肺为水之上源，主通调水道；脾主运化水湿；小肠分清别浊。故膀胱的辨证论治与肾、肺、脾、心、三焦、小肠均关系密切。

1. 膀胱虚寒

症状：小便频数、清冷或漓淋不禁、遗尿或小便不利，水肿，舌淡，苔润，脉沉细。

治宜温阳化气、振奋膀胱。

基本操作：任脉划法，太阳皮部熨法，太溪、三阴交点刺。

2. 膀胱湿热

症状：小便频数而急，短涩不利，颜色赤黄或混浊，甚至有脓血，或夹杂砂石，阴中灼热而痛，舌红苔黄，脉数。

治宜清热利湿、通调下焦。

基本操作：取足太阴、足太阳二经下肢段拍法，中极、关元振法。

【肾病辨证论治】

肾藏精，主骨生髓，主纳气，开窍于耳和前后二阴。既主水又藏命门真火，故称“水火之脏”。与机体的生长发育关系最为密切，为“先天之本”。肾脏疾患以虚证为主，可分为肾阴亏虚和肾阳不足两大类。

肾与膀胱相表里，足少阴经脉入肺中，络心，贯隔；任脉、督脉、冲脉、带脉均与肾相联系；阴维脉、阴跷脉均为足少阴经脉气研发，故肾病辨证论治与膀胱、心、肺、脾和奇经八脉的关系甚为密切。

1. 肾阴亏虚

症状：头晕目眩，耳鸣、咽干、舌燥、牙跟松动急痛，五心烦热，失眠；遗精，月经不调，盗汗，腰膝酸软，舌红、少苔，脉细数。先天不足或后天精血亏损者，可兼见发育不全，生殖功能低下。小儿则骨软，发育迟缓，成人则早衰，男子精少不育，女子经闭不孕。

治宜补养精血、状水制火。

基本操作：神阙、命门守法，足少阴经振法，太溪、照海、三阴交、涌泉点压。

2. 肾阳不足

症状：面色㿠白，形寒肢冷，遗精、早泄、阳痿，月经不调，腰膝酸软，大便溏薄或滑泄、五更泻，小便清长，夜尿多，舌淡、苔白，脉沉迟虚弱。或见尿少、浮肿。

治宜温补肾阳、行水消肿。

基本操作：取命门、肾俞、八髎熨法，神阙至关元部振法，足踝部守法。

【三焦病辨证论治】

三焦为六腑之一，其功能作用是主持诸气，司一身之气化，疏调水道，参与机体的水液代谢。上焦主宣发、敷布；中焦主受纳、运化；下焦主分清别浊。大凡机体脏腑的功能活动，诸如气血津液的运行输布、水谷精微的消化吸收、水液的代谢等，都赖其气化作用而维持正常活动。因此，三焦的气化功能实质上是概括了人体上、中、下三个部分所属脏器的整个气化作用。当其发生病变，影响的范围也就必然广泛。就其病理机制而言，关键在于气化功能失司，水道通调不利，以致水湿潴留体内，泛滥为患。故临床以肌肤肿胀、腹满、小便不利等为主。

由于三焦涵盖了其他脏腑，所以病变又与肺、脾、肾、膀胱等脏器有密切的联系。若三焦气化失司，可影响到肺气的宣降；三焦不利，可导致脾胃的升降失常；三焦化气行水功能失职，亦使肾和膀胱温化水液的功能受到影响。

1. 三焦虚寒

多因肾气不足，三焦气化不行，水湿内停所致。

症状：肌肤肿胀、腹中胀满、小便不利或遗尿、失禁，舌苔白滑，脉沉而弱。

治宜温通三焦、促进气化。

基本操作：中脘至关元熨法，肾俞至三焦俞熨法，手少阳经滚法。

2. 三焦实热

多由实热蕴结于里、三焦化气行水功能失调，以致水液潴留体内。

症状：身热口渴，气逆喘促，肌肤肿胀，大便干燥，小便不利，舌苔黄，脉滑数。

治宜通利三焦、清热行水。

基本操作：取手少阳经上肢段刮法，中脘至水分、石门至中极划法，三焦俞点压。

【胆病辨证论治】

胆附于肝，储存胆汁，在肝的疏泄功能支配下得以调节，故胆病与肝病常常相互影响。肝气郁结可以影响胆汁的疏泄，引起黄疸、口舌、呕吐苦水；胆汁的郁积也可以导致肝失条达，出现头晕、目眩、胸胁疼痛、心烦不眠、口舌等症，二者临床表现多有共同之处。由于肝与胆相表里，足少阳经脉络肝，经别与心相通；足少阴经脉贯肝，肝肾同源；足厥阴经脉挟胃、络胆、上注肺。故肝胆病辨证论治与肾、胃、肺、心的关系十分密切。

1. 胆火亢盛

症状：偏头痛，耳鸣、耳聋，口苦咽干，呕吐苦水，胁肋疼痛，舌红，脉弦数。

治宜清热利胆、降胆火。

基本操作：头侧耳后刮法，足少阳经下肢段拍法，风市、外关点压。

2. 肝胆湿热

症状：胸胁满闷，胀痛不舒，目黄、身黄、尿黄，外阴潮湿瘙痒，男子睾丸肿胀热痛，女子带下色黄腥臭。苔黄腻，脉弦数。

治宜疏肝利胆、清热化湿

基本操作：足厥阴经下肢段拍法，足少阳经筋拨法，章门、期门、日月、肝俞、胆俞砭震振法。

【肝病辨证论治】

肝为将军之官，主疏泄，性喜条达而恶抑郁。其病多实，以气郁阳亢、风火上逆之证为主。每由肾水不足，水不涵木而致。此外，由于肝藏血，开窍于目，主一身之筋，故目疾、筋病和妇女月经异常也往往与肝有关。症见胁肋胀痛，嗳气呃逆，头晕目眩，肢体拘挛、抽搐，妇女月经不调等。

1. 肝气郁结

症状：情志抑郁，善太息，胸胁胀满，嗳气不舒，胃痛不欲食，女性伴月经不调、痛经、乳房胀痛。舌苔薄黄，脉弦。

治宜疏肝理气。

基本操作：太冲、行间点刺，右肋骨下缘刮法，足厥阴经下肢段振法。

2. 肝阳上亢

症状：头痛、眩晕、目胀，胁肋胀痛，心烦易怒，舌红，脉弦。

治宜平肝潜阳。

基本操作：照海、太溪及踝部守法，背部太阳皮部刮法，头顶部刮法。

3. 肝风内动

症状：轻者头晕目眩，手足麻木，肢体震颤，重则高热神昏，四肢抽搐，项背强直，角弓反张。舌体偏斜，舌红，脉弦。

治宜息风止痉。

基本操作：督脉及华佗夹脊划法；足厥阴经筋拨法；百会、四神聪守法。

4. 肝脉寒滞

症状：少腹胀满，引睾而痛，睾丸肿胀下坠，阴囊冷缩，苔白滑，脉沉弦。

治宜温经散寒。

基本操作：关元至归来熨法，曲泉、中封处足厥阴经筋拨法。

5. 肝血虚

症状：面色无华，头晕目眩，目干涩作胀，视物昏花或近视，夜盲，耳鸣，指趾麻木，女性月经减少甚至闭经。舌淡，少苔，脉弦细。

治宜补肝养血。

基本操作：三阴交、光明、肝俞点压，攒竹至丝竹空刮法，腕、踝处守法。

三、气血辨证论治

气血是机体生命活动的物质基础，对机体起着滋养脏腑、抗御外邪、调节平衡的重要作用。气血旺盛，正常运行则体魄健壮，抗病力强。气血亏虚或运行不畅则体质衰弱，抗病力差；气血逆乱则百病丛生；气血绝尽则精神散失，形体消亡。人体的一切组织、脏腑只有靠气的推动和血的营养，才能进行正常的生理活动。而一定的组织、脏腑在正常生理活动中，又能化生气血。因此，脏腑有病，必然对气血的形成和运行发生影响，同时，气血的病变也会影响脏腑的功能。

【气病辨证论治】

气的病症分为虚、实两大类。虚指气之不足，表现为功能低下或衰退，有气虚、气陷之分。实，指气之有余，表现为功能亢进或太过，有气滞、气逆之别。

1. 气虚证

多由先天不足或后天失养，重病、久病之后元气耗伤，年老体弱元气自衰而致。

症状：神疲乏力，面色淡白，头晕目眩，少气懒言，自汗出，稍事活动则气促而喘，舌淡、体胖嫩有齿痕，脉细弱无力。

治宜培元补气。

基本操作：气海、关元振法，膻中守法。

（本处气虚证指全身性气之不足证，各脏腑气虚证参考有关章节。）

2. 气陷证

气陷即气虚下陷，也属于气虚证的范畴，但较一般气虚证为重。由于中气不足而致病。

症状：久泻、久痢不休，遗尿，崩漏不止，腹部坠胀，内脏下垂，脱肛，子宫脱垂，舌淡，苔白，脉沉弱无力。

治宜补中益气、升阳举陷。

基本操作：取百会、中脘守法，神阙、气海振法。

3. 气滞证

气滞指身体某一部位的气机阻滞，运行不畅，属实证范畴。

症状：局部胀闷而痛，胀多痛轻，痛无定处，嗳气呕逆，喜叹息，女子则乳房胀痛，月经失调。舌苔薄黄，脉弦或涩。情志不舒时病情加重，嗳气、矢气后则病情减轻。

治宜通经活络、行气止痛。

基本操作：两胁及中脘部施以振法；取相关经筋拨法。

4. 气逆证

正常生理肺胃之气以降为顺。若肺气上逆，会出现气逆咳喘；如胃气不降，反而上逆，就会出现恶心呕吐、嗳气、呃逆。

（1）肺气上逆

治宜宣肺调气。

基本操作：膻中守法，太阴皮部刮法。

（2）胃气上逆

治宜理气和胃。

基本操作：中脘守法，膈俞、胃俞点压。

【血病辨证论治】

临床上有关血的病症很多，一般分为血虚、血瘀和出血三类。

1. 血虚证

血虚指全身的血液不足或由于某种原因导致血对机体某些部位失于濡养而产生的病症。多由生血不足、失血过多或心、肝、脾三脏对血的调节功能障碍引起。

症状：面色萎黄或苍白无华，眼结膜、口唇指甲淡白无血色，头晕目眩，心悸、失眠，手足麻木，月经延期不至且量少色淡，舌淡，脉细无力。

宜补血养血兼益气。

基本操作：血海、肝俞、脾俞、心俞点压；气海至腹结横擦或熨法。

2. 血瘀证

血瘀指机体某部位因外伤、气滞、寒凝等因素导致血流不畅或局部有瘀血停滞。

症状：局部肿胀刺痛，痛有定处，拒按，皮下大片青紫或见散在瘀斑。女性则有经前或经期小腹疼痛，经色紫暗夹有血块，久病则面色黧黑，肌肤甲错，皮下有出血点。舌质紫暗或见瘀点，紫斑，脉涩。

治宜活血化肤、消肿止痛。

基本操作：在百会穴和瘀血局部施以守法，血海、关元、背部相关俞穴施以振法。

3. 出血证

出血原因除外伤以外分为气不摄血、血热妄行，阴虚火旺伤及脉络以及瘀血内积而出血。凡出血症一股采取止血与病因对应治疗。

基本操作：百会守法，再取下腹部熨法。

【气血同病辨证论治】

气属阳，血属阴，二者之间相互依存，关系密切。气为血帅，气能生血，气能摄血，气行则血行，气滞则血瘀；血为气舍，又为气之母，无形之气依附于有形之血，血能载气运行。生理上的密切联系也导致病理上的气血同病。

1. 气虚血瘀

气虚无力推动血的运行，以致血行不畅，形成瘀滞。

症状：气虚证和血瘀证同时存在。

治宜补气行血。

基本操作：百会、膻中守法，血海、脾俞、膈俞、足三里点压。

2. 气滞血瘀

本证多由情志不遂、肝气郁结，或闪挫扭伤而致气机郁滞、血不流畅。

症状：气滞证和血瘀证同时存在。

基本操作：取两胁部施以振法，血海穴点压。

3. 气血两虚

气虚日久，伤及阴血，或血虚损及阳气均可致使气血两虚。

症状：既有气虚表现又有血虚证候。

治宜气血双补。

基本操作：太阳、阳明皮部熨法，小腿足三阴经振法。

4. 气随血脱

各种大出血后，血脱气无所依。

症状：大量出血、血压急降，面色苍白，四肢厥冷，大汗淋漓，气息微弱，甚至昏厥，舌质淡，脉微欲绝或芤大而散。

治宜大补气血，回阳救逆。

基本操作：素髎、内关、三阴交点刺，百会、神阙、乳中守法。

5. 血瘀血虚

由于瘀血阻滞致新血不生。症见局部红肿刺痛、拒按，面色苍白，头晕目眩，心悸、失眠，舌质淡有瘀斑或瘀点，脉细涩。

治宜活血化瘀、祛瘀生新。

基本操作：百会守法，背部心俞至肝俞熨法，血海穴点压，下腹部气海（四海之气海）振法。

四、经络辨证论治

经络学说是中医学的重要组成部分，它来源于医疗实践，几千年来逐渐形成了一套独特的医学理论，在临床实践中发挥着不可替代的作用。

经，原意是“纵丝”，就是直行主线；络则是网络的意思。《灵枢·经脉》写道：“人始生，先成精，精成而脑髓生，骨为干，脉为营，筋为刚，肉为墙，皮肤坚而毛发长。”这里的“脉为营”不仅指血脉，也是指经脉、络脉。经络主运行血气，人体通过血气的流动营养全身，经络无处不到，运载血气通达肢体内脏。经脉与络脉，简称经络。中医的阴阳五行、藏象学说与经络学说相互联系而组成了经络理论系统。经络分为手、足、阴、阳，分布在人体躯干、四肢，又与脏腑相通，形成属络关系。

经络系统以十二经脉为主，内属于脏腑，外络于支节，将人体内外连贯起来，成为一个有机的整体。十二经别，是十二经脉在胸、腹及头部的重要支脉，沟通脏腑，加强表里经的联系。十五络脉，是十二经脉在四肢以及躯干前、后、侧三部的重要支脉，起沟通表里和渗灌气血的作用。三百六十五络，是络脉的小支，分布到全身各腧穴。奇经八脉，是具有特殊作用的经脉，对其余经络起统率、联络和调节气血盛衰的作用。此外，经络的外部、筋肉也受经络支配分为十二经筋；皮肤也按经络的分布分为十二皮部。

砭术是我国古老的医疗方法之一，与针、药、灸、导引共同组成中国五大医术。砭术是通过对人体全身表面各个部位的接触达到治疗目的的。经络系统遍布全身，砭术正是利用经络系统的通道来传递刺激、疏通血气的。针法只是利用腧穴的刺激传导气感，而砭术不仅利用穴位的传感，更多地使用络脉、经筋、皮部等经络内容，使经络理论与临床实践有机地结合起来，更充分地发挥其医疗作用。

经络辨证论治是以经络学说为主要依据的辨证论治方法。主要根据经络的循行分布，属络脏腑、联系器官、生理功能、病候特点等来确定疾病的经络归属，从而选择相应的经络治疗方法。经络辨证论治包括十二经辨证论治、奇经八脉辨证论治、络脉辨证论治、经筋辨证论治、皮部辨证论治等内容。

【十二经脉辨证论治】

十二经脉是经络学说的主要内容。“十二经脉者，内属于府藏，外络于支节”，这概括说明了十二经脉的分布特点：内部，隶属于脏腑；外部，分布于躯体。手三阴联系胸；手足三阳联系头，因而有“头为诸阳之会”说；足三阴则联系腹及胸。阳经分布最广，大致情况是阳明行于身前，少阳行于身侧，太阳行于身后，在头部也是如此。

在砭术治疗中凡遇肺系疾病，如咳嗽、哮喘、老年慢性支气管炎等病症，多采用上肢内侧前缘刮法，疏通手太阴经脉。心系疾病，如胸闷、心悸、心绞痛等症，砭术采用上肢内侧拍法，振心阳，通心包。又如口苦、目黄、易怒、烦躁，头侧疼痛证候，砭术采用大腿外侧风市拍法，以降胆火，头侧刮法，胁部滚法，小腿内侧足厥阴振法，均为疏肝利胆之措施。若水肿、水湿停聚之症，砭术采用下肢内测、少腹部振法，取足太阴经健脾，脾健运则水湿运化，水肿自然会消除。同时头面、四肢肿胀者可在上肢外侧正中实施砭术刮法，通过手少阳经疏通三焦，三焦主水液代谢。砭术中重要治法之一的百会、四神聪头部守法，就是根据“头为诸阳之会”，手足三阳均通于头的经络特点，达到益气活血、通经助阳的目的。

下面是十二经脉与砭术治疗操作纲要表。

表 7-3-1 十二经脉与砭术治疗操作纲要表

十二经脉	适用证	操作手法
手太阴肺经	鼻塞，流涕，咳嗽，哮喘，肺痈，肺痿，肺或气管炎症	循经划法、叩法、刮法
手阳明大肠经	便秘，大肠热盛，实泄，实热咳喘，腑气不通，肠炎，肠鸣	循经刮法、叩法，上臂段可施拍法，指段点压
足阳明胃经	胃痛，食欲过盛，食积牙痛，口臭，胃感灼热；泄泻，完谷不化，胃炎，胃癌，十二指肠球部溃疡，贲门及幽门疾患	胸腹段擦法、下肢段拍法、叩法，面部、项部守法
足太阴脾经	气虚乏力，纳呆、食少，浮肿湿聚，痰饮不化，梅核气，面色萎黄，虚胖体质，妇女月经不调，更年期综合征，糖尿病、高脂血症	胸腹段熨法、振法，下肢段拍法、叩法、振法，足部划法
手少阴心经	心悸怔忡，胸闷气短，口舌生疮，失眠多梦，神昏痰迷，心绞痛，癫痫，手足心冷汗	循经刮法，腋下点压或守法
手太阳小肠经	尿赤、尿涩，淋漓不尽，泌尿系感染，尿路结石，肾绞痛，肩周炎	循经划法、刮法
足太阳膀胱经	头痛、头晕，肩背颈僵硬，颈椎病，腰椎病，膝关节不利，痿证，痹证	循经划法、滚法、刮法、点压、振法、叩法，下肢可施拍法
足少阴肾经	小便清长、夜尿，腰痛腰酸，下肢乏力，足冷，膝关节不利，足跟痛，五更泄，阳痿、早泄，妇女月经不调，不孕症，更年期综合征，小儿发育迟缓，脱发、白发、早衰，牙龈出血、牙齿松动、牙周病，耳鸣、耳聋，头晕空痛，记忆力减退	循经刮法、振法、叩法，足下滚法，腹部段熨法、守法
手厥阴心包经	高热，神昏痰迷，小儿惊风，心悸，气短，心烦，失眠，夜寐不安，温病	循经拍法，指段刮法
手少阳三焦经	热病，水液代谢紊乱	循经拍法，上肢大臂段拍法
足少阳胆经	口苦咽干，偏头痛，头晕、耳鸣、耳聋，目黄易怒，胁胀满或痛，泛酸，胆汁反流	循经刮法，下肢段拍法
足厥阴肝经	胸痛易怒，头晕眼花，目涩、流泪，屈光不正，妇女月经不调，更年期综合征，脏躁证，外阴瘙痒，睾丸肿痛	循经振法、叩法，胁部擦法、滚法，阴部守法

十二经在砭术中应用于脏腑多种病症。操作手法以循经划、刮、叩、振

为主。有些较重病症可施以拍法加强对经脉的刺激，达到迅速传感作用。

【络脉辨证论治】

十二经脉在四肢部分各分出一络，再加躯干部的任脉络（前身）督脉络（后身）及脾之大络（侧身），总为十五络脉。四肢部的十二络，主要沟通表里两经，又有循行路线补充经脉循行的不足；躯干部三络，分布于身前、身后、身侧，起渗灌气血的作用。络脉与经别比较，特点是主外，各有一络穴，有所主病症。因此络脉在砭术的治疗中起着比较重要的作用。

1. 手太阴络脉

络穴名称：列缺。

所主病症：实证为手腕和手掌部灼热：虚证为张口出气、尿频、遗尿。

操作手法：使用砭板双尾间凹部，自列缺起沿肺经向大拇指桡侧刮法，再用砭板弓背在大鱼际施以刮法。

2. 手阳明络脉

络穴名称：偏历。

所主病症：齿痛、齿冷，耳鸣、耳聋，胸膈痹阻不通。

操作手法：使用砭锥尖部或砭球点压偏历，使用砭板弓背在肩峰部施以刮法。

3. 足阳明络脉

络穴名称：丰隆。

主治病症：气厥逆之喉部肿痛，突然音哑。躁狂、痴癫，下肢肌肉萎缩无力症。

操作手法：使用砭锥尖部在丰隆穴处点压；用砭板弓背在丰隆至膝外侧施以刮法。

4. 足太阴络脉

络穴名称：公孙。

所主病症：吐泻症、腹内绞痛，腹部胀气。

操作手法：砭球点压加滚法。先点压公孙穴，沿线向陷谷穴滚动。

5. 脾之大络

络穴名称：大包。

所主病症：周身酸痛，百节松弛，软弱无力，糖尿病，呃逆，梅核气。

操作手法：使用砭碌在脾之大络全面滚法；使用电动砭震在大包穴及全络施以振法。

6. 手少阴络脉

络穴名称：通里。

所主病症：胸膈支撑胀满，中风后遗症之语言不利。

操作手法：使用砭锥点压通里穴，再自神门经阴郄、通里至灵道划法。

7. 手太阳络脉

络穴名称：支正。

所主病症：肘部痿废不用，关节迟缓；皮肤赘生小疣。

操作手法：使用砭锥尖部在支正穴点压。

8. 足太阳络脉

络穴名称：飞扬。

所主病症：鼻塞、流清涕、头痛，背痛，鼻出血。

操作手法：使用砭锥点压或点刺飞扬，使用砭板弓背在飞扬穴处施以刮法。

9. 足少阴络脉

络穴名称：大钟。

所主病症：肾虚腰痛，腰膝酸软。小便不利，心烦，更年期综合症，前列腺肥大。

操作手法：使用砭石珠串在踝部施以守法。

10. 手厥阴络脉

络穴名称：内关。

所主病症：心绞痛，心中烦乱，高热神昏，胸闷气短，心悸怔忡、惊悸。

操作手法：使用砭尺或砭砧在内关穴位施以拍法。

11. 手少阳络脉

络穴名称：外关。

所主病症：肘关节拘挛，肘关节松弛不能收屈，上肢或手部肿胀，胸闷气短。

操作手法：使用砭锥点压外关穴，使用砭棒端面在外关穴施以叩法。

12. 足少阳络脉

络穴名称：光明。

所主病症：足部厥冷，下肢痿痹，痿证，近视，目疾，口苦，偏头痛。

操作手法：使用砭锥或砭板尾点压光明穴，或使用砭板弓背在光明穴及周围施以刮法。

13. 足厥阴络脉

络穴名称：蠡沟。

所主病症：主治睾肿卒疝、暴痒挺长。

操作手法：使用砭板尖尾点刺络穴，后施以刮法。

14. 任脉络

络穴名称：鸠尾。

所主病症：腹皮痛，脘部不适及脐中瘙痒。

操作手法：使用砭锥点压穴位，或使用砭佩在鸠尾出施以守法。

15. 督脉络

络穴名称：长强。

所主病症：头重、脊强反张，痔疮、肛裂。

操作手法：使用砭砧擦法或使用砭球守法。

【经筋辨证论治】

“筋”,《说文》解释作“肉之力也”，意指能产生力量的肌肉；而“腱”是筋之本，是筋附着于骨骼的部分。全身筋肉按经络分布部位也分成手足三阴三阳，即十二经筋。经筋各起于四肢末端，结聚于关节和骨骼部，有的进入胸腹腔，但不像经脉那样属络脏腑。手足三阳之筋都到头目，手三阴之筋到胸膈，足三阴之筋到阴部。

1. 手太阴经筋

循行：起始于大指之上，沿大指上行，结于鱼际之后，行寸口动脉外侧，上行沿前臂，结于肘中，向上经过上臂内侧进入腋下，出缺盆部，结于肩峰前方；其上方结于缺盆，向下内行结于胸里，分散通过膈部，会合于膈下，到达季胁。

适应证候：胁肋拘急，上逆吐血，本经循行线路出现强滞、痉挛和酸痛。

操作手法：寸口外侧、肘前、腋前处使用砭锥尖部施以拨法。

2. 手少阴经筋

循行：起始于手小指内侧，结于腕后豆骨处，向上结于肘内侧；上入腋内，交手太阴经筋，伏行于乳里，结于胸中；沿膈向下，联系于脐部。

适应证候：脐上、心下有积块、伏而不动；肘部支撑不适，掣引转筋和酸痛。

操作手法：使用砭锥尖部在腕上内侧后缘筋腱处、肘内侧后缘筋腱处施以拨法。

3. 手厥阴经筋

循行：起始于中指，与手太阴经筋并行，结于肘部内侧；上经上臂内侧，结于腋下，分散前后挟在胁旁。分支进入腋内，散布于胸中，结于膈部。

适应证候：经筋循行部位僵滞不适、转筋，以及胸痛气急、气逆等胸膈证候。

操作手法：肘内正中大筋处可使用砭板弓背拨法，其他筋处可使用锥尖部。

4. 手太阳经筋

循行：起始于手小指的上边，结于腕背，上沿前臂内侧，结于肱骨内上髁后，以手弹该骨处，有感传可及于手小指之上；进入后，结于腋下。其分支走肘后侧，向上绕肩胛部，沿着颈旁出走足太阳经筋的前方，结于耳后乳突部；分支进入耳中；直行的出于耳上，向下结于下颌处，上方的连属于眼外眦。

适应证候：腋下或上臂外侧后缘酸痛；肘内锐骨后缘疼痛；手小指僵滞不适，绕肩胛牵引颈部作痛；痛牵引颌部，颈筋拘急，筋瘘、颈肿发寒热等颈部病症。

操作手法：

（1）腕部外侧后缘筋处使用砭锥尖部拨法。

（2）肱骨内上髁后处使用砭板尖尾拨法。

（3）肩胛后缘经筋过处使用砭板弓背拨法。

（4）颈部经筋过处使用砭板弓背刮法。

（5）耳后乳突部使用砭板钝尾划法。

5. 手少阳经筋

循行：起始于第四指末端，结于腕背，上沿前臂外侧，结于肘尖部，向上绕行于上臂外侧，走向颈部，会合于手太阳经筋。其分支当下颌角部进入，联系于舌根；一支上下颌关节处，沿耳前，连接目外眦，上达颞部，结于额角。

适应证候：舌卷缩、颞颌关节紊乱症，上肢外侧本经筋循行部位僵滞不舒、转筋掣引。

操作手法：

（1）手背近腕处本经筋通过部，使用砭锥尖部拨法。

（2）肘尖向上 1 寸处，使用砭锥尖部拨法。

（3）下颌关节处至耳而使用砭板弓背刮法。

6. 手阳明经筋

循行：起始于食指桡侧端，结于腕背部，向上沿前臂，结于肘外侧；上经上臂外侧，结于肩峰部。分支绕肩胛部，挟脊柱两旁，直行的从肩峰部上颈。分支上向面颊，结于鼻旁颧部；直行的走手太阳经筋前方，上额角，散络头部，下向对侧颌部。

适应证候：本经筋所经之处的强滞，酸痛及痉挛，肩关节不能高举，颈不能向两侧转动。

操作手法：使用砭锥尖部在肘外侧前缘下 1 寸处拨法；使用砭板弓背在肩峰施以刮法。

7. 足太阴经筋

循行：起始于足大趾内侧端，上行结于内踝；直行向上结于膝内辅骨（胫骨内髁部）向上沿着大腿内侧，结于股前；会聚于阴器部。向上到腹部，结于脐，再沿着腹内结于肋骨，散布到胸中，在内的经筋则附着于脊柱。

适应证候：大趾强滞不适，内踝部痛、转筋，膝内侧骨痛，股内侧牵引髀部酸痛，阴部扭转疼痛，并上引脐及两胁作痛，牵引胸中和脊内疼痛。

操作手法：股前本经筋过处使用砭板弓背施以拨法；尺骨联合上缘筋结处刮法。

8. 足少阴经筋

循行：起于足小趾下边，入足心部，同足太阴经筋斜走内踝下方，结于足根，与足太阳经筋会合，向上结于胫骨内髁下，同足太阴经筋一起向上行，沿大腿内侧，结于阴部，沿膂（脊旁肌肉）里夹脊，上后颈结于枕骨，与足太阳经筋会合。

适应证候：小腿内及足下转筋、疼痛，痫症抽搐和项背反张；项背部筋急，身体不能前俯，腹部筋急、痉挛，身体不能后仰之症。

操作手法：内躁下方与本经筋过处，使用砭锥尖部拨法。

9. 足厥阴经筋

循行：起始于足大趾的上边，向上结于内踝前方，向上沿胫骨内侧，结于胫骨内髁之下，再向上沿大腿内侧，结于阴器而与各经筋相联络。

适应证候：足大趾强滞不适，内踝前部痛，膝内侧疼痛；阳痿不举，阴器缩入不出或松弛。

操作手法：使用砭板弓背在足大趾根部上边筋过处施拨法，再沿本经筋至踝前施以刮法，使用电动砭震沿本经筋大腿内侧施以振法；使用砭板弓背适度拨法。

10. 足太阳经筋

循行：起始于足小趾，上结于外踝，斜上结于膝部，下方沿足外侧结于足跟，向上沿跟腱结于腘部，其分支结于小腿肚，上向腘内侧，与腘部一支并行上结于臀部，向上夹脊旁，上后项，分支入结于舌根。直行者结于枕骨，上向头项，由头的前方下行到颜面，结于鼻部。分支形成“目上纲”，下边结于鼻旁。背部的分支，从腋后外侧结于肩髃部位，一支进入腋下，向上出缺盆，上方结于完骨（耳后乳突）；再有分支出缺盆，斜上结于鼻旁部。

适应证候：足小趾僵滞不适，足根部掣引酸痛，腘窝部挛急，脊背反张，项筋拘急，肩不能抬举，腋部僵滞不适，缺盆中如扭掣样疼痛，不能左右活动。

操作手法：足太阳经筋全程均可施拨法，尤以足根部、腘窝后双筋、脊背部常用。亦可全程施以刮法，尤以大腿后侧常用。头项部多使用刮法，可疏通筋结，使经筋恢复弹性。在砭术保健中常在足太阳经筋全程实施拨法、刮法，能够解除疲劳，防治颈椎、腰椎病症，亦能够使亚健康状态人群恢复健康体魄。

11. 足少阳经筋

循行：起于第四趾，上结于外踝，再向上沿外侧结于膝外侧。其分支另起于腓骨部，上走大腿外侧，前边结于伏兔（股四头肌部），后边结于骶部。直行的经侧腹季胁，上走腋前方，联系于胸侧和乳部，结于缺盆。直行的上出腋部，通过缺盆，走向太阳经的前方，沿耳后上绕到额角，交会于头顶，向下走向下颌，上方结于鼻旁，分支结于外眦成“外维”。“外维”指维系目外眦之筋，此筋收缩即可左右盼视。

适应证候：足第四趾强滞不适，掣引转筋，并牵连膝外侧转筋，膝部不能随意屈伸，腘部的经筋拘急，前面牵连髀部，后面牵引尻部，向上牵及胁下空软处及胁部作痛，向上牵引缺盆、胸侧，颈部所维系的筋发生拘急。

若从左侧向右侧维络的筋拘急时，则右眼不能张开，左右之筋相交叉，左侧的维络右侧，所以左侧的额角受伤会引起右足不能活动。

操作手法：外踝部、膝外侧部、风市穴位、骶部均可施以拨法；头项经筋循行部均可施以刮法。

12. 足阳明经筋

循行：起始于足次趾、中趾及无名趾，结于足背，斜向外行加附于腓骨，上结于膝外侧，直行的上结于大转子部，向上沿胁部联系脊柱。直行的上沿胫骨，结于膝部，分支结于腓骨部，并合足少阳经筋。直行的沿伏兔上行，结于大腿部而聚会于阴器。上向腹部而分布开，至缺盆处结集。上向颈部，夹口旁，会合于鼻旁颧部，向下结于鼻，上方并合足太阳经筋。太阳经筋成为“目上纲”（上睑），阳明经筋成为“目下纲”（下睑）。另一支，从面颊结于耳前部。

适应证候：足中趾掣强、胫部筋肉痉挛，下肢跳动、僵硬不舒，股前筋肉拘紧，股前部肿，疝气，腹部筋肉拘紧，向上牵制到缺盆和颊部。突然发生口角歪斜，寒袭眼睑不能闭合，热盛筋松眼睑不能睁开。

操作手法：足背三筋拨法、划法均可，腓骨部经筋拨法。足背拨法可使用砭板尖尾，较砭锥尖部力点更为集中。滚法则使用砭球顺筋滚动。腓骨部拨法使用砭锥尖部比较应手。

【六经皮部与辨证论治】

1. 皮部的概念

皮部，是皮肤按经络所属分区。十二经脉及其络脉的分布部位划分为十二皮部。这是经络功能活动反映于体表的部位，也是皮肤－络脉－经脉－脏腑各层次的最外部位。

2. 六经皮部辨证论治

（1）太阳皮部：分布在人体额中、头项中部、背部、腿后部，上肢外侧，是人体面积最大的皮部。

症见恶寒发热，头项强痛，脉浮。病位在表，故称表证。

操作手法：以刮法为主，以解表疏风。

（2）阳明皮部：分布在人体正面，肢体外侧。阳明多气多血，气血旺盛，为五脏六腑之海。胃肠隶属阳明，胃主受纳腐熟水谷，大肠主传导糟粕。阳明之为病，多为实证、热证。

症见身大热，汗大出，口大渴，脉洪大；日哺潮热，手足汗出，腹部胀满疼痛，大便秘结，或热结旁流；舌苔厚黄干燥，脉沉迟有力或滑数。

操作手法：在胸腹宜擦法，下肢以拍法为主，以清热祛邪。

（3）少阳皮部：分布在手足少阳经脉体表，布于胁肋，外邻太阳，内接阳明，介于太阳与阳明之间，司职升降和运转。

少阳病变属半表半里。症见口舌咽干，目眩，头侧痛，寒热往来，胸胁苦满，心烦喜呕、食欲不佳等。胁下硬满，骨节弛缓等症有些也是少阳之为病。

操作手法：头部、上肢以刮法为主，胁部可滚法，亦可施以砭震振法；腿外侧拍法以和解少阳。

（4）太阴皮部：分布于人体两胁和上下肢内侧的肺、脾经循行体表。

症见腹满而吐、食不下，自利益甚，时腹自痛。

太阴是三阴之“关”，亦为病邪出入之门户，寒邪直中，太阴先伤，病从口入，直侵太阴。太阴病属里虚寒证。

操作手法：以电动砭震振法为主，以补虚祛寒。

（5）少阴皮部：分布在上、下肢内侧心、肾及任脉循行体表。手少阴心属火，足少阴肾属水，藏神明，藏精，内寄元阳元阴。

少阴之为病，脉微细，但欲寐。可出现心烦不得卧，口燥咽干，舌红少苔，脉细数。少阴病属里虚证。

操作手法：以电动砭震振法为主，补虚力强。

（6）厥阴皮部：分布于人体上下肢内侧及乳下、腹股沟、阴器处，在心包、肝经循行的体表。

厥阴之为病，症见消渴、气上撞心，心中疼热，饥而不欲食，或下利。本病为寒热错杂证，多为上热下寒。

操作手法：以擦法为主，亦可结合电动砭震施以振法。小臂厥阴皮部可施以拍法，用于热盛之证。

第四节 砭术诊法

砭术的诊法可分为遍诊法和四肢诊法两种。

一、遍诊法

遍诊即使用砭板的弓背在人体表皮顺序刮压，发现有结节、条索状物等有形之病理产物，根据所属皮部可确定六经病证。

遍诊法在临床症状不明显，脏腑辨证不明确以及患者口述表达有困难时；或已有基本诊断，需进一步确定脏腑所属病症时使用。

遍诊法的优点在于可以找出病位，全面诊治。不足在于需要患者配合，诊法既费时间又操作繁琐。

二、四肢诊法

在阴阳各三经皮部的人体四肢进行叩、拍，出现疼痛的皮部为某经患病。例如某患者高热数日，无力起床，服中西药物、静脉注射均无效。使用四肢皮部叩诊法发现该患者上肢阳明皮部有叩痛，且疼痛难忍。即诊断为阳明腑实证。砭术施以清阳明热治法。45分钟即排出大量坚硬宿便，60分钟热退如常，精神大振。

六经皮部在砭术中起着十分重要的作用，不仅诊治疾病使用，在保健中也占有重要地位。使用砭具经常在人体表刮、滚、叩、擦，该处的皮部受到良性刺激，相应的经络、脏腑就会逐渐地强健起来，因而有效地预防疾病的发生。

第五节 适应证、禁忌证与注意事项

一、砭术疗法的适应证与禁忌证

任何一种疗法都不是万能的。同样，砭术治疗法也不可能包治百病。在其适应证中，有些可以单独使用砭术治疗法治好；有些可以刮痧为主，配合其他疗法治疗；有些病症，刮痧只能起到辅助治疗的作用。在砭术治疗无效时可改用其他疗法施治，以免贻误病情。因此，在砭术治疗的实际应用中，熟悉和掌握其适应范围与禁忌证是很有必要的。

1. 适应证

砭术治疗法在临床应用中十分广泛，以往主要要用于刮痧。经科学研究和临床实践证明它可以用于临床的内、外、妇、儿、五官等科和各系统疾病。如消化系统、循环系统、呼吸系统、运动器官、神经、血管等疾病。

（1）痧证：多发于夏秋季，表现为微热形寒、头昏头痛、恶心呕吐、胸腹部或胀或痛甚至上吐下泻、神志昏迷，多起病突然。

（2）内科疾病：感冒、脑血栓、脑软化、哮喘、胃痛、呕吐、腹痛、便秘、腹泻、失眠、头痛、眩晕、水肿、痹证、痨证、内伤发热及虚劳等病症。

（3）外科疾病：颈椎病、肩周炎、腰腿疼痛、急慢性扭伤及其他疼痛性疾病。

（4）妇科疾病：月经不调、痛经、带下病及妊娠期和产后疾病。

（5）其他：养颜美容、减肥保健等。运用刮痧可使皮肤的新陈代谢增强。皮肤中的细胞得到充分的营养和氧气，毛孔自然缩小，皱纹消除或减少。妇女生产后的妊娠纹，一般刮拭 2~3 个月即可消除。

2. 禁忌证

砭术治疗法在临床上的应用十分广泛，但亦有它的局限性和禁忌证，砭术治疗法的禁忌证主要有以下几种：

（1）凡危重病症，如急性传染病、重症心脏病等，在有可能时，应立即送医院观察治疗，只在确无条件的情况下可用本法急救，以争取更多的时间和治疗机会。

（2）有出血倾向的疾病，忌用本法治疗，如血小板减少性疾病、白血病等。

（3）传染性皮肤病，如痈疮、瘢痕、溃烂、传染性皮肤病及皮肤不明原因的包块等，不宜直接在病灶部位刮拭。

（4）年老体弱者，空腹及妊娠妇女的腹部，女性的面部忌大面积、强力刮拭。

（5）对刮痧恐惧或过敏者。

（6）孕妇，禁刮下腹部及三阴交、足三里等穴位。用力宜轻不宜重。

二、注意事项

1. 术前注意

（1）砭术治疗室要宽敞明亮，空气流通新鲜，并注意保暖，勿使病人感受风寒外邪，导致病情加重。注意避风。夏季不可在电扇处或有过堂风的地方刮痧。因刮痧时皮肤毛孔开放，如遇风寒邪气可直接入里，不但影响疗效，还有可能引发新的疾病。

（2）选择舒适的刮痧体位，充分暴露刮拭部位，并擦洗干净。

（3）刮痧砭石用具一定要注意清洁消毒，防止交叉感染。检查刮痧工具，避免不光滑的用具划伤皮肤。施术者的双手也要保持干净。

（4）勿在病人过饥、过饱及过度紧张的情况下施行刮痧。

2. 术中注意

（1）刮痧时，要求病人体位自然舒适，在刮痧过程中，要适时变换其体位，避免病人疲劳而中断治疗。当病人疲劳时，可让其做完一种体位刮痧后，休息数分钟再进行刮拭。

（2）掌握手法轻重，按顺序刮拭，治疗时应用刮痧介质，以免损伤皮肤。

（3）刮痧手法要求用力均匀，不要忽轻忽重，病人感到疼痛不能忍受时应刮轻一些，多刮几次，以达到皮下紫黑（痧斑、痧痕出现）为止。

（4）不可片面追求出痧而加重刺激手法，或者延长刮痧时间。是否出痧不是治疗的目的所在。出痧多少受多方面因素的影响。一般情况下，血瘀之证出痧多；虚证出痧少；实证、热证较虚证、寒证容易出痧；服药多者，特别是服用激素类药物后不易出痧；阴经较阳经不易出痧；室温低时不易出痧。出痧多少与治疗效果不完全成正比，只要刮痧方法、部位正确，就能达到治疗效果。

（5）刮痧过程中，若遇有晕刮（晕厥）者（表现为面色发白、心慌、肢冷、冷汗、恶心、吐泻、脉象沉细等）应立即停止刮痧，嘱其平卧，休息片刻，并饮热糖水，一般会很快好转。若不奏效，可采用刮百会、内关、涌泉等穴位以急救。为了避免晕刮的发生，主要应做好预防的工作，掌握刮痧禁忌证，事先做好解释说明，消除顾虑和恐惧心理。刮痧开始不可用力过大，速度过快，时间不超过 25 分钟，治疗当中一边治疗，一边观察病人的反应变化，不时与病人交谈，这样晕刮就可以避免。

3. 术后注意

（1）刮痧后，病人需要休息片刻，适量饮用温开水或姜汤，不可马上入浴洗澡。治疗期间注意不能急燥动怒、忧思沉郁，并忌食生冷、油腻、荤腥食物。

（2）经过正确的刮拭治疗，若病情加重或无效，应去医院进一步检查并治疗。

（3）砭术治疗法，可以单独应用，也可以根据病情需要积极配合其他治疗方法，或作其他疗法的辅助治疗，如针灸、推拿、药物等，以增强疗效。

第八章 常见病的调治

第一节 慢性疲劳综合征

慢性疲劳综合征（CFS）是一组病因不明，各项现代手段检查无任何器质性病变，以持续半年以上的慢性，反复发作性极度疲劳为主要特征的综合征。其症状表现常见于中医学“头痛”“失眠”“心悸”“郁证”“眩晕”“虚劳”等病症中。

【病因病机】

中医学认为，本病与肝、脾、肾的病变有关。其病理机制主要在于劳役过度、情志内伤或复感外邪，致肝、脾、肾功能失调。肝主疏泄，肝气条达与否影响到情志与心理活动；肝主筋而藏血，人之运动皆由乎筋力，故肝又与运动、疲劳有关。肝气不疏失于条达，肝不藏血，筋无所主，则会出现涉及神经、心血管、运动系统的各种症状。脾为后天之本，主运化，主四肢肌肉，若脾气虚弱，失于健运，精微不布，则肌肉疲惫，四肢倦怠无力。肾为先天之本，藏精、主骨、生髓，肾精不足则骨软无力，精神萎靡。

【临床表现】

患者多表现为神经系统、心血管系统、骨骼等系统疲劳，持续达半年以上。可见头晕目眩，肌肉疲乏无力或疼痛，咽痛不适，颈前后部或咽峡部淋巴结疼痛，失眠，健忘。精神抑郁，焦虑、情绪不稳定，注意力不集中等。卧床休息不能缓解，影响正常工作和生活。

【辨证】

1. 肝阳上亢

头晕目眩，头目胀痛，烦躁易怒，失眠多梦，面红目赤，口苦，舌红苔黄，脉弦数。

2. 脾肾阴虚

神倦乏力，胸闷恶心，呕吐痰涎，头晕耳鸣，腰膝酸软，少寐健忘，便溏，舌红，苔薄，脉弦细。

3. 气血不足

神疲乏力，头晕目眩，心悸少寐，腹胀纳呆，舌淡，苔薄白，脉弱。

【治疗】

1. 治则

平肝潜阳，行气补血，补脾益肾。

2. 基本操作及处方

（1）肝阳上亢

a. 肝俞、胆俞段，头维至风池段刮法。

b. 行间、侠溪点刺。

c. 风池、百会、四神聪守法。

d. 小腿内侧肝经砭震振法。

（2）脾肾阴虚

a. 小腿三阴经拍法。

b. 阴陵泉、丰隆点压。

c. 足厥阴经筋拨法。

d. 八髎及十七椎下刮法或擦法。

e. 中脘、内关砭震振法。

（3）气血不足

a. 百会、膻中守法。

b. 脾俞、胃俞先点压后刮法。

c. 气海、血海砭震振法。

d. 神阙、命门守法。

3. 加减

髓空加悬钟点压，可充养髓海，为止晕要穴；颈椎病加大椎刮法，肩井拍法；高血压加人迎刮法。

4. 方义

肝俞、胆俞平肝潜阳；行间、侠溪、风池清泻肝胆之火；百会、四神聪治晕，补头窍，通阳气，通调肝经降肝火；阴陵泉、丰隆降浊法痰；中脘健脾和胃；内关降逆止呕；头维、风池疏调局部经气；气海、血海穴双补气血；神阙、命门养气充精。肝经、肾经可滋补肝肾：八髎及十七椎下益肾填髓。

第二节　电脑综合征

电脑综合征是由于长时间使用电脑所引起的视觉疲劳，如眼睛干涩、发红和灼热感；眼睑、额头部位的疼痛；手腕、颈椎、腰椎劳损；以及诱发某些精神方面的疾病的一系列症状和体征。

【临床表现】

1. 鼠标手

手腕长期、密集、反复的在键盘上以及移动鼠标，会逐渐形成关节损伤，造成“腕管综合征”，也就是人们常说的“鼠标手”。腕管综合征的主要症状表现为正中神经分布部位出现感觉异常（主要是拇指、食指、中指掌侧），随症状加重，患者会在夜间出现疼痛和感觉异常，如果症状持续发展，可使正中神经进一步损害，引起皮肤感觉缺失和鱼际肌肌力减退，对指活动乏力，晚期可有鱼际肌萎缩。腕部掌侧韧带和腕骨形成的腕管中有正中神经穿过，当腕部处于背屈状态时，腕部伸肌产生的力作用于韧带，从而压迫腕管中的正中神经。

2. 脊椎变弯错位

每天使用电脑超过 4 小时者，81.6%的人的脊椎都出现了不同程度的侧弯。脊椎侧弯是指在两脚长短差距大于 0.3cm 时，全身脊椎有 3 个以上脱位。电脑族脊椎侧弯部位以上段胸椎和肩胛骨为主。脊椎错位不但令关节失去功能，影响灵活性，肌肉抽紧剧痛和乏力，出现胸闷、脖子痛、腰痛、膝痛、脚麻等症状，甚至可能造成肌肉萎缩。由于脊椎神经受压，严重者更会令心肺等各器官功能不断衰退。

3. 角膜炎结膜炎

由于长时间注视电脑屏幕，眨眼次数减少引起的，正常人眨眼间隙大约 5~6 秒钟，而这些注意力高度集中于电脑的人，其眨眼间隙可高达 30 秒之长，而且眨眼程度不完全。这样，人眼前保护眼球的泪水被空气蒸发，导致角膜和结膜干燥，会引发角膜炎、结膜炎等一系列眼部疾病，特别是处于空调环境或配戴隐形眼镜的人，干燥症状更加明显。

4. 某些精神疾病

操作电脑过程中注意力高度集中，眼睛和手指快速频繁运动，生理、心理都不堪重负，从而产生头晕目眩、失眠多梦、神经衰弱、机体免疫力下降。同时，长期面对电脑工作也会对人的心理产生一定的影响，过度上网容易使人产生社会隔离感以及沮丧、孤僻、悲观等心理障碍，甚至诱发一些精神方面的疾病。

【病因病机】

电脑综合征的病因主要由长期伏案使用电脑引起，与身体疲劳及缺乏锻炼有关，故中医认为其病多由肝肾亏虚、气虚血瘀引起。肝主筋，肾主骨、藏精，肝肾亏虚可造成肌肉韧带容易疲劳，甚至萎缩，肝开窍于目，肝血不足可造成眼干眼涩，视物不清，肝肾气血不足还可造成头晕、失眠、神经衰弱等症。气血瘀滞可致关节肌肉疼痛，活动不利。

【辨证】

久坐伤筋，经气阻滞；血行不畅，瘀血内停，肌肉关节疼痛，严重者肌肉萎缩，如脊椎神经受压可令致内脏器官功能下降。眼干眼涩，视物不清。

【治疗】

1. 治则

舒筋通络，行气活血化瘀，补益肝肾。

2. 基本操作及处方

（1）鼠标手

a. 外关、阳池、阿是穴砭锥点压。

b. 合谷至曲池砭板刮法。

c. 劳宫、阳池砭砧熨法。

d. 砭石珠串戴在腕关节部守法。

（2）脊柱侧弯错位

a. 大椎至八髎，双侧膀胱经背俞穴砭砣推法。

b. 肝俞、胆俞、肾俞、至阳、筋缩砭锥点压。

c. 督脉砭砧熨法。

d. 躺砭石床垫守法，每日 2 小时。

（3）结膜炎

a. 丝竹空至瞳子髎刮法。

b. 睛明、鱼腰、承泣点压。

c. 佩戴砭石眼罩守法。

（4）情志不畅

a. 击磬。

b. 颈部，腕关节佩戴砭石珠串守法。

情志不畅引起的的其他症状可参考具体病症选用手法。

第三节 失眠

不寐是以经常不能获得正常睡眠为特征的一类病证，主要表现为睡眠时间、深度的不足，轻者入睡困难，或时寐时醒，或醒后不能再寐，重则彻夜不寐。俗称“失眠”。

【临床表现】

不易入睡，时寐时醒，睡眠时少。精力不足，伴心烦。

【病因病机】

人之寤寐，由心神控制，而营卫阴阳正常运作是保证心神调节的基础。饮食不节、情志失常、思虑过度、劳倦、年迈体虚均可导致心神不宁，神不守舍，不能由动转静而致不寐病证。

【诊断】

轻者入睡困难，或易醒，醒后不能再睡。连续 3 周以上为本病症。重者彻夜难眠。白昼头昏、心悸、健忘、神疲、心神不宁。

【辨证】

1. 肝火扰心

不寐多梦兼有头晕头胀、目赤耳鸣、口干便秘，脉弦或弦细。

2. 痰火扰心

心烦不寐，胸闷脘痞、泛恶嗳气，伴目眩，舌偏红，苔黄腻，脉滑数。

3. 心脾两虚

不易入睡，多梦易醒，心悸健忘，神疲食少，四肢倦怠，腹胀便溏，面色少华，舌淡苔薄，脉迟缓无力。

4. 心肾不交

心烦不寐、入睡困难、心悸多梦，伴头晕耳鸣，腰膝酸软，潮热盗汗，五心烦热，咽干少津，男子遗精，女子月经不调，舌红少苔，脉细数。

5. 心胆气虚

虚烦不寐，触事易惊，终日惕惕，胆怯心悸，伴气短自汗，倦怠无力，舌淡，脉弦细。

【治疗】

1. 治则

养心安神，交通心肾，疏肝利胆，祛痰健脾。

2. 基本操作及处方

a. 百会、四神聪、风池、角孙守法。

b. 三阴交点压及电动砭震振法。

c. 腕部神门点刺及守法。

d. 取耳穴的神门、交感、皮质下、心点施以点压法。

3. 加减

心脾两虚加心俞、厥阴俞、脾俞点压；心肾不交加心俞、肾俞、太溪点压；胆怯加胆俞、大陵、丘墟点压；肝阳上亢、脾胃不和加肝俞、胃俞段循膀胱经刮法，足三里、太冲点压；长期失眠可加全头部刮法。

4. 方义

百会、四神聪、角孙、风池为头部穴位，可加强血液循环，助阳气，充盈脑府，镇静安神。心经原穴神门调理心气；三阴交补益肝、脾、肾三经，助心气，心气安而不寐除。耳穴为经验所积，点压神门、交感点有益于调节头部神经加强睡眠深度，提高睡眠质量。

【注意事项】

凡失眠重者在治疗过程中忌思虑；晚上20点后禁止办公，忌零点后就寝。

【医案举例】

时女士母亲，64岁，退休职工，2000年4月就诊。

失眠10余年，夜不成寐，昼晕头胀，双目无光。体虚胖，乏力，膝软腰酸，舌淡苔白，脉沉，尺弱。

辨证：肾气虚，不寐证。

立法：补肾安神

砭术治疗：百会、四神聪、风池、膻中、阳池、阳溪、神门守法，每日6~10小时。命门、肾俞熨法每日1小时。治疗2日后，到晚间20点即昏昏欲睡，入睡快，连续7~10小时不醒。遂失眠痊愈，腰膝酸软消失，精神倍加。

第四节 神经衰弱

神经衰弱是由于大脑神经活动长期处于紧张状态，导致大脑兴奋与抑制功能失调而产生的一组以精神易兴奋、脑力易疲劳、情绪不稳定等症状为特点的神经功能性障碍，常伴随紧张、挫折感和猜疑，并且多数患者会出现严重的睡眠障碍和记忆力减退症状。

【临床表现】

1. 衰弱症状

这是本病常有的基本症状。患者经常感到精力不足，萎靡不振，不能用脑，或脑力迟钝，肢体无力，困倦思睡；特别是工作稍久，即感注意力不能集中，思考困难，工作效率显著减退，即使充分休息也不足以恢复其疲劳感。很多患者诉述做事丢三落四，说话常常说错，记不起刚经历过的事。

2. 兴奋症状

患者在阅读书报或收看电视等活动时精神容易兴奋，不由自主地回忆和联想增多；患者对指向性思维感到吃力，而缺乏指向的思维却很活跃，控制不住；这种现象在入睡前尤其明显，使患者深感苦恼。有的患者还对声光敏感。

3. 情绪症状

主要表现为容易烦恼和容易激惹。烦恼的内容往往涉及现实生活中的各种矛盾，感到困难重重，无法解决。另一方面则自制力减弱，遇事容易激动；或烦躁易怒，对家里的人发脾气，事后又感到后悔；或易于伤感、落泪。约1/4的患者有焦虑情绪，对所患疾病产生疑虑，担心和紧张不安；例如，患者可因心悸、脉搏快而怀疑自己患了心脏病；或因腹胀、厌食而担心患了胃癌；或因治疗效果不佳而认为自己患的是不治之症。这种疑病心理，可加重患者焦虑和紧张情绪，形成恶性循环。另有约40%的患者在病程中出现短暂的轻度抑郁心境，以Hamilton抑郁量表评分，常在10分以下。可有自责，但一般都没有自杀意念或企图。有的患者存在怨恨情绪，把疾病的起因归咎于他人。

4. 紧张性疼痛

常由紧张情绪引起，以紧张性头痛最常见。患者感到头重、头胀、头部紧压感，或颈项僵硬；有的则诉述腰酸背痛或四肢肌肉疼痛。

5. 睡眠障碍

最常见的是入睡困难、辗转难眠，以致心情烦躁，更难入睡。其次是诉述多梦、易惊醒，或感到睡眠很浅，似乎整夜都未曾入睡。还有一些患者感到睡醒后疲乏不解，仍然困倦；或感到白天思睡，上床睡觉又觉脑子兴奋，难以成眠，表现为睡眠节律的紊乱。有的患者虽已酣然入睡，鼾声大作，但醒后坚决否认已经睡了，缺乏真实的睡眠感。这类患者为失眠而担心、苦恼，往往超过了睡眠障碍本身带来的痛苦，反映了患者对睡眠的焦虑心境。

6. 其他心理生理障碍

较常见的如头昏、眼花、耳鸣、心悸、心慌、气短、胸闷、腹胀、消化不良、尿频、多汗、阳痿、早泄或月经紊乱等。这类症状虽缺乏特异性，也常见于焦虑障碍、抑郁症或躯体化障碍，但可成为本病患者求治的主诉，使神经衰弱的基本症状掩盖起来。

【病因病机】

中医认为神经衰弱与心、肝、脾、肾等脏腑关系最为密切。其发病原因是精神高度紧张，思虑太过，致使中枢神经兴奋与抑制过程失调，高级神经活动规律被破坏所引发的一种功能性疾病。临床症状一般为疲劳、神经过敏、失眠多梦、心慌心悸、多疑、焦虑及忧郁等。

【辨证】

1 阴虚阳亢

头晕耳鸣，失眠多梦，烦躁易怒，心悸，眼花，面多潮红，口干咽燥，小便黄赤，舌质红、舌苔薄黄，脉象弦数。

2 心脾不足

心悸失眠，多梦易醒，胆怯不安，头晕健忘，食欲不振，食少腹胀，面色发白，身体消瘦，神疲体倦，月经不调，舌淡苔白边有齿痕，脉沉细数。

3 心肾不交

心悸不宁，虚烦不眠，寐梦惊恐，盗汗，健忘，精神不振，腰酸腿软，或有遗精，月经不调，舌质淡红、苔薄白，脉细数。

4 肾阳不足

阳痿，早泄，遗精，腰酸腿软，少寐易醒，夜尿频多，畏寒肢冷，舌淡苔白，脉沉细无力。

【治疗】

1. 治则

滋阴清热，补益心脾，交通心肾，温肾助阳。

2. 基本操作手法及处方

（1）阴虚阳亢

a. 肝俞、胆俞段刮法。

b. 行间、侠溪点刺。

c. 风池、百会、四神聪守法。

d. 小腿内侧肝经砭震振法。

（2）心脾不足

a. 心俞、脾俞段，头维至风池刮法。

b. 阴陵泉、丰隆点压。

c. 中脘、内关砭震振法。

（3）心肾不交

a. 心俞至肾俞段刮法。

b. 内关、膻中、三阴交点压。

c. 前臂内侧心经、小腿内侧肾经砭震振法。

d. 膻中、内关、踝部砭石珠串守法。

（4）肾阳不足

a. 命门、肾俞、八髎擦法。

b. 气海、关元、神阙熨法。

c. 地机、三阴交、肾俞、关元点压。

d. 命门、神阙、会阴守法。

第五节 郁证

郁证是因情志不舒、气机郁滞而引起的。郁，是指滞而不通。本病以抑郁、善忧、情绪不宁或易怒欲哭为主症。临床常见以女性发病居多，并有郁怒、多虑、悲哀、忧愁等情志所伤史。相当于西医学的神经官能症。

【临床表现】

神志异常，郁郁寡欢，悲泣，自觉委屈。兼胸闷气逆，善太息，嗳气频作，易汗、少寐，或头晕、五心烦热。

【病因病机】

多由情志失调，尤以怒、郁、思、悲为主因，导致气机失常、郁滞为患。终致五脏气机失和而成郁。

【诊断】

结合现代医学检查，排除器质性病变。以观神态为主。

【辨证】

肝气郁结，心脾两虚，水火不济。

【治疗】

1. 治则

疏肝健脾，滋肾清火，宁心安神。

2. 基本操作及处方

a. 水沟、内关、太冲、神门、通里点压。

b. 督脉、手少阴、手厥阴经循经刮法。

3. 加减

胁胀嗳气加期门、阳陵泉电动砭震振法；神疲倦怠、易汗加三阴交、心俞、脾俞点压；五心烦热、口干咽燥加太溪、心俞、肾俞点压；咽中似有物，加丰隆点压。

4. 方义

水沟醒厥开窍；情志之郁总由心，取内关、神门、通里清心泻火以安神志；太冲泻以疏肝理气。取督脉以通阳，手少阴、厥阴经以宁心。

【注意事项】

忌精神刺激。

【医案举例】

刘女士，48 岁，退休职工，2004 年 4 月就诊。

情绪压抑 3 年余，自觉心中忧愁，时时感到委屈，急躁而不发怒，嗳气太息。观面色萎黄，目光忧虑，体偏瘦。自述有时在进餐中忽然想起旧事便落泪不欲食饮。大便秘结，小便正常，月经紊乱，舌红，苔白，脉细而迟。

辨证：血虚气郁。

立法：理气补血。

砭术治疗：心俞、厥阴俞、膈俞、胃俞、肝俞、血海、三阴交、足三里点压；两胁肋部砭球滚法；气海、关元振法。治疗 30 分钟，每周 2 次。经 4 次治疗后，情绪大振，有说有笑。家属向医师讲患者近日似乎换了个人，按时吃饭，体重增加 2 千克，面色红润起来，大便通畅，愁容消散。后坚持使用砭佩在膻中穴守法，每日 8 小时以上。一直保持精神愉悦，心态如常。

第六节　更年期综合征

更年期综合征是由雌激素水平下降而引起的一系列症状。更年期妇女，由于卵巢功能减退，垂体功能亢进，分泌过多的促性腺激素，引起自主神经功能紊乱，从而出现一系列程度不同的症状，如月经变化、面色潮红、心悸、失眠、乏力、抑郁、多虑、情绪不稳定、易激动、注意力难以集中等，称为"更年期综合征。"大多数妇女由于卵巢功能减退比较缓慢，机体自身调节和代偿足以适应这种变化，或仅有轻微症状。中医认为更年期综合征是肾气不足，天癸衰少，以至阴阳平衡失调造成。因此在治疗时，以补肾气、调整阴阳为主要方法。

【临床表现】

1. 月经紊乱

是更年期妇女最普遍、最突出的表现。月经经常延迟，甚至几个月才来潮一次，经量也逐渐减少。当雌激素越来越少，已不能引起子宫内膜变化时，月经就停止了，称为绝经。

2. 阵热潮红

是更年期主要特征之一，部分妇女在更年期内由于雌激素的水平下降，血中钙水平也有所下降，会有一阵阵地发热、脸红、出汗，伴有头晕、心慌，持续时间为 1~2 分钟或 12~15 分钟不等。

3. 心血管及脂代谢障碍

可能会出现冠心病、糖尿病。

4. 神经、精神障碍

有的妇女，血压上下波动较明显，可能有情绪不稳定、易激动、性格变化、记忆力减退等。

5. 运动系统退化

出现腰、背、四肢疼痛，部分妇女出现肩周炎、颈椎病。

【病因病机】

卵巢功能逐渐衰退到最后消失。西医认为此时自主神经发生紊乱。中医认为女子"七七任脉虚，太冲脉衰少，天癸竭，地道不通"，因此，肾气始衰、精血不足、冲任亏虚或心肾不交导致诸症。

【诊断】

阴道、子宫不同程度的萎缩，宫颈及阴道分泌物减少。阴道脱落细胞涂片检查显示雌激素水平不同程度的低落，血清垂体促卵泡生成素水平增高而雌二醇水平下降，对本病有诊断参考价值。

【辨证】

心肾不交，肝肾阴虚，脾肾阳虚。

【治疗】

1. 治则

交通心肾，滋阴助阳，益肾健脾养肝。

2. 基本操作及处方

a. 循华佗夹脊双侧划法。

b. 背部膀胱经循经刮法。

c. 腿内侧足三阴经砭震振法。

d. 中脘、肓俞、气海、关元、印堂、太阳、百会、大椎、风池、太溪、三阴交点压。

3. 加减

胸闷、气短、心悸重者加鸠尾守法；头晕易怒加百会、四神聪守法；盗汗、口干、舌红加太冲、涌泉点压；下肢浮肿加足踝部砭石珠串守法。

4. 方义

中脘为任脉穴位，交手太阳、手少阳、足阳明经，畅通四路，调畅气机；肓俞、气海、关元在腹部通任脉及肾经；印堂、太阳、百会、大椎、风池以头项部调节督脉以通阳；太溪为肾经原穴，补肾效佳；三阴交是妇科要穴，可补足三阴经脉，健脾、疏肝、益肾。

【医案举例】

章女士，49 岁，报社编辑，2000 年 6 月就诊。

月经紊乱，先后不定期。心烦、口渴，烦躁易怒，潮热面赤及颈，汗出阵阵，时如雨下，双胁胀痛，腰痛欲折，膝足浮肿，失眠烦热，心悸气短。见旧友则哭诉往事。脉沉而弱。

西医诊断为更年期综合征。

辨证：心脾肾虚，肝郁气滞。

立法：补益心脾肾，疏肝理气。

砭术治疗：上肢手厥阴、手少阴经筋刮及拨法；内关、曲泽、少海拍法；心俞、脾俞、肝俞先点压后刮法；肩井、委中、三阴交叩法，两胁肋骨下缘横擦法。下肢足厥阴经、足太阴经刮法；命门、八髎熨法。每次50分钟，每周2次，治疗3次后，诸症渐轻。治疗2月余，月经周期、色量正常，患者精神饱满，诸症全消。

第七节　习惯性便秘

习惯性便秘是指长期的、慢性功能性便秘，多发于老年人。但亦有学者认为习惯性便秘不仅仅限于功能性便秘，它又包括结肠性便秘与直肠性便秘，因此，患有习惯性便秘的人应及早去医院查明便秘的原因对症治疗。

习惯性便秘主要是生活、饮食及排便习惯的改变以及心理因素等原因导致的，对其治疗如果不纠正这些起因，治疗效果往往较差。药物治疗只是临时之举，长期依赖泻药只会逐渐加重便秘程度，生活调摄才是根本治疗。

【临床表现】

以排便困难为主症，临床上有各种不同的表现；或2日以上至1周左右大便1次，粪质干硬，排出困难，或虽然每日大便1次，但粪质干燥坚硬，排出困难，或粪质并不干硬，也有便意，但排出困难等，常伴有腹胀、腹痛、头晕、便血等症状。

【病因病机】

（1）由于进食过少，或食物过于精细，缺乏纤维素，使结肠得不到一定量的刺激，蠕动减弱而引起便秘。

（2）因为工作、生活和精神因素等情况不能及时排便，积粪过久而产生便秘。

（3）因精神抑郁或过分激动、不良的生活习惯、睡眠不足，使结肠蠕动失常或痉挛而引起便秘。

（4）经常服用泻药或洗肠等，使直肠反应迟钝失去敏感性而造成便秘。

长期使用泻药，可使胃肠道对泻药产生依赖性，除了为解一时之急，最好还是少用或不用泻药。

【治疗】

1. 治则

清热祛寒通便，补虚调肠除秘。

2. 基本操作及处方

a. 使用砭砧阔面围神阙绕圆，经双天枢穴顺时针方向做旋擦法。

b. 使用电动砭震在腹部施以振法。

c. 大肠俞、上巨虚、支沟、照海点压。

3. 加减

实热加上肢手阳明经刮法；冷秘加腹部熨法；气虚加膻中、鸠尾守法；血虚加血海、三阴交点压；阴虚加砭石珠串踝部守法；阳虚加命门守法。

4. 方义

便秘病位在大肠，故取大肠的解剖位置进行旋擦。天枢、大肠俞相配与上巨虚三穴共通大肠、调腑气。顺时针旋擦是经升、横、降结肠顺序，以促大肠畅通，同时加强肠蠕动。支沟、照海合用为治疗便秘之经验效穴，支沟调理三焦气机，以通腑气，照海养阴以增液行舟。

【医案举例】

赵小朋友，男，9 岁，2000 年 5 月 12 日就诊。

其母述患者平素大便干硬，3~5 日一行，近 9 日未行大便，2 日前突然高烧 39.3℃。观面赤、气急，自述胳膊疼痛。腹部触诊无压痛，脐下坚硬膨胀。

砭术诊断：上肢疼痛部位为手阳明大肠经，故属阳明腑实证。

砭术治疗：使用砭砧阔面在脐下施以指振法，约 15 分钟，患者矢气，恶臭。使用砭尺在手阳明经上肢段施以拍法，约 300 拍。

治疗结束时是上午 10∶30 分。至下午 15∶00 左右，小朋友排便，量大。其母述，量约为一个正常成人一次大便量的 3~5 倍，腐臭。当晚体温降至 36.7℃。

第八节 考试综合征

考试综合征是指在考试期间，考试前后，学生出现较严重的紧张恐惧心理，伴面色潮红，全身出汗，两手发抖，心悸胸闷，头晕头胀，注意涣散，思想迟钝，使原来记熟的复习内容，一时无法“回忆”起来，导致考试失败。有的学生尚可能出现恶心、呕吐、腹疼、腹泻尿频尿急，严重者可大汗淋漓，头脑轰鸣，手指震颤，甚至虚脱、昏厥。

【病因病机】

1. 心理压力过大，由于家长和老师对学生的期望过高或提出过分的不恰当的要求，以致学生心理压力过大。

2. 由于错误地夸大了考试与个人前途之间的关系，令考生情绪过分紧张。

3. 缺乏自信心，有严重的自卑感，错误地低估自己的能力和知识水平，总担心自己对考试准备得不充分，不能取得好成绩。

4. 考前过度疲劳，由于考前不适当地减少睡眠时间，而过度疲劳，或平时身体健康状况差，加上心理紧张，食欲下降，营养不良，影响了大脑供血。

5. 临场过分紧张，如考题难度过大，考试时间太紧，监考人员过于严肃，造成不适当的紧张气氛。考前准备不充分，文具不齐备，考题形式与考生认识能力差别过大，考生难以理解考题的意义。上述种种情况，均可导致临场考试过分紧张。

【辨证】

心悸，出冷汗，气急，手抖，肌肉震颤，或有腹痛、泄泻，甚则血压升高，晕厥。学生在考前或考中出现记忆力下降，书写困难，视力模糊，尿频尿急等症状。

【治疗】

1. 基本操作及处方

a. 大椎、天宗、肩井点压，然后在大椎及周围施以刮法，肩井点压后施以拍法。

b. 百会、四神聪施以守法。

c. 上肢内侧施以拍法。

d. 背部足太阳经、华佗夹脊、督脉使用砭震振法。

e. 下肢足太阳经使用砭尺或砭砧施以拍法。

于考试前 1~2 个月开始治疗，每周 1~3 次，每次 50 分钟。其中守法每日 3~6 小时为宜。

第九节　性功能障碍

性功能障碍是指不能进行正常的性行为，或在正常的性行为中不能获得满足。性功能障碍多数都没有器质性病变，也就是说性器官没有异常或病变，而是因为心理因素造成的。因而在性学中常常称为性心理功能障碍。

【病因病机】

1. 不正确的性态度

由于害怕性生活失败而产生的性忧虑，可能是阳痿的最常见原因，而对性能力的不适当要求或者过分要性功能障碍治疗仪器求对方进行性生活也是导致性功能障碍的基本原因。此外，产生性功能障碍的另一个重要原因就是充当“旁观者”，即在性交过程中，一方焦虑而又强迫性地注重对方的反应，从而使精力分散，妨碍适度的性反应的建立和性高潮的到达。

2. 过去性经历的影响

一个人在过去的与性有关的经历中如果遭到了严格的控制、惩罚、粗暴的对待或者伤害，就会留下难以消除的心理创伤，很容易形成条件反射。这种人一旦再次面临性的情景，就会无意识地回想起过去的性创伤，而出现阳痿、性高潮缺乏等性功能障碍。

3. 人际关系紧张

这主要是指性爱双方之间的人际矛盾，如猜疑、嫉妒、不信任等。很显然，一方强烈的失望、敌意会引起对方相同的反应，而这对于性欲是有害的。例如，女性对于“被利用”非常敏感，认为对方只是对她的肉体感兴趣而忽略其人，性交是对她的利用、征服和贬低，而不能作出性反应，甚至会对性生活失去兴趣，感到厌恶。

4. 各种外界因素

也会对性功能造成影响，快节奏的现代生活、繁忙的工作或家务、人际关系的不和谐、工作中的竞争及挫折、个人所受教育水平及所处的社会地位，都会使人在心理上产生一种压力。而性欲和性能力的强弱是受心理因素影响的。

从中医角度来说，性功能障碍虽然原因很多，其基本病机为肝、肾、心、脾受损，气血阴阳亏虚，阴络失荣。肝主筋，足厥阴肝经绕阴器而行；肾藏精，主生殖，开窍于二阴；脾之经筋皆聚于阴器；心乃君主之官，情欲萌动，必赖心火之先动。所以砭术治疗性功能障碍所致疾病主要围绕肝、肾、心、脾。

【辨证】

1. 命门火衰

面色淡白，腰膝酸软，头晕目眩，精神萎靡，畏寒肢冷，耳鸣，舌淡，苔白，脉沉细。

2. 心脾两虚

面色萎黄，食欲不振，精神倦怠，失眠健忘，胆怯多疑，心悸自汗，舌淡，苔薄白、脉沉无力。

3. 惊恐伤肾

精神抑郁或焦虑紧张，心悸易惊，夜寐不宁，舌红，苔薄白，脉弦或尺弱。

4. 湿热下注

阴部潮湿气臊，尿黄，舌红，苔黄腻，脉滑数。

【治疗】

1. 治则

固本益肾，祛湿补虚。

2. 基本操作及处方

a. 关元、中极、气海、三阴交振法。

b. 肾俞、命门、八髎熨法。

c. 取足三阴经筋关节部位拨法。

d. 命门和下脘、神阙、会阴守法。

e. 击磬。

3. 加减

寒甚加志室及上下各 2 寸，熨法；心肾不交加百会、神门守法，以交通心肾，安神定志；湿热下注加足厥阴、足太阴、足阳明经循经砭震振法。

4. 方义

关元、中极、气海均为任脉与足三阴经的交会穴，能调补肝、脾、肾，温下元之气，益气固元；三阴交为足三阴经之交会穴，调养肝脾肾；命门、肾俞补益元气，培肾固本；下脘、神阙为任脉腧穴调和阴阳，补益气血。足三阴经筋拨法以健宗筋，筋健则阴茎勃起有力，可治疗阳痿、早泄等症。击磬法可调节情志，缓解心理压力，对于心理性的性功能障碍有很好疗效。

【医案举例】

梁女士丈夫，46 岁，教师，2000 年 7 月就诊。

慢性胃炎数年，纳可、眠可，自觉胃中寒冷，时反酸。肌肉无力，膝腿废软。就诊本意治疗胃炎。

砭术治疗：中脘、下脘、神阙振法，胃俞、脾俞、肝俞、胆俞段刮法，命门、八髎熨法，足三阴经筋拨法，足阳明经下肢段拍法。每次 50 分钟，每周 2 次。治疗 3 次后胃寒感消失，反酸减少，脉和缓有力。治疗 5 次后，梁女士告诉医师，自己丈夫不仅胃中不适消失，连原已有 5 年的阳痿同时也被治愈了。

汪先生，54 岁，教师，2003 年 2 月就诊。

阳痿十余年，经西医检查，无器质性病变，无内科疾病。服中药百剂无效，妻离婚而去。面色萎黄，失眠多梦，情绪低落，舌淡红，苔薄白，脉细数。

辨证：心肾不交。

立法：交通心肾。

砭术治疗：百会、四神聪、风池、膻中、太渊、大陵、神门、列缺、照海、昆仑、商丘、神阙、下脘、命门、肾俞守法，每日 6 小时以上；会阴守法每日 60 分钟以上。连续治疗月余，阴茎勃起，持续时短。继续前法，半年体健身强，恢复性功能，阴茎勃起时间长。于同年秋季结婚，婚后同房如青年，且妻生一女。

第十节 痛经

痛经又叫“经行腹痛”，是指经期或行经前后出现的周期性小腹疼痛，青年女性较多见。

【临床表现】

月经来潮前和月经期间小腹疼痛，坠胀，甚至晕厥。疼痛可放射至两胁、腰骶部、股内侧、肛门处。

【病因病机】

冲任不和，肝肾不足，使脉络受阻，气血运行不畅，不通则痛。情志不调、肝气郁结、寒湿之邪侵入均会导致痛经。

【诊断】

妇科检查，盆腔B超扫描和腹腔镜检查有助于诊断。

【辨证】

寒凝湿滞，气滞血瘀，气血两虚。

【治疗】

1. 治则

祛寒燥湿，理气活血，补气养血。

2. 基本操作及处方

a. 神阙部位指振法。

b. 十七椎点压，守法。

c. 三阴交、地机点压。

3. 加减

寒凝重者加关元、水道熨法；气滞重者加两胁肋骨下缘刮法；血虚血瘀加血海、脾俞点压；气血两亏者加腿部之三阴交穴砭震振法。

【方义】

神阙为腹中央穴，指振可以疏通气机，调和冲任；十七椎是治疗痛经的经验穴；三阴交是足三阴经的交会穴，调理脾、肝、肾；地机为足太阴脾经郄穴，足太阴经循于少腹部，阴郄穴治血证，可调血通经止痛。

【医案举例】

张小姐，23 岁，大学生，2004 年 6 月就诊。

痛经 6 年余，每行经腹痛难忍，色暗量少，恶心干呕，晕厥多次，影响学业。体形正常，面色皖白。双胁胀痛，经前乳胀。纳差、眠差、大便溏泄，小便正常。舌淡胖，边红，无瘀点，脉弦滑。

辨证：肝郁气滞，脾虚痰湿。

立法：疏肝理气，健脾化痰，祛湿止痛。

砭术治疗：脾之大络擦法，中脘、神阙、气海振法；期门、行间、公孙、三阴交、肝俞、脾俞点压。每次 30 分钟，每周 2 次。治疗 4 次后月经来潮，色红量正常，未发生腹痛，无晕厥出现，正常上课。继续气海、关元守法，每日 8 小时，连续 20 日。后行经未再疼痛，乳胀症消。

第十一节　小儿营养不良

小儿营养不良的主要原因是长期摄食不足。如多产、双胎及早产儿若不注意科学喂养，常引起营养不良。唇裂等先天畸形及结核等慢性消耗性疾病，也可产生营养不良。表现为体重不增或减轻，皮下脂肪逐渐消失，一般顺序为腹、胸背、腰部，双上下肢，面颊部。重者肌肉萎缩，运动功能发育迟缓，智力低下，免疫力差，易患消化不良及各种感染。主要表现为脂肪消失，肌肉萎缩及生长发育停滞，同时也可造成全身各系统的功能紊乱，降低人体的抵抗力，给很多疾病的发生和发展创造了条件。

【疾病分类】

1. 原发性营养缺乏病

由膳食中的营养素不足造成。

2. 继发性营养缺乏病

原因较多，包括：机体对营养素的摄取、消化、吸收和利用障碍；机体对营养素的需要量增加；机体排泄营养素增多；体内营养素分解加剧等。其中以营养素摄入不足和吸收不良为引起营养不良的主要原因，尤其当机体处于生长发育、妊娠、哺乳和疾病状态时对营养素的需求增加，若营养素的摄取不足更易造成营养不良。

当前比较常见的营养缺乏疾病主要有：蛋白质热能营养不良、缺铁性贫血、单纯性甲状腺肿、钙缺乏症、锌缺乏症、干眼病、佝偻病、脚气病、维生素 B 缺乏症等，其中蛋白质热能营养不良、缺铁性贫血、单纯性甲状腺肿和干眼病，被称为世界四大营养缺乏病。

【疾病分级】

按轻重可分三度：Ⅰ度为轻型，Ⅱ、Ⅲ度为重型。

Ⅰ度营养不良：精神状态正常。体重低于正常 15%~25%，腹壁皮下脂肪厚度为 0.4cm~0.8cm，皮肤干燥，身高不影响。

Ⅱ度营养不良：精神不振，烦躁不安，肌张力减弱，肌肉松弛，体重重低于正常 25%~40%，腹壁皮下脂肪厚度小于 0.4cm，皮肤苍白、干燥，毛发无光泽，身高比正常减低。

Ⅲ度营养不良：精神萎靡，嗜睡与烦躁不安交替出现，智力发育落后，肌肉萎缩，肌张力低下，体重低于正常 40% 以上，腹壁皮下脂肪消失，额部出现皱纹，呈老人样面容。皮肤苍白、干燥、无弹性，毛发干枯，身高明显低于正常，常有低体温、脉搏缓慢、食欲不振、便秘，严重者可因血清蛋白清降低而出现营养不良性水肿。

【病因病机】

中医学认为，本病是由于小儿脏腑娇嫩、脾常不足，或饮食不调，或病后失养，脾胃的功能受损，导致受纳运化功能失常。

【诊断】

血常规检查以排除其他疾病，帮助诊断。

【辨证】

1. 脾胃虚弱

面色少华，神疲乏力，大便多不成形或夹有不消化食物，舌淡、苔薄白，脉弱无力。

2. 脾胃不和

面色少华，大便偏干，苔、脉无特殊改变。

3. 胃阴不足

面色萎黄，口干多饮，甚至每食必饮，烦热不宁，便干溲黄，舌红，苔净或花剥，脉细无力。

4. 肝旺脾虚

好动多啼，性躁易怒，睡眠中咬齿、磨牙，便溏溲少，舌光苔净，脉弦细。

【治疗】

1. 治则

和胃健脾，益气养阴。

2. 基本操作及处方

a. 使用砭板阔面在小儿背部旋擦。

b. 使用砭板钝凹边在小儿双肋部刮法。

c. 使用砭棒端面在小儿掌心旋擦。

3. 加减

肝旺易怒加小腿内侧刮法；口渴甚者加三阴交点压。

【特别说明】

小儿勿使用守法、电动砭震振法，以免发生不测。施术时，防止小儿手触到砭具，以防将石制砭具碰撞人体。

【医案举例】

钟小朋友，男孩，6 岁，2004 年 7 月。

体瘦面黄，素食量少。近 3 月余只喝饮料不吃饭，日渐消瘦，影响成长。

腹部触诊，脐周圈有硬块，有压痛。大便数日未行，小便多而清长，舌红，苔黄腻，掌心赤红。

诊断：厌食症。

辨证：食积，大肠不通。

立法：消积通腑。

砭术治疗：使用砭砧置于脐部，施以指振法，约 10 分钟，患儿矢气、腐臭，系腑气始通的表现。使用砭棒端面在患儿掌心旋擦，使用砭棒端面在下肢胃经叩法。是日晚，患儿大量排便，有如铁色硬球状物排出。次日，早点食一大果料面包，牛奶半杯。午餐吃肯德基儿童套餐 1 份。晚饭，半碗米饭，茄子、冬瓜等菜食。遂每日饮食正常，体重渐增，面色渐华。

第十二节　习惯性落枕

落枕或称“失枕”，是一种常见病，好发于青壮年，以冬春季多见。落枕的常见发病经过是入睡前并无任何症状，晨起后却感到项背部明显酸痛，颈部活动受限。这说明病起于睡眠之后，与睡枕及睡眠姿势有密切关系。

【临床表现】

落枕的临床表现为晨起突感颈后部，上背部疼痛不适，以一侧为多，或有两侧俱痛者，或一侧重，一侧轻。多数患者可回想到昨夜睡眠位置欠佳，检查时颈部肌肉有触痛由于疼痛，使颈项活动欠利，不能自由旋转，严重者俯仰也有困难，甚至头部强直于异常位置，使头偏向病侧。检查时颈部肌肉有触痛、浅层肌肉有痉挛、僵硬，摸起来有“条索感”。

【诊断】

（1）因睡眠姿势不良或感受风寒后所致。

（2）急性发病，睡眠后一侧颈部出现疼痛、酸胀，可向上肢或背部放射，活动不利，活动时伤侧疼痛加剧，严重者使头部歪向病侧。

（3）患侧常有颈肌痉挛，胸锁乳突肌、斜方肌、菱形肌及肩胛提肌等处压痛。在肌肉紧张处可触及肿块和条索状的改变。

【辨证】

由风寒湿痹引起的，急性的颈项肌肉疼痛，活动受限。

【治疗】

1. 治则

祛风散寒，除湿止痛。

2. 基本操作手法及处方

a. 颈部风府至大椎，双侧风池至肩井砭板刮法。

b. 风池、肩井、天宗、肩贞点压。

c. 合谷、后溪点刺。

d. 以大椎为中心，周围包括大杼、陶道，做圆周擦法。

e. 颈部佩戴砭石珠串守法。

3. 方义

肩井为足少阳胆经穴，交会足阳明胃、手少阳三焦经及阳维脉，一穴可疏四经脉，通达周身上下。头后部督脉和膀胱经的疏通可使头部血液循环加快，有活血止痛功效。大椎是治疗落枕的主要穴位，该处的疏通可使周围韧带、肌肉群恢复弹性，活动自如。天宗、肩贞属手太阳小肠经，治疗肩、背、上肢、头、项、腰部疼痛都有很好疗效。合谷为手阳明大肠经原穴，可治头颈各部位痛等；风池位于头侧，可通足少阳、手少阳等经脉，能够缓解头颈疼痛。

第十三节　体位性低血压

体位性低血压又叫直立性脱虚，是由于体位的改变，如从平卧位突然转为直立，或长时间站立发生的脑供血不足引起的低血压。通常认为，站立后收缩压较平卧位时下降 20mmHg 或舒张压下降 10mmHg，即为体位性低血压。

【病因病机】

中医认为此病多见于脾胃虚弱者、脑力劳动者，或脆弱的老年心脏病人。认为多由于气虚阳虚、阴血亏虚或气阴两虚所致。气虚阳虚，心脉鼓动无力，气机升降失调，清阳不升，心脉失养；阴血虚亏，血脉不充也致心脑失养，或由肾阳虚，脑髓空而致头晕、眼花甚者晕厥；气阴两虚，阴阳失调，脏腑功能低下而发头晕、耳鸣、畏寒肢冷、腰酸腿软、不欲饮食、疲乏无力，临床伴有低血压等症状。

【诊断】

体位性低血压分为突发性和继发性两种。突发性多因自主神经功能紊乱，引起直立性小动脉收缩功能失调所致。主要表现是突然变为直立体位时血压偏低，还可伴有站立不稳、视力模糊、头晕目眩、软弱无力、大小便失禁等，严重时会发生晕厥。继发性多见于脊髓疾病、急性传染病或严重感染（如大叶性肺炎）、内分泌紊乱、慢性营养不良或使用降压药、镇静药之后。

【治疗】

1. 治则

补益气血，益肾生髓。

2. 基本操作手法及处方

a. 太阳、阳明皮部遍刮。

b. 百会、神庭、太阳、风池、合谷点压。

c. 百会、四神聪守法。

d. 颈部佩戴砭石珠串守法。

第十四节　高血压

高血压病是一种常见的慢性疾病，全称为“原发性高血压病”，以安静状态下持续性动脉血压增高（血压 140/90mmHg 以上）为主要表现。

【临床表现】

高血压病早期约半数病人无明显症状，常常在体检时偶然发现。如血压波动幅度大时，可有较多症状。常见头痛、头晕、头胀、眼花、耳鸣、心悸、失眠、健忘等症。

【病因病机】

病因多与遗传、年龄、体态、职业、情绪、饮食有关。

中医认为肾虚、肝风是本病的发病机制。近年来，多有报道在饮食中一些添加剂，动物饲料含有的一些有机物质是导致高血压的直接因素。

【诊断】

以安静状态下多次测量动脉血压增高为依据。同时关注心、脑、肾、眼底等器质性损害和功能障碍。

【辨证】

1. 肾虚阳亢

眩晕头痛，头重脚轻，耳鸣，五心烦热，心悸失眠，健忘，舌质红，苔薄，脉弦细而数。

2. 肝火亢盛

头晕目眩，惊悸，烦躁不安，易怒，面红耳赤，口苦，尿赤，便秘，舌红，苔干黄，脉弦。

3. 痰湿壅盛

眩晕头痛，头重，胸闷，心悸，食少，呕恶痰涎，舌苔白腻，脉滑。

4. 气虚血瘀

眩晕，头痛，面色萎黄，心悸，怔忡，气短乏力，纳差，唇甲青紫，舌质紫暗或兼有瘀点，脉弱或涩。

5. 气阴两虚

眩晕头痛，面色皖白，耳鸣，心悸，动则气喘，甚则咳喘，腰腿酸软，失眠多梦，夜间多尿，时有浮肿，舌淡或红，苔白，脉细无力。

【治疗】

1. 治则

降压活血，益阴补气，清肝降火，祛痰化湿。

2. 基本操作及处方

a. 使用砭砧或砭尺在肩井穴位置施以拍法。

b. 使用砭板弓背在头后太阳皮部、头侧少阳皮部做刮法。

c. 大椎周围擦法。

d. 三阴交、合谷点压。

e. 百会、四神聪、风池、中脘守法。

【加减】

肝火亢盛加行间、太溪点刺；痰湿壅盛加丰隆、足三里点压；气虚加膻中守法；血瘀加血海、膈俞点压；肾虚加命门、下脘守法：心悸加内关、神门点压。

【方义】

肩井为交会穴，属足少阳交手少阳、足阳明、阳维脉，是降血压的要穴；太阳、少阳皮部的头部刮法可降血压、清肝火、利头目；大椎穴周围可疏通头项部血液流动，通督脉，升阳降浊。百会居于颠顶，为诸阳之会，并与肝经相通，可平降肝火；三阴交为足三阴经交会穴，调补脾、肝、肾：合谷清泻阳明，理气降压。

【特别说明】

本病分为原发和继发高血压。关于继发高血压，要配合原发病症共同治疗。

【注意事项】

砭术治疗高血压降压迅速，故每次治疗不可超过 15 分钟（守法除外）。每次降压不可超过 20mmHg，因血压过高者，下降的速度太快，会产生不适应感，偶尔头晕加重。

【病案举例】

王先生，男，46 岁，医师，1997 年 12 月就诊。

患原发性高血压病 8 年，父母均有高血压病史。服用降压药维持，仍高于正常值 30 以上。停药测量血压：200/130mmHg。头晕轻，头痛重，纳可，眠可；体态正常，身高 1.77 米，体重 78 千克。舌淡红，苔薄黄，脉和缓，稍有弦细，二便正常。砭术治疗首次前停降压药 3 天。12 月 15 日上午 9 时测量血压：190/140mmHg，随即施以砭术治疗。使用砭砧在肩井穴处施以拍法，使用砭板弓背在头后、头侧施以刮法。患者自觉头痛消失，但头晕恶心。停止治疗后 6 分钟测量，血压：140/90mmHg，即嘱服凉开水 300ml，靠卧休息。观其面色微显苍白。

分析：因患者已习惯高血压状态，突然降至接近正常值时无法适应，故出现头晕、恶心表现。后治疗每日进行 1 次，每次 10 分钟，未出现不适。12 天后（其间未服任何降压药物），头晕头痛等症状消失。后动脉血压一直维持在 140/90mmHg。

第十五节　高血脂

高血脂是以血中胆固醇、甘油三酯、低密度脂蛋白高于正常值为主要表现的病症。近年来有越来越多的中老年人患高血脂病症。

【临床表现】

本症没有明显不适，多在体检中发现。有时会同时出现血液黏稠度增高、脂肪肝、肥胖等病症。常见唇舌色暗或有瘀斑。

【病因病机】

首先与饮食习惯有关，例如喜食油炸、油大食品。由于人体摄入的油脂超出消耗的数量，兼之运动量减少，脑力劳动远远大于体力劳动和体育锻炼，使脂肪存贮在机体一些部位和血液循环中。

【诊断】

以血中胆固醇、甘油三酯、α 脂蛋白、β 脂蛋白均超出正常值范围为诊断依据。

表 8-15-1

	正常值	最高值
胆固醇	110~200mg/dl 2.82~5.17mmol/I	230mg/dl 5.95mmol/L
甘油三酯	20~110mg/dl 0.23~1.24mmol/L	160mg/dl 1.81mmol/L
α 脂蛋白	30~40	
β 脂蛋白	60~70	

【辨证】

血虚血瘀、气虚血瘀证。

【治疗】

1. 治则

益气养血，活血化瘀。

2. 基本操作及处方

a. 击磬。

b. 百会、四神聪、膻中守法。

c. 使用砭震在大包、血海、三阴交、阴陵泉、委中、曲泽穴位振法。

d. 上肢手少阴经、手厥阴经循经刮法。

【加减】

肥胖加天枢穴振法；脂肪肝加胁肋下缘刮法以分解肝部脂肪。

【方义】

击磬经超声波振动人体血液，促进血液循环，降低血液黏度，分解脂肪。百会、四神聪守法可改善人体微循环，使血流速度加快，以活血化瘀；膻中为气之海，益气力强；大包、血海补血活血；三阴交交会足三阴经，以健脾补肾、养肝；阴陵泉、委中、曲泽为膝肘关节部位要穴，活血通经、降低血脂。

第十六节　糖尿病

糖尿病是内分泌系统的一种常见的内分泌性疾病。可分为原发性和继发性两大类。原发性又分为糖尿病 1 型和糖尿病 2 型（非胰岛素依赖型），继发性为数很少。本节论述以糖尿病 2 型为主。

【临床表现】

本病是一种慢性进行性疾病，早期常无症状，多因其他疾病或体检中检测尿糖时才被发现。中、晚期以多饮、多食、多尿和体重减轻为主要症状。亦有许多患者并无“三多一少”症状。病程长或治疗不当易出现心脑血管、肾、眼及神经系统等慢性损害，如脑动脉硬化、高血压、冠心病、尿道感染、视网膜炎、白内障、皮肤瘙痒、手足麻木等。

【病因病机】

西医学认为由于胰岛素的绝对或相对不足导致糖代谢的紊乱，使血糖、尿糖过高。进而又导致脂肪和蛋白质代谢的紊乱。中医学认为本病以阴虚为本，燥热为标。燥热在肺，肺燥津伤，则口渴多饮：热郁于胃，消灼胃液，则消谷善饥；虚火在肾，肾虚精亏，封藏失职，则尿多稠浑。燥热盛则阴愈虚，阴愈虚则燥热更甚，形成循环。如病久不愈，阴损及阳，则可见气阴两伤、阴阳俱虚之候。

【诊断】

以血糖持续高于正常标准为诊断依据。

表 8-16-1 世界卫生组织糖尿病诊断暂行标准　　血糖值 mmol/L（mg/dl）

诊断	条件	静脉（全血）	静脉（血浆）
糖尿病	空腹	≥ 6.7（120）	≥ 7.8（140）
	葡萄糖负荷后 2 小时	≥ 10.0（180）	≥ 11.1（200）
葡萄糖耐量异常	空腹	< 6.7（120）	< 7.8（140）
	葡萄糖负荷后 2 小时	6.7（120）~10.0（180）	7.8（140）~11.1（200）

【辨证】

阴虚、气阴两虚、阴阳两虚为主，本病属本虚标实，病位在胰，胰属消化系统腺体，解剖位置在胃的后方，前面有胃、横结肠和大网膜遮盖。

【治疗】

1. 治则

滋阴补虚，培本降糖。病证同治，控制血糖值。

表 8-16-2 反映糖尿病控制的血糖值 （血糖 mg/dl）

	控制"良好"	控制"中等"
早餐前	70~90	70~100
每次餐前	70~105	70~100
餐后 1 小时	100~160	100~180
餐后 2 小时	80~120	80~150

空腹静脉血糖（真糖法）正常值：

全血 3.3~5.6mmol/L（60~100mg/dl）。

血浆 3.9~6.4mmol/L（70~115mg/dl）。

2. 基本操作及处方

a. 胰俞点压，胰俞也叫胃脘下俞。

b. 左胁肋部砭碳滚法，砭震振法。

c. 大包及脾之大络砭砧擦法。

d. 背部自肺俞至肾俞段、膏肓俞至志室段竖擦加熨法。

e. 天宗至京门刮法。

f. 梁门、阴都至大赫、归来振法。

【加减】

肾虚或已患肾功能减退者加涌泉砭球滚法，踝部砭石珠串守法；命门熨法；合并心脑血管病症加百会、四神聪、风池守法；有高血压症者加砭石珠串颈项守法；合并视网膜炎或白内障加砭磬击法；肝血虚加血海、三阴交及下肢内侧砭震振法；坏疽患者加四肢躯干六经皮部砭振法，以及百会、四神聪、风池守法。

【方义】

胰俞为降糖要穴，左胁肋、大包、脾之大络系胰腺解剖位置之外部体表，直接作用于胰脏。背部双膀胱经擦或熨法可疏通五脏六腑之气血，协调脏腑经络，共同滋阴益气、通经活络。天宗至京门刮法以疏通络脉；梁门、大赫、阴都、归来振以益肾和胃、滋阴通腑。

【讨论】

许多文献、教材将糖尿病归属中医学“消渴”范畴，以上消、中消、下消辨证论治，实则二者不可等同。临床上糖尿病患者有出现消渴症状者，但多数并无消渴“三多一少”现象。在诊断标准上，糖尿病不以多饮、多食、多尿和体重减轻为诊断依据，而是以血糖的增高为确诊糖尿病的标准。同时，消渴又常出现于肢端肥大症、脑垂体瘤或甲亢患者。本节论治的是糖尿病并非消渴证。因此未以上、中、下消为辨证论治方法，而是以病论治。疗效不以自觉症状消失为标准，而是以血糖值为依据。

【特别说明】

砭术治疗糖尿病不仅能够有效地降低升高的血糖，同时对由糖尿病引发的各种合并症有治疗和预防作用。例如合并冠心病、高血压、白内障、视网膜炎、肾功能损害、肢端坏疽、神经系统的损害可参照有关章节进行诊治。

【医案举例】

张女士，62岁，退休职工，2000年6月就诊。

自述双腿无力，走路困难，气短心悸，纳呆，失眠，便秘，对生活失去信心。空腹静脉全血血糖200mg/dl，已3年有余，服降糖药暂时有所下降，但肾功能、肝功能均有损害后停服西药。舌红少苔，脉沉细无力。

辨证：气阴两虚，脾肾不足。

立法：益气滋阴，疏肝健脾，补肾降糖。

砭术治疗：足太阳经肺俞至肾俞段刮法；中脘至下脘段振法；左脾之大络砭碳滚法；命门、八髎部位熨法；三阴交、阴陵泉、行间、血海点压。每次30分钟，每周2次。治疗2周中，精神渐佳。3周后走路双腿有力，睡眠情况改善，失眠现象减少，大便正常成形。6周后查空腹静脉全血，血糖值为86mg/dl。其间未服任何中西药物。2月余张女士足穿高跟鞋，身着长裙，精神饱满到诊室向医师致谢。并称已常去舞场跳交谊舞以健身，认为生活十分美好。

第十七节 中风后遗症

中风后遗症是指中风（即脑血管意外）经治疗后遗留下来的口眼歪斜、语言不利、半身不遂等症状的总称。常因本体先虚、阴阳失去平衡、气血逆乱、痰瘀阻滞、肢体失养所致。痰瘀为本病的主要病理因素，痰瘀阻滞脉络而致肢体不能随意运动，久则患肢枯瘦，麻木不仁。中风后遗症属中医“偏瘫”偏枯”“偏废”等病证范畴。根据其临床表现常可分为中经络和中脏腑两种。

【临床表现】

1. 肩手综合症

其发生率在20%左右，最早在发病后3天，迟至6个月后发生。74.1%在病后3个月内发生，一旦发生肩手综合症，应及时治疗，可取得良好的效果，目的是减轻浮肿及疼痛。

2. 肩关节半脱位

其发生率在60%~70%，多数在病后3周内。特别在上肢松弛状态下发生。因为稳定肩关节的周围肌肉，如岗上肌、岗下肌、三角肌、胸大肌、胸小肌的松弛，使固定肩关节的稳定机构强度降低，加上患侧上肢的重力牵引使其向下移位，使肩关节脱离正常位置所致。

3. 足下垂内翻

在中风后身体有一个自然恢复的过程，出现肌肉紧张，会逐步出现足下垂内翻，影响今后脚掌着地步行功能，所以同样需要早期康复纠正逐步出现的肌张力升高，若单靠运动纠正不行，则需佩带足托，减少痉挛，改善步行功能。

4. 误用所致痉挛

如上述中风后，身体有一个自然恢复的过程，出现肌肉紧张，轻微活动，患者因此会欣喜若狂，反复多次自行训练上肢的屈伸及手的抓握。殊不知这是误用、误练，易造成肌肉痉挛，由于反复痉挛，可能使肢体功能停留在此阶段，无法继续恢复，所以一定要在治疗师指导下循序渐进。

【病因病机】

本病多发于中老年人，多因风、火、痰、瘀为患，病及心、肝、脾、肾诸脏腑。人至中年，由壮渐衰，气血亏虚、脏腑阴阳严重失调，气血运行失常，痰湿内盛，复因忧思恼怒或嗜酒饱食，或房室劳累，或外邪侵袭等诱因，以致阴亏于下，阳浮于上，肝阳暴涨，阳化风动，扰动气血，血随气逆，挟痰挟火，上冲于脑，蒙蔽心窍，横窜经络，形成猝然昏仆，半身不遂。若阴阳之气逆乱则发为闭证，若正气衰退，阴阳之气离决，可发生脱证。

【诊断】

临床可作脑脊液及 CT、MRI 等检查。短暂性脑缺血发作检查无明显异常。局限性脑梗死，患者脑脊液压力不高，常见在正常范围蛋白质含量可高。头颅 CT 和 MRI 可显示梗塞区。出血性中风在起病后 1 周 CT 能正确诊断大脑内直径在 1cm 或更大的血肿。对于脑干内小的血肿或血块已变为和脑组织等密度时，MRI 的诊断比 CT 可靠。原发性蛛网膜下腔出血，主要原因为动脉瘤破裂和动静脉血管畸形，早期 CT 扫描，可显示破裂附近脑池或脑裂内有无凝血块，脑内或硬膜下血肿及是否合并脑出血。MRI 对原发性蛛网膜下腔出血的诊断并不可靠，无 CT 条件下，可谨慎进行脑脊液检查。以上检查为确诊提供可靠依据。临床上具有中风症状即可诊断为本病。

【辨证】

1. 中经络

痰浊瘀血阻滞经络，病位较浅，病情较轻，无神志改变。症见半身不遂，肌肤不仁，舌强言謇，口角㖞斜，脉弦滑或弦数。

2. 中脏腑

病位较深，病情较重，病变深中脏腑，根据正邪情况分为闭证和脱证。闭证以邪实内闭为主，属实证；脱证以元阳暴脱为主，属虚证。

（1）闭证

症见突然昏仆，不省人事，牙关紧闭，半身不遂，口角㖞斜，两手紧握，面赤气粗，喉中痰鸣，二使不通，脉弦滑而数。

（2）脱证

症见突然昏仆，不省人事，目合口张，手撒鼻鼾，肢冷汗多，呼吸低微，二便失禁，四肢不收，脉细数，如见汗出如油、两颧淡红、脉微欲绝或浮大无根，为真阳外越之危候。

【治疗】

1. 治则

理气活血，疏通经络，调和气血，平肝息风，清热豁痰，醒脑开窍。

2. 基本操作及处方

（1）中经络

a. 肩髃、曲池、手三里、外关、合谷、环跳、阳陵泉、足三里、解溪、昆仑点压。

b. 太阳皮部和阳明皮部砭刮。

（2）中脏腑

①闭证

a. 十宣、水沟、内关、劳宫、丰隆、太冲、素髎点刺。

b. 百会守法。

②脱证

a. 关元、神阙熨法。

b. 足太阳经循经划法。

3. 加减

有口眼㖞斜加地仓、颊车、内庭、行间点刺；气虚血瘀加气海振法，血海点压；头晕加风池、完骨、天柱刮法；尿失禁或尿潴留加中极、关元振法。

4. 方义

曲池、合谷、风市、足三里、绝骨理气活血，阳明气血调和则肢麻、乏力诸症消除。百会调诸阳之气。肩髃、曲池、手三里、外关、合谷均为上肢腧穴，可治上肢不遂。风病多犯阳经，阳明为多气多血之经，阳明经气血通畅，正气得以扶助，使机体功能逐渐恢复。取环跳、阳陵泉、足三里、解溪、昆仑以利下肢气血贯通。太阳、阳明皮部可振兴阳气，疏通络脉。十宣可救急，水沟、内关、太冲、丰隆等点刺可醒脑开窍，清热豁痰，劳宫可清心泻热。关元为任脉与足三阴交会穴，可扶助元阳；神阙为生命之根蒂，真气所系，二穴合用，以求益气固脱。足太阳经划法振兴正气，回阳救逆。

【医案举例】

邓先生，63 岁，退休干部，2003 年 3 月就诊。

有高血压史，经常头晕头痛。3 月 18 日突觉头晕恶心，突然仆倒，失语，昏迷。即送医院急救。经西医诊断为脑出血，向家属送达病危通知。

砭术治疗：首先取手厥阴心包经循经刮法，百会、膻中守法，内关、外关点压法，后取大椎穴及周围擦法，合谷点刺，双颞部刮法。每日 2 次，每次约 30 分钟，守法穴位每日约 5 小时。2 日后语言清楚，精神恢复。5 日后起床行动，肢体灵活，15 天后经检查，大体恢复正常。

按语：该患者为中风急症，因施以砭术及时，而转危为安。

第十八节　小儿脑瘫

小儿脑瘫是指脑损伤所致的非进行性中枢性运动功能障碍，属中医学五迟、五软、五硬、痿证的范畴。

【临床表现】

以肢体运动功能障碍为主症。运动障碍型主要由于锥体外系损伤出现不自主和无目的的运动，可表现为手足徐动或舞蹈样动作等；痉挛型因锥体系受损而表现为受累肌肉的肌张力增高、腱反射亢进、锥体束征阳性，可出现单瘫、偏瘫、截瘫、三肢瘫、四肢瘫等。共济失调型因小脑受损出现步态不稳、指鼻试验阳性、肌张力减低、腱反射减弱等，兼见上述任何两型或两型以上症状的为混合型，常伴有智力障碍、癫痫、视力异常、听力减退和语言障碍等。

【病因病机】

西医学认为主要由围产期和出生前各种原因引起颅内缺氧、出血等导致，如母孕期感染、胎儿窘迫、新生儿窒息、早产、脑血管疾病或全身出血性疾病等。

中医学认为本病多因先天不足、肝肾亏损或后天失养、气血虚弱所致。

【诊断】

除症状外，脑电图、头颅 X 线拍片、CT 检查有助于本病的明确诊断。

【辨证】

1. 肝肾不足

肢体瘫痪，智力低下，生长发育迟缓，筋脉拘急，屈伸不利，急躁易怒或多动秽语，舌红，脉弦或弦细。

2. 脾胃虚弱

四肢痿弱，手不能举，足不能立，咀嚼乏力，口开不合，舌伸外出，涎流不禁，面色萎黄，神情呆滞，反应迟钝，少气懒言，肌肉消瘦，四肢不温，舌淡，脉沉弱。

【治疗】

1. 治则

补益肝肾，益气养血，疏通经络，强筋健脑，壮骨填髓。

2. 基本操作及处方

a. 大椎、身柱、风府、四神聪、悬钟、阳陵泉点刺。

b. 太阳皮部、阳明皮部遍擦法。

c. 击磬。

3. 加减

肝不足加太溪、肝俞点刺；上肢瘫痪加曲池、手三里、合谷、外关点刺法；下肢瘫痪加伏兔、环跳、风市、委中、承山、丰隆点刺法。以疏通肢体经气。

4. 方义

大椎、身柱可通督脉阳气；风府、四神聪健脑益智；悬钟为髓会，养髓健脑充骨；筋会阳陵泉，疏筋通络、强筋壮骨。

第十九节　胃痛

胃痛，又称“胃脘痛”。常见于西医学的急、慢性胃炎，消化性溃疡，胃痉挛，胃扭转，胃下垂，胃黏膜脱垂症，胃神经官能症等。

古代文献中的心痛、心下痛、心气痛一般即指胃痛。

【临床表现】

以上腹胃脘部疼痛为主症，或伴有胃脘部痞闷或胀满、恶心呕吐、食欲不振等症状。

【病因病机】

由外邪犯胃、饮食伤胃、情志不畅、脾胃素虚引起，基本病机是胃失和降，胃络不通，不通则痛。

【诊断】

除胃痛症状外，电子胃镜或纤维胃镜、上消化道钡餐造影等检查可对急慢性胃炎、胃十二指肠溃疡、胃黏膜脱垂等做出诊断，并可与胃癌作鉴别诊断；幽门螺旋杆菌（HP）检测可查是否为HP感染；胆红素、转氨酶、淀粉酶化验和B超、CT等检查可与肝、胆、胰疾病作鉴别诊断；腹部透视可与肠梗阻、肠穿孔作鉴别诊断；血常规可协助与阑尾炎早期作鉴别；心肌酶谱、肌钙蛋白、心电图检查可与冠心病、心绞痛、心肌梗死作鉴别诊断。

【辨证】

1. 虚寒

胃痛发作较缓，隐隐作痛，喜暖喜按、空腹痛重，食后痛减、劳累、受凉、食冷后发作或疼痛加重，舌淡，苔白，脉虚弱。

2. 阴虚

胃脘灼痛，饥不欲食，咽干口燥，大便干结，舌红少津，脉细数或弦细。

3. 食积

暴饮暴食而胃脘疼痛，胀满拒按，舌苔厚腻，脉滑。

4. 气滞

胃痛胀满，时有气窜感，排气后痛减。

【治疗】

1. 治则

祛寒养阴，消积理气，和胃止痛。

2. 基本操作及处方

a. 中脘穴先点压后再行指振法。

b. 胃俞、足三里、内关、公孙点压。

c. 上脘、中脘穴守法。

3. 加减

虚寒加神阙至气海熨法以温中散寒；阴虚加太溪、三阴交点刺以滋养胃阴；食积加梁门、建里点压；气滞加伏兔砭震振法。

4. 方义

中脘为胃之募、腑之会，可通调腑气，和胃止痛；胃俞系胃之背俞；足三里乃胃之下合穴；内关为手厥阴心包经之络穴，沟通三焦，功擅理气降逆，又为八脉交会穴，通于阴维脉，“阴维为病苦心痛”；公孙为足太阴脾经之络穴，调理脾胃而止疼痛，又是八脉交会穴，通于冲脉，“冲脉为病，逆气里急”，与内关相配，专治心、胸、胃痛之证。

5. 特别说明

胃痛由多种病症引发，砭术治疗中既要注意鉴别诊断，又要结合它病同时治疗，可参照有关章节。

【病案举例】

宋女士，34 岁，化工工程师，2000 年 12 月就诊。

经中日友好医院诊断为胃溃疡。观面色萎黄无华，体瘦，胃痛隐隐，纳差，食豆制品后疼痛加重，只能喝粥和半流食。大便色白，舌红，苔少，脉沉细弱。

辨证：胃阴虚。

立法：滋阴养胃止痛。

砭术治疗：使用砭砧在中脘及两胁施以擦法，使用砭板弓背在背部胃、脾俞段刮法，足三里点压，伏兔叩法。每次 30 分钟，每周 2 次。2 周后疼痛消失，面色转白透红润。4 周后体重增加 3 千克，能食肉类、豆类食品。后使用砭佩在中脘穴施以守法，每日 13 小时。随访，一年未发胃痛。2002 年 1 月胃镜检查，溃疡消失。

于先生，56 岁，司机，2002 年 10 月就诊。

胃痛 20 余年，服中西药均无效，西诊为慢性胃炎。素胃痛隐隐，有时胀痛，有时刺痛，既畏食生冷，又惧食热汤，有时饭后疼，有时饥饿时痛，时有泛酸、呕苦水，晚间腹胀，舌淡红有瘀斑，苔薄白，左脉弦数，右脉关滑。

辨证：肝气犯胃，气滞血瘀。

立法：疏肝理气，和胃祛瘀。

砭术治疗：使用砭板弓背在两胁施刮法，下脘部振法，背部胃俞、脾俞先点刺，后刮法；伏兔拍法，足三里点压。每次 12~15 分钟，每周 3 次，2 周后疼痛消失，遂使用砭佩在中脘穴施以守法，每日 10 小时以上。随访，2 年余未发胃痛。

第九章 砭术美容养生

第一节 砭术经络养生法

经络养生法共分 4 部，每部 3 节，每节 32 拍（四八呼）。包括上肢运动、下肢运动、腰胁运动和头面运动。通过做皮部的刮法，对穴位的拍法等达到疏通经络、活血益气的功效。

【上肢运动】

（1）右手持砭砧，将阔面对准自己左臂上肢臂臑穴位置进行拍法。然后左手持砭砧，对准自己右臂上肢臂臑穴位置进行拍法。每侧四八呼共 32 次，两侧共 64 次。

（2）右手持砭砧，将阔面对准自己左肘窝部曲泽穴位置进行拍法，反之亦然。每侧四八呼共 32 次，两侧共 64 次。

（3）右手持砭砧，将阔面对准自己左肩井穴位置进行拍法，对侧亦然。每侧四八呼共 32 次，两测共 64 次。

【下肢运动】

（1）右手持砭砧对准自己右腿风市穴处进行拍法，同样左手持砭砧对准自己左腿风市穴处进行拍打，每侧四八呼，两侧共 64 次。

（2）右手持砭砧对准自己右腿伏兔穴处进行拍法，四八呼共 32 次；左侧如此四八呼共 32 次，双侧共 64 次。

（3）右手持砭砧对准自己右侧环跳穴处进行拍法，再左侧拍法，每侧四八呼共 32 次，两侧共 64 次。

【腰胁运动】

（1）手持砭板，使用弓背在自己命门穴位置及周边，隔衣刮法，横刮、竖刮均可，四八呼共 32 次。

（2）手持砭板，使用弓背在自己神阙穴位置及周围，隔衣施以刮法，横、竖交替进行，四八呼共64次。

（3）手持砭板，使用弓背在自己双侧大包穴处及周围脾之大络进行刮法，每侧四八呼共32次，双侧共64次。

【头面运动】

（1）手持砭板，使用弓背自攒竹穴处经鱼腰、丝竹空至太阳穴做刮法，每侧四八呼共32次，双侧共64次。

（2）手持砭板，使用弓背自角孙穴经耳后向下至扶突穴处做刮法，每侧四八呼共32次，双侧共64次。

（3）手持砭板，使用弓背自双头维之间向头顶沿太阳皮部做全面刮法，至双完骨穴处止。八八呼共64次。

第二节　砭术美容法

爱美之心人皆有之，中医中药美容近几年很受推崇，中医美容祛斑也很受广大朋友喜欢。下面给大家推荐中医美容祛斑的好方法。

黄褐斑是众多色斑中较为常见的一种，是由于皮肤黑色素的增加而形成的一种常见面部呈褐色的皮肤疾病。

一、产生黄褐斑的主要原因

黄褐斑形成的原因主要是因女性内分泌失调、精神压力大、各种疾病（肝肾功能不全，妇科病、糖尿病等）、体内缺少维生素及外用化学药物刺激引起。中医认为，反映在皮肤上的斑斑点点，都和脏腑有着必然的联系，黄褐斑也不例外。因此想要除去黄褐斑，需要找到对应的经络或腧穴，而采用砭石刮痧疗法效果非常显著。

二、砭石刮痧的具体方法

1. 使用砭石用具

砭石刮痧板。

2. 选穴

局部病变部位、下关、颊车、大椎、肺俞、心俞、膈俞、肝俞、胆俞、脾俞、肾俞、三阴交、太溪。

3. 刮拭顺序

先点揉头面部下关、颊车，再刮大椎，然后刮背部肺俞至肾俞穴，最后刮下肢三阴交及太溪穴。

4. 砭石刮痧疗法步骤

在需刮痧部位涂抹适量刮痧油。先刮面部局部病变部位，因为面部出痧影响美观，因此手法要轻柔，以不出痧为度，且面部不需涂抹活血剂，通常用补法，忌用重力大面积刮拭，方向由内向外按肌肉走向刮拭，可每天 1 次。再用砭石刮痧板刮颈后高骨大椎穴，用力要轻柔，不可用力过重，可用刮板棱角刮拭，以出痧为度。然后刮背部肺俞至肾俞穴，由上至下，一次到位，至皮肤发红、皮下紫色痧斑痧痕形成为止。最后用砭石刮痧板的角部重刮下肢内侧三阴交穴和足部太溪穴，各 30 次，出痧。

三、砭石刮痧治疗病例

郑某，女，32 岁。面颊出现黄褐斑 4 年，4 年前妊娠后褐斑一直未退，面颊、鼻部及口唇部均有褐色素沉着。每至月经前，色斑加深，月经后变浅，经西药白降汞软膏、维生素类药物及中药滋补肝肾药治疗后效果不显，要求使用砭石刮痧治疗。视其面颊、鼻柱、眉上及口唇部呈黄褐色蝶翼状斑，面颊与鼻柱表面被有灰垢。伴腰膝酸软无力，身体羸瘦。舌红苔少，脉沉细。

（1）刮背部：持砭石刮痧板与皮肤呈 45° 角斜向下，涂活血剂。①督脉：重点刮大椎、灵台、命门；②膀胱经：重点刮肺俞、心俞、膈俞、肝俞、胆俞、脾俞、肾俞。从上至下拉长刮 20~30 次。

（2）辨证循经刮：气滞血瘀证取肝经、脾经、督脉，重点刮血海、三阴交、太冲、膈俞；肝肾阴虚证取肝经、肾经、任脉、督脉，重点刮太冲、太溪、关元、气海、肝俞、肾俞、命门。

（3）局部刮：前额从前正中线向左右两边外刮 30 下；从人中穴向左右各横刮；从承浆穴向左右两边斜向上到太阳穴；从太阳穴入发际推向耳上方。病变在眼周围者，睛明→攒竹，鱼腰→瞳子髎、太阳穴，轻微按压刮，黄褐斑处可稍加重些。隔日一次，10 天为一个疗程。第一个疗程后色素斑已渐浅，两个疗程后色素斑全部消退，后又刮 3 次以巩固疗效。

四、中医美容祛斑妙招

1. 针刺疗法

原理：这种方法是针对人体的特定部位给予一定的刺激，起到对经络的良性调节作用，或通过经络的转输调整阴阳气血和脏腑功能，从而达到防斑祛斑的目的。比如时下常采用的耳尖放血疗法均属此类。美容穴位有合谷、三阴交、曲池、足三里等穴。

功效：见效比较慢，祛斑效果相对好，但是美白不太明显。

适用范围：适用于大部分人群，需要专业医师的帮助。

2. 中药面膜

原理：白术、白果、白蔹等白色中药都具有白肤的作用，因此可以当作从外部进行美白祛斑的美容药，常见方式是制作中药面膜。

经典的中医美容美白处方面膜：白芷 30g，白术 30g，白附子 9g，细辛 9g。可在中药店购得研成的极细粉末，装瓶备用。在晚上将面洗干净，然后取少药末，用蜂蜜或蛋清调成糊状敷在面部，30 分钟后洗去。

3. 砭石调理方法

砭术调理黄褐斑、面色发黑、暗无光泽及眼圈发黑者的方法比较简单，自己就可以操作。

（1）用砭板刃部在腹部刮擦，以热为度。

（2）经常用砭板刃部刮背部膀胱经，每次 3~5 分钟即可。

（3）用砭板按摩面部，每日数次发热为止。

（4）也可以配合饮用泗滨浮石水，该水是用禹贡降脂盒浸泡。

（5）佩戴砭石帽促进面部血液循环，也有助于消除脸部色素沉着。

（6）用砭板刃部轻刮面部做美容操，早晚各二遍。第一节刮眼部：砭板刃部直立，从眼部靠近鼻梁处向外经太阳穴刮至耳郭上，单向刮 16 次。第二节刮太阳穴：砭板刃部平直向内，上下往复刮 16 次（往复计 1 次）。第三节刮面部：砭板刃部直立，从鼻头根部向外经颧骨斜上刮到耳郭切线至耳郭上，单向刮 16 次。第四节刮额头：砭板刃部平直向内，从左眉上沿直上、刮到前发际处，再依次向右、到右眉外侧，单向刮整个额头 9 次。

第三节 砭术瘦体法

一、肥胖原因

（1）长期营养过剩。

（2）经常运动的人一旦停止运动也会发胖。

（3）内分泌失调。

（4）遗传因素。

（5）青春期的女性容易发胖。

（6）更年期的女性容易发胖。

二、经络减肥的作用原理

以中医理论为指导，根据肥胖者的不同特点，不同部位的肥胖进行辨证施治，并与耳疗、脐疗、食疗相结合，借助针灸作用，使经络疏通，气血调和，脏腑阴阳平衡，从而达到减肥目的。

1. 刺激作用

通过针刺穴位和耳穴压迫的方法，对局部产生一定的刺激，通过经络、腧穴将刺激信息传入脂肪组织，加速脂肪分解、抑制脂肪合成而达到机体的脂肪代谢平衡。

2. 药物作用

利用药物透过皮肤、孔窍、腧穴等部位直接吸收，进入经脉血络，输布全身以发挥药理作用，从而加速脂肪的分解液化代谢，同时抑制脂肪的合成，达到减肥作用。

3. 增强血液及淋巴液的循环

通过疏通经络和脐疗药的作用，可使血液及淋巴液加速循环，从而将减肥过程中分解、液化的脂肪成分带走，通过汗腺、呼吸道、大小便等途径排出体外。

4. 调节内分泌失调，调节新陈代谢的平衡及抑制食欲

调节内分泌失调在减肥过程中意义深远，许多肥胖者因种种原因造成不

同程度的内分泌失调，通过减肥治疗后，激素代谢达到正常水平时，体重也很快会达到正常水平，脂肪的堆积从某种意义上来说是营养过盛。通过治疗来达到抑制食欲的作用，减少食物的摄入量对减肥者来说至关重要。

5. 中医砭石瘦身原理

（1）远红外辐射效应。砭石能辐射波长范围为 8~16μm 的远红外线，它能使人的机体温暖。

（2）超声效应。砭石摩擦人体能产生大量超声脉冲。

（3）摩擦效应。砭石具有微晶结构，且为非金属，是天然的美容微晶磨片。

（4）油脂吸附效应。砭石吸附油脂后变成亮黑色。它对油脂有很强的吸附作用。综合上述四种效应，应用砭石能疏通经络，改善微循环，加强新陈代谢，避免脂肪沉积，驱除细小皱纹和斑痕，使皮肤光泽美丽。

三、经络减肥特点

1. 疗效显著，通过经络减肥，能迅速取得良好的治疗效果，一个疗程 15 次，可减 5~8 斤，24 小时后可减 2~9 斤。

2. 适用范围广，砭石刮痧经络瘦身法，适合于不同年龄的减肥患者，即使是高血压、高血脂、高血糖患者仍可采用本法，同样会收到良好效果。

3. 简便易行，无副作用。经络减肥对操作者要求相对而言不是太高，且无危险性。

四、经络减肥操作方法

1. 针刺取穴

上肢：取外关、合谷、曲池、阿是穴。

腹部：取天枢、肓俞、中枢、水分、气海、下脘、减肥穴及阿是穴。

下肢：取三阴交、足三里及阿是穴。

2. 砭石方法

（1）用砭石刮痧板刮拭任、督二脉和膀胱经。

（2）用热砭板按摩所要减肥的部位。

（3）用砭板拍打所减肥的部位（以红热、无伤痛为效果）。

（4）用砭板和砭锤放松肌肉。

（5）用砭磙推动皮下组织（达到塑型的目的）。

（6）用砭板热敷命门穴、神阙穴。

3. 耳穴

用白芥籽或王不留行籽，埋压耳穴之神门、胃、小肠、脾、肺、内分泌、皮脂腺穴，交替应用。药物贴耳，必须叮嘱减肥者每天按压5~6次，饭前10分钟必按。

4. 中药贴脐

将中药粉用蜂蜜调成膏状，每天适量贴敷肚脐，5天更换一次。

5. 具体操作过程

前3~5天连续就诊，以后每隔2天做一次治疗，再隔5天至一周，直至体重降至正常为止。

五、注意事项

为了使肥胖者的体重尽快恢复到正常水平，在减肥期间，应避免进食含糖量过高的水果或食品。尽量吃些无糖或含糖量较低的食品。减肥者在减肥期间严格遵照医嘱是获得减肥的基本保证。

中医经络减肥要求必须按疗程进行，这样就要求减肥者在减肥期间要连续进行，最多间隔时间不能超过2天，因每个人肥胖程度不一样，如果第一个月没有达到理想的要求，第二个月和第三个月也应坚持治疗。因为脂肪代谢需要时间，在减肥过程中有时体重变化不明显，属正常现象。另外，操作医生也应具有相关资格，并严格做好卫生消毒工作。

第十章　常见病症验案操作

本章选取部分治疗有效的典型病案以供读者参考。

第一节　胃部病症四则

一、姓名：董某　　性别：女　　年龄：26

症状：胃脘不适，食少倦怠，时有肠鸣舌质偏暗。

辨证：胃阴不足，脾胃虚寒。

治法：健脾和胃，养阴祛寒。

砭术治疗法：

①胸部任脉由天突至关元，砭板刮法（图 10–1–1）。

②两胁部肝经、胆经，砭砣顺经擦法（图 10–1–2）。

③腿部肝经、胆经，捶式砭震振法（图 10–1–3）。

④腿部胃经、脾经、胆经，拍法；足部脚面砭板逆经刮法（图 10–1–1）。

⑤背部膀胱经第一二分支，砭砣顺经擦法；肩部肩井至肘关节砭砣擦法（图 10–1–2）。

⑥背部膀胱经第一二分支，砭板顺经刮法（图 10–1–1）。

⑦腿部肝经、胆经、膀胱经、肾经，捶式砭震振法（图 10–1–3）。

⑧腿部环跳、血海、承山，砭尺拍法（图 10–1–4）。

⑨腰部八髎，砭砧熨法、擦法（图 10–1–5）。

⑩肾俞、脾俞、三阴交、商丘，羊角锥点压；头部砭石梳逆经梳理（图 10–1–6，图 10–1–7）。

总体治疗 60 分钟。

治疗反应：患者胃脘不适减轻，睡眠改善。

治疗器具：

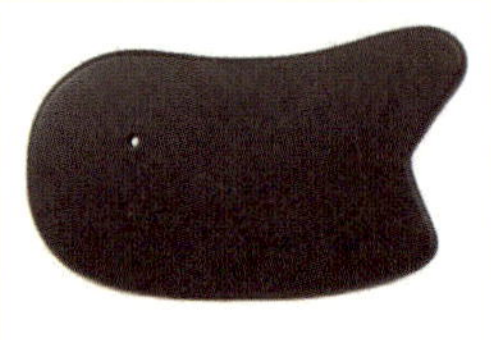
图 10-1-1　砭板

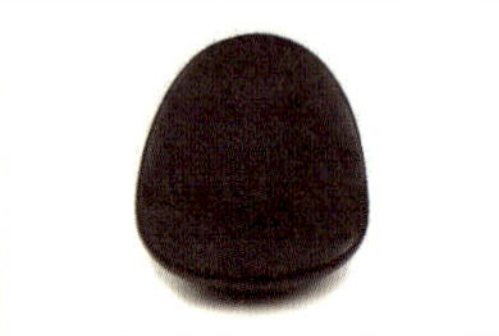
图 10-1-2　砭砣

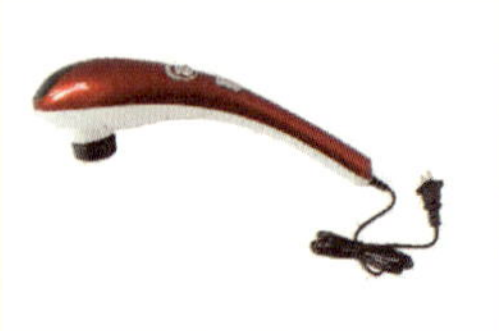
图 10-1-3　砭震

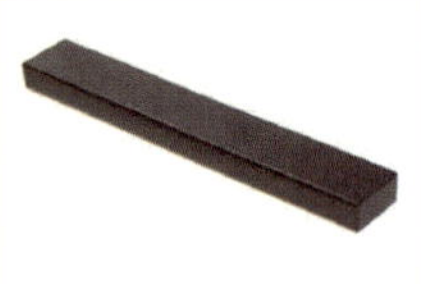
图 10-1-4　砭尺

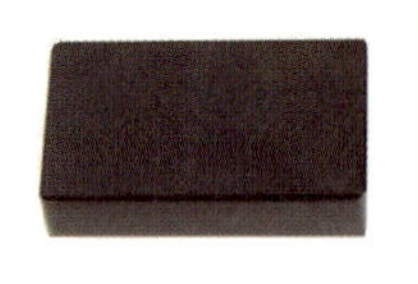
图 10-1-5　砭砧

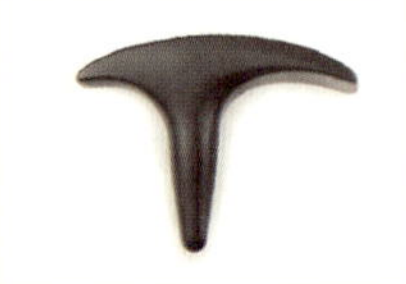
图 10-1-6　羊角锥

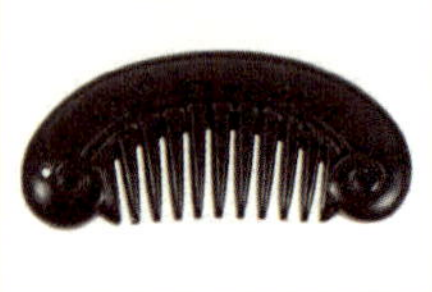
图 10-1-7　砭石梳

二、姓名：郝某　　性别：男　　年龄：41

症状：胃脘不适，时有胀满，眠少多食；舌红，舌下静脉瘀点。

辨证：肝失条达，肾不藏精。

治则：滋水清肝。

砭术治疗法：

①部任脉由天突至关元，羊角锥擦法（图 10-1-8）。

②腿部胆经，捶式砭震顺经振法（图 10-1-9）。

③胸部腋下渊液、辄筋，砭锥点压；胆经砭砣顺经擦法（图 10-1-10，图 10-1-11）。

④腹部，砭砣揉法（图 10-1-11）。

⑤手三阴经，砭板逆经刮法；肘窝，砭尺拍法（图 10-1-12，图 10-1-13）。

⑥背部督脉、膀胱经第一二分支，砭板逆经刮法（图 10-1-12）。

⑦腿部肝经、肾经、脾经，捶式砭震逆经振法；膀胱经、胆经顺经振法（图 10-1-9）。

⑧背部督脉、膀胱经第一二分支，砭砣逆经擦法（图 10-1-11）。

⑨曲泉、太冲，砭锥点压（图 10-1-10）。

⑩腰部八髎，砭砧（图 10–1–14）熨法；肾俞，砭锥（图 10–1–10）点压；照海、涌泉，砭锥（图 10–1–10）点压；足面，砭板（图 10–1–12）由下至上刮法；头部，砭石梳（图 10–1–15）逆经梳理。

总体治疗 50 分钟。

治疗反应：患者全身发热，胃胀减轻。

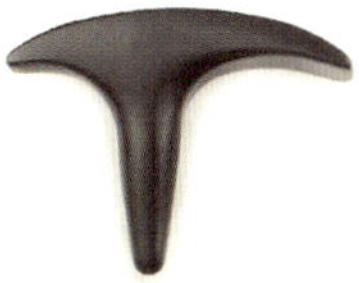

图 10–1–8 羊角锥

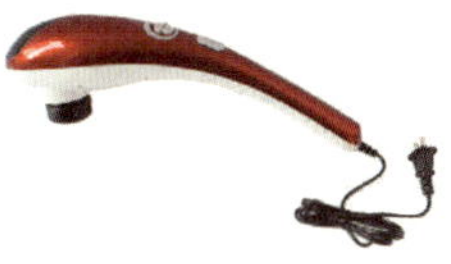

图 10–1–9 砭震

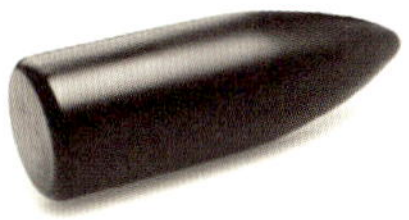

图 10–1–10 砭锥

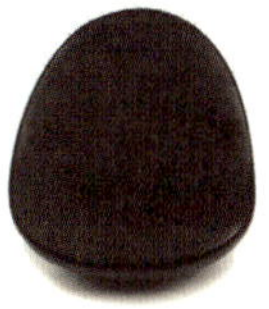

图 10–1–11 砭砣

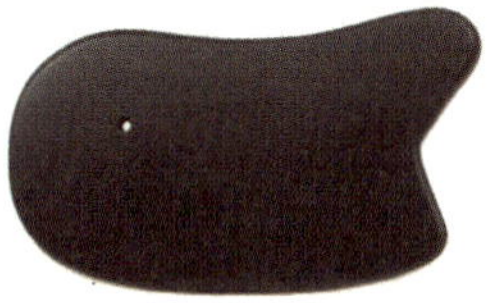

图 10–1–12 砭板

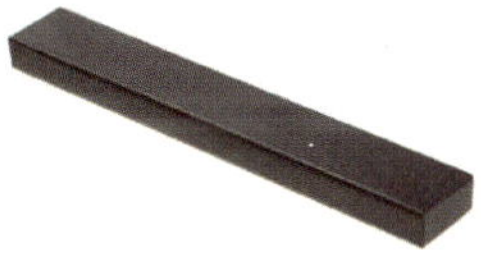

图 10–1–13 砭尺

图 10–1–14 砭砧

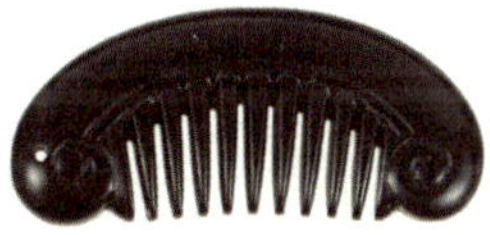

图 10–1–15 砭石梳

三、姓名：于某 性别：女 年龄：54

症状：胃脘不适，时胀时痛，偶有打嗝，舌质淡红，中部黏腻；左尺脉大。

辨证：肝胃不和，肝郁脾虚。

治则：疏肝健脾理气。

砭术治疗法：

①胸部任脉由天突至关元，砭板刮法（图 10–1–16）。

②两胁部渊液、辄筋，砭锥点压、点揉法；两胁部肝经、胆经，砭砣顺

经推法（图 10–1–17，图 10–1–18）。

③腹部中脘至关元，砭砣推法（图 10–1–18）。

④手臂三阴经，砭板顺经刮法（图 10–1–16）。

⑤肘窝，砭尺拍法（图 10–1–19）。

⑥腰部八髎，砭砧熨法、擦法（图 10–1–20）。

⑦环跳、肝俞、阳陵泉、大杼、风市，羊角锥点压（图 10–1–21）。

⑧背部膀胱经第一二分支，砭砣顺经推法，肩部砭砣推法（图 10–1–18）。

⑨腿部胆经、肝经，阴逆阳顺捶式砭震振法；腿部膀胱经、肾经、肝经、胆经，阴逆阳逆捶式砭震振法（图 10–1–22）。

⑩头部，砭石梳逆经疏理（图 10–1–23）。

总体治疗 70 分钟。

治疗反应：患者下肢暖热，全身轻松，胃脘不适感减轻。

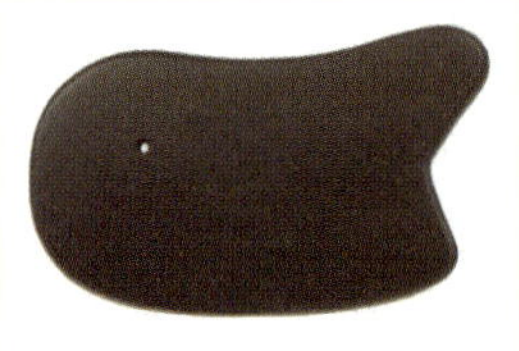

图 10–1–16　砭板

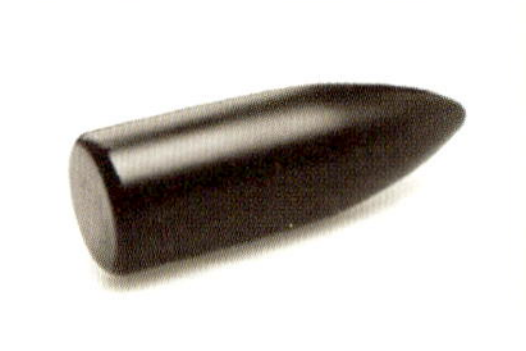

图 10–1–17　砭锥

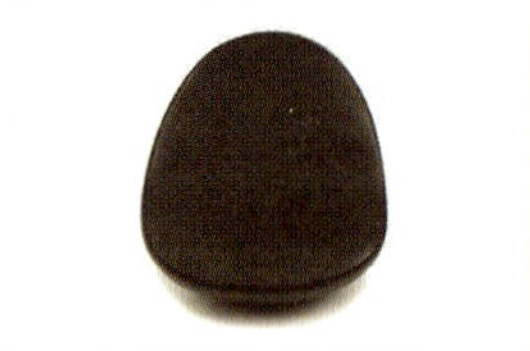

图 10–1–18　砭砣

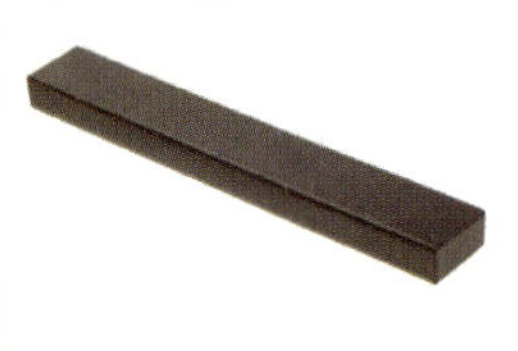

图 10–1–19　砭尺

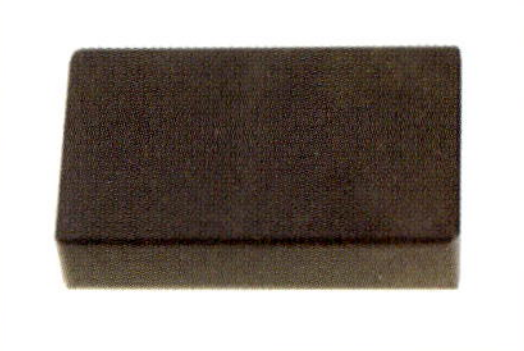

图 10–1–20　砭砧

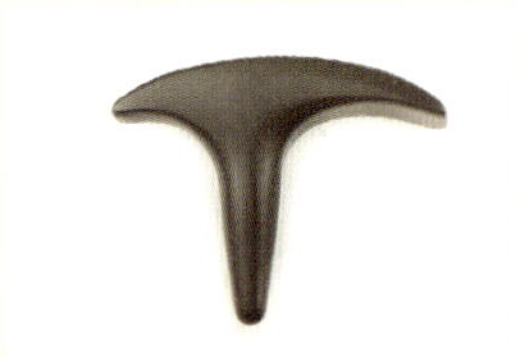

图 10–1–21　羊角锥

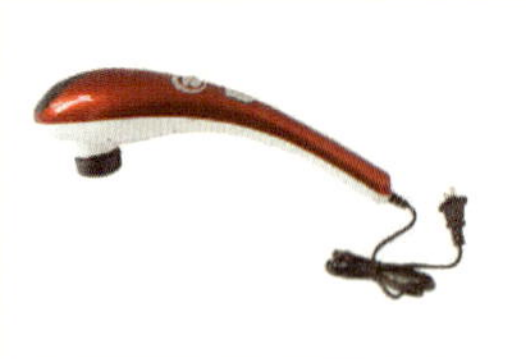

图 10–1–22　砭震

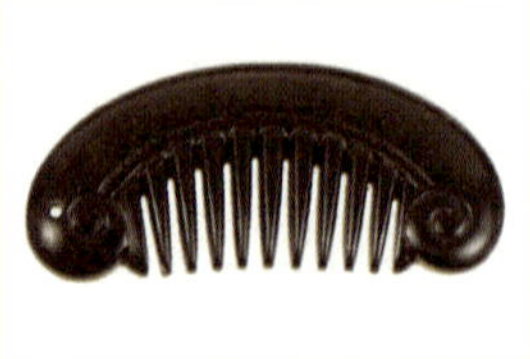

图 10–1–23　砭石梳

四、姓名：常某　　年龄：34　　性别：女

症状：胃痛持续一月有余，过饥过饱均有疼痛感；全身乏力，大便不成形，小便黄；舌红尖黄，舌根黄腻；脉细，右关脉滑。

辨证：胃阴虚。

治则：和胃补阴。

砭术治疗法：

①经，捶式砭震振法（图 10–1–24）。

②俞穴之肝俞、胆俞、脾俞、胃俞，砭板刮法（图 10–1–25）。

③部胃经，砭尺拍法或捶式砭震振法（图 10–1–26，图 10–1–24）。

④胁部，砭砧擦法（图 10–1–27）。

总体治疗 30 分钟。

治疗反应：患者胃痛缓解。

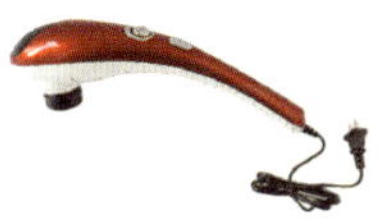

图 10–1–24　砭震

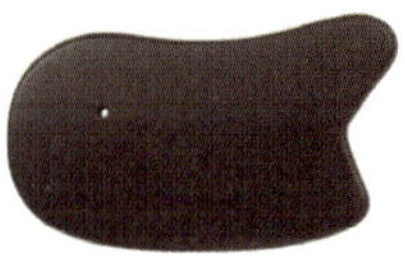

图 10–1–25　砭板

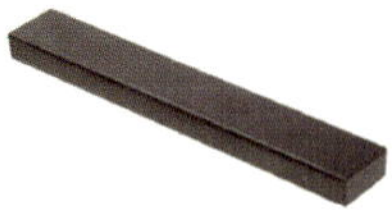

图 10–1–26　砭尺

图 10–1–27　砭砧

第二节　胸部病症两则

一、姓名：刘某　　性别：女　　年龄：53

症状：胸闷憋气，面黄，有时头晕沉，全身乏力，舌下静脉深紫暗，左尺左寸沉无力。

辨证：寒凝血瘀。

治则：温阳理气行血。

砭术治疗法：

②胸部任脉由天突至关元，砭板刮法（图 10–2–1）。

②腿部胆经，顺经捶式砭震振法（图 10–2–2）。

③手三阳经、肺经，阴逆阳顺砭板刮法（图 10–2–1）。

④背部督脉及膀胱经，由上至下砭板刮法；心俞、膈俞、脾俞、肺俞，砭锥点压（图 10–2–1，图 10–2–3）。

⑥地机、商丘、郄门，砭锥点压（图 10–2–3）。

⑦颈肩部及周围组织，由上至下、由内至外砭板刮法，砭砣擦法（图 10–2–1，图 10–2–4）。

⑦头部，逆经砭石梳刮法（图 10–2–5）。

总体治疗 30 分钟。

治疗反应：患者胸部任脉出痧非常明显，背部心俞、肝俞、胆俞、脾俞、胃俞出痧情况明显，地机穴疼痛，胸闷缓解。

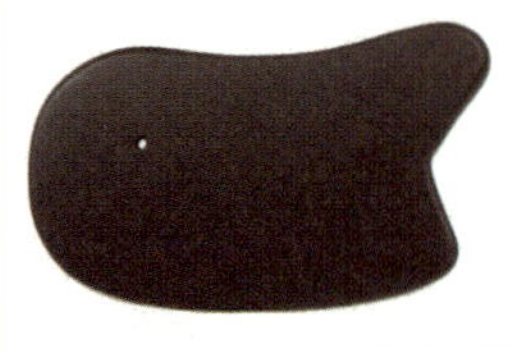

图 10–2–1　砭板

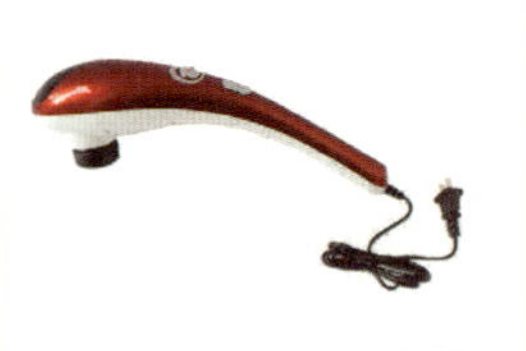

图 10–2–2　砭震

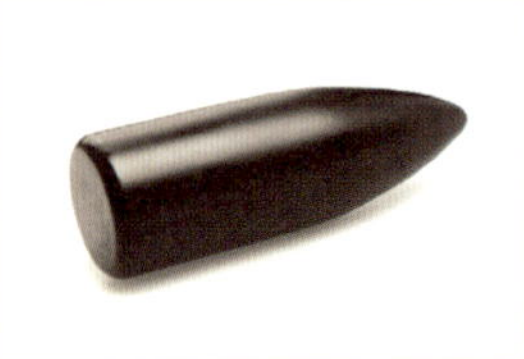

图 10–2–3　砭锥

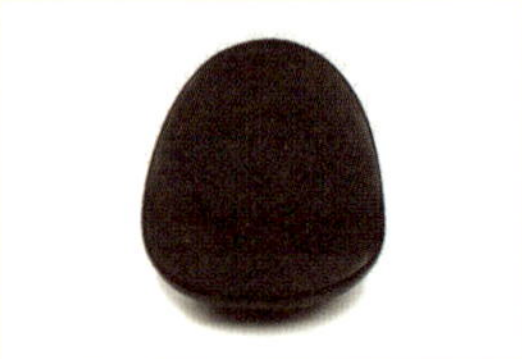

图 10–2–4　砭砣

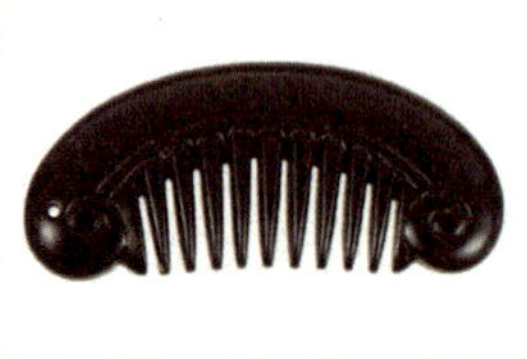

图 10–2–5　砭石梳

二、姓名：张某　　年龄：65　　性别：女

症状：右前胸痛 2 余年，偶时发作，近长期出现，心痛如刀绞，但仍可剧烈运动，。纳可，大便不下，2~3 日一行，小便可，无心慌感，无汗出，不畏风、畏冷，手脚温，喜热饮，腰痛。舌质淡红，苔薄黄，舌边紫暗，舌下瘀；脉细滑，重按无力。

病史：因母亲病故，伤心过度引起胸痛；曾服西药，觉无效后停服。失眠 7~8 年，难以入眠，起初无困感，后全身乏力，渐觉体力不支；否定高血压，糖尿病史，曾患甲亢3余年，已愈；舌质淡红，苔薄黄，舌边紫暗，舌下瘀；脉细滑，重按无力。

辨证：心脉瘀阻，心阳不振。

治则：温阳祛瘀。

砭术治疗法：

①胸部任脉由天突至关元羊角锥擦法（图10–2–6）。

②腿部胆经、胃经捶式砭震顺经振法，砭尺顺经拍法，砭板顺经刮法（图10–2–7，图10–2–8，图10–2–9）。

③胸部腋下渊液、辄筋砭锥点压，胆经砭砣顺经擦法（图10–2–10，图10–2–11）。

④手三阴经、三阳经砭板阴顺阳顺刮法，肘窝砭尺拍法（图10–2–9，图10–2–8）。

⑤腿部肝经、肾经、脾经捶式砭震逆经振法，膀胱经、胆经顺经振法（图10–2–7）。

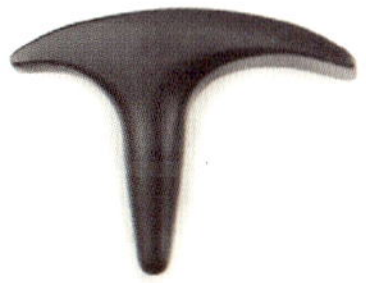

图10–2–6　羊角锥

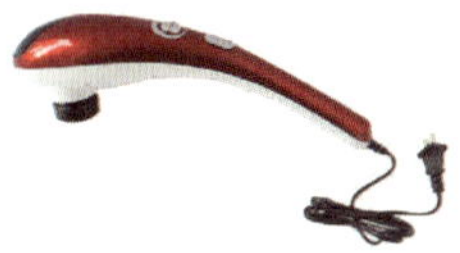

图10–2–7　砭震

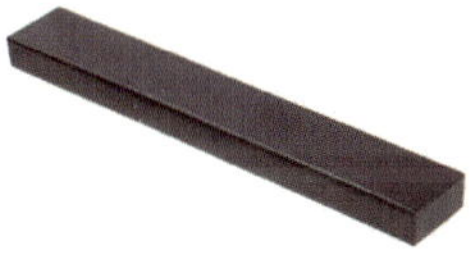

图10–2–8　砭尺

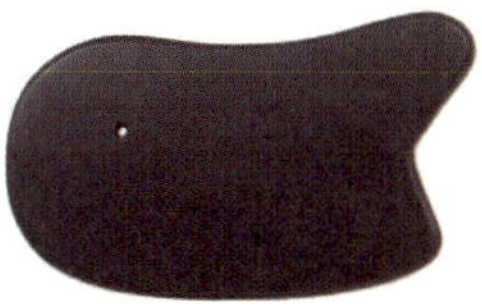

图10–2–9　砭板

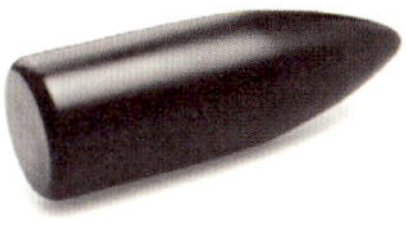

图10–2–10　砭锥

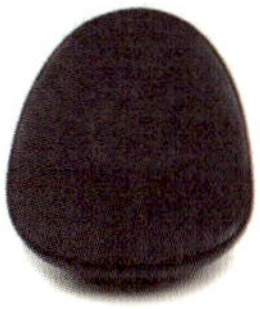

图10–2–11　砭砣

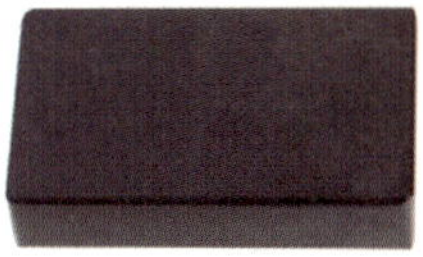

图10–2–12　砭砧

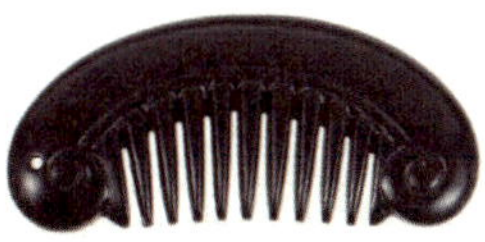

图10–2–13　砭石梳

⑥腿部肝经、肾经、脾经、膀胱经、胆经砭尺阴逆阳顺拍法，砭尺腘窝拍法，砭板顺经刮法（图 10–2–8，图 10–2–9）。

⑧背部督脉、膀胱经第一二分支砭板逆经刮法，膈俞、心俞、肝俞、胆俞砭锥点压。肩部肩井至肘关节砭砭擦法（图 10–2–9，图 10–2–10，图 10–2–11）。

⑨背部督脉、膀胱经第一二分支砭砭逆经擦法，腰部八髎砭砧熨法（三次）（图 10–2–11，图 10–2–12）。

⑩头部砭石梳逆经梳理（图 10–2–13）。

总体治疗 60 分钟。

治疗反应：患者胸痛感觉缓解，全身轻松，宿便排除，睡眠有所提高。

注意：遇到胸部不适的病人，需在病人去医院检查并排除心脑血管疾病、肺部疾患后，方可使用砭石治疗。

第三节 发热两则

一、姓名：简某 年龄：26 性别：男

症状：周身发热，咽干，口渴喜饮，面黄，苔黄，脉数。

辨证：湿温袭表，温邪入侵。

治则：温通经络，祛湿解表。

砭术治疗法：

①背部督脉及膀胱经第一二分支，砭砭顺经擦法（图 10–3–1）。

②腿部肝经、胃经、胆经，捶式砭震顺经振法（图 10–3–2）。

③背部膀胱经，砭板顺经刮法；风门、肺俞、膈俞，砭锥点压（图 10–3–3，图 10–3–4）。

④腿部肝经，捶式砭震逆经振法；膀胱经、胆经，顺经振法（图 10–3–2）。

⑤腿部肝经、肾经、脾经、膀胱经、胆经，砭尺阴逆阳顺拍法；砭尺腘窝拍法（图 10–3–5）。

⑥肩部肩井，砭锥点压；手部孔最、列缺，点刺（图 10–3–4）。

⑦头部，砭石梳逆经刮法（图 10–3–6）。

总体治疗 30 分钟。

治疗反应：患者发热现象明显缓解，第二日症状全无。

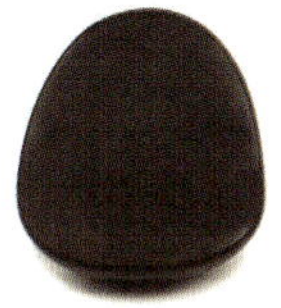

图 10-3-1 砭砣

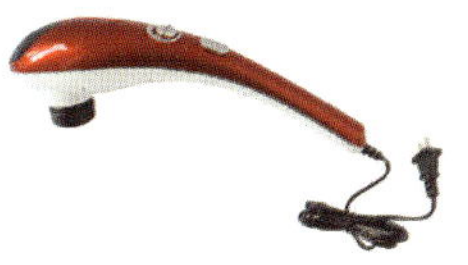

图 10-3-2 砭震

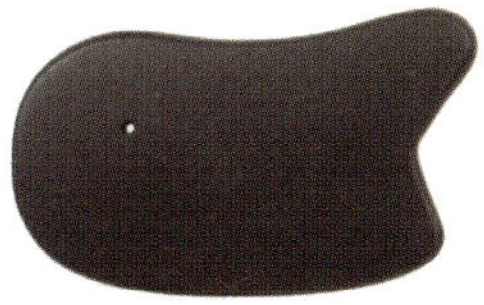

图 10-3-3 砭板

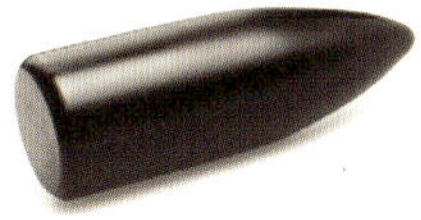

图 10-3-4 砭锥

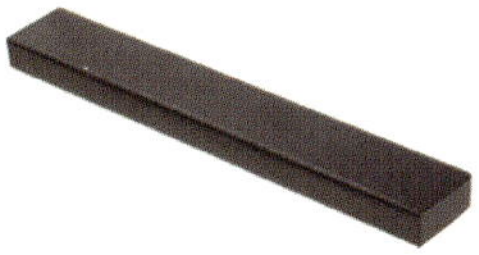

图 10-3-5 砭尺

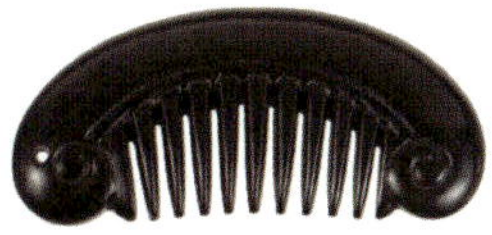

图 10-3-6 砭石梳

二、姓名：石某　性别：女　年龄：26

症状：发热，畏冷，四肢无力，头痛，咳嗽，痰中带血；舌苔白；脉沉无力。

辨证：寒邪束表。

治则：温中散寒，解表达邪。

砭术治疗法：

②胸部任脉由天突至关元，砭板擦法（图 10–3–7）。

②腿部胆经、胃经，捶式砭震顺经振法（图 10–3–8）。

③手三阴经，砭板逆经刮法（图 10–3–7）。

④尺泽、孔最、消泺，砭锥点压；肘窝砭尺拍法（图 10–3–9，图 10–3–10）。

⑤腿部胆经、胃经，砭板由上至下刮法（图 10–3–7）。

⑥背部大椎及周围体表，砭板旋刮法（图 10–3–7）。

⑦腿部肝经、肾经、脾经，捶式砭震（图 10–3–18）逆经振法；膀胱经、胆经，顺经振法（图 10–3–8）。

⑧背部督脉、膀胱经第一二分支，砭板逆经刮法；肺俞、膈俞、膏肓、心俞，砭锥点压（图 10–3–7，图 10–3–9）。

⑨太白、金门、涌泉，砭锥点压（图 10–3–8）。

⑩头部，砭石梳逆经梳理。总体治疗 70 分钟（图 10–3–11）。

治疗反应：患者全身发热减退，精神状态明显提高，咳嗽减少，说话声音有力，可自行离开治疗室，无再次复诊治疗。

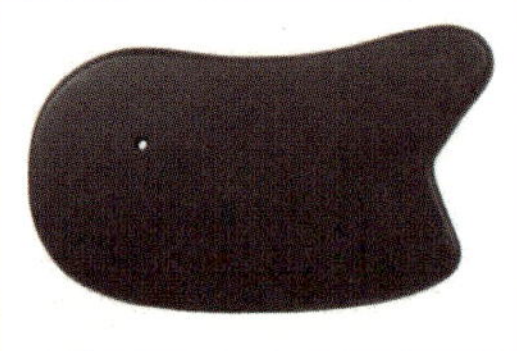

图 10–3–7　砭板

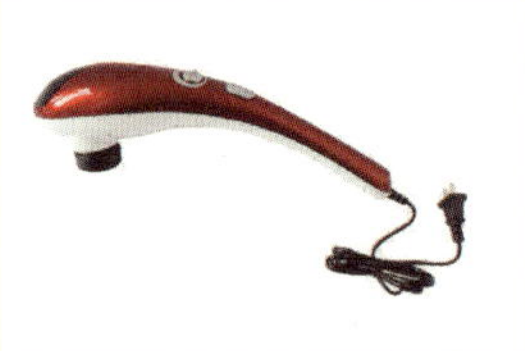

图 10–3–8　砭震

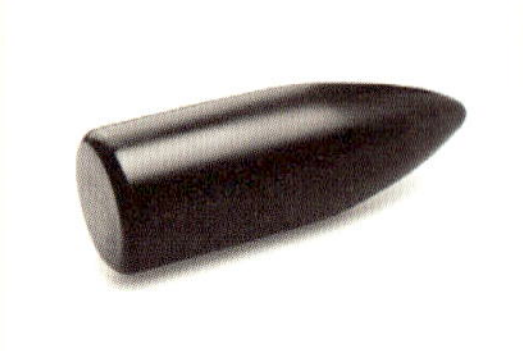

图 10–3–9　砭锥

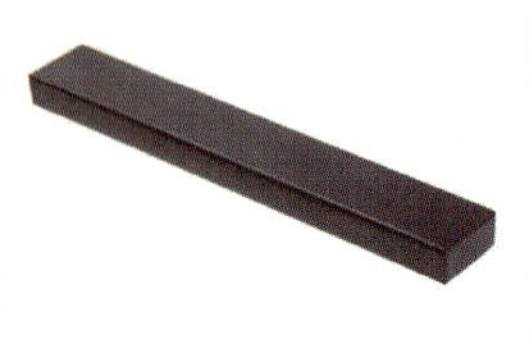

图 10–3–10　砭尺

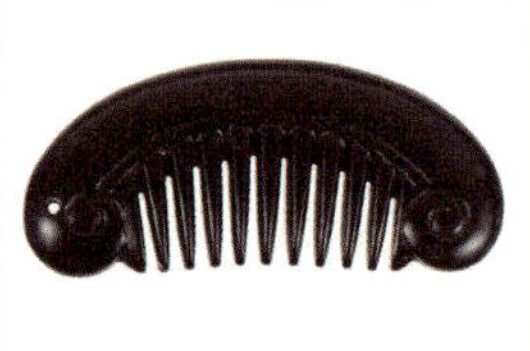

图 10–3–11　砭石梳

第四节　咳嗽两则

一、姓名：王某　　年龄：26　　性别：女

症状：咳嗽一周余，干咳少痰，昼重夜轻，手足心热，乳腺痛，腋下疼痛，现行经期；舌苔少津；脉沉细。

辨证：肝失条达，肺失宣降。

治则：疏肝宣肺，润燥养阴。

治法：

①胸部任脉由天突至关元，砭板刮法；尺泽、中府，砭锥点压（图 10–4–1，图 10–4–3）。

②腿部胆经、胃经，顺经捶式砭震振法（图 10–4–2）。

③胸部乳房区及带脉，由内至外砭板刮法（图 10–4–1）。

④背部督脉及膀胱经，由上至下砭板刮法；肺俞、脾俞，砭锥点压（图

10–4–1，图 10–4–3）。

⑤头部，逆经砭石梳疏理（图 10–4–4）。

总体治疗 30 分钟。

治疗反应：患者咳嗽减少，诉有困意，意欲睡眠。

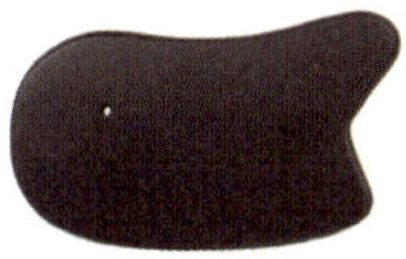

图 10–4–1　砭板

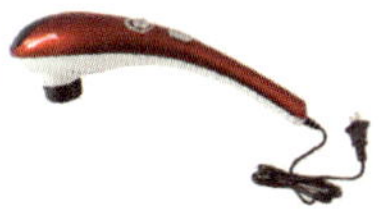

图 10–4–2　砭震

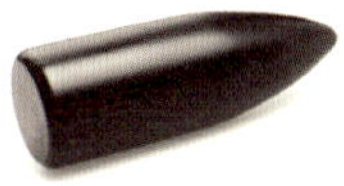

图 10–4–3　砭锥

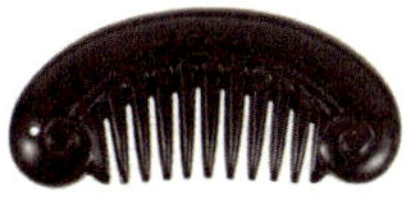

图 10–4–4　砭石梳

二、姓名：周某　　年龄：24　　性别：女

主诉及症状：咳嗽呼吸不畅，连及背痛，胃脘不适，舌质淡，左脉浮无力，右脉弦大。

辨证：肺胃不和。

治则：宣肺止咳，健脾和胃。

砭术治疗法：

②任脉天突至关元，砭板擦法（图 10–4–5）。

②背部督脉、膀胱经第一二分支，砭砣顺经擦法，顺经刮法；肺俞、风门，砭锥泻法点压（图 10–4–6，图 10–4–7）。

③列缺、尺泽、商丘穴，砭石单刺泻法点刺（图 10–4–8）。

④腿部胆经、膀胱经，捶式砭震顺经振法（图 10–4–9）。

⑤腿部肝经、肾经、脾经、膀胱经、胆经，砭尺阴逆阳顺拍法；砭尺腘窝拍法（图 10–4–10）。

⑥手三阳经、手三阴经，砭板阳逆阴顺刮法（图 10–4–5）。

⑦头部，砭石梳逆经梳理（图 10–4–11）。

总体治疗 40 分钟。

治疗反应：患者咳嗽频率降低，呼吸轻松。

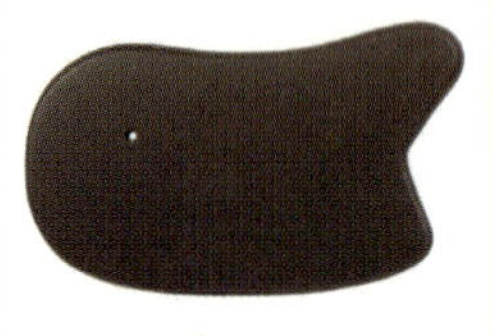

图 10-4-5　砭板

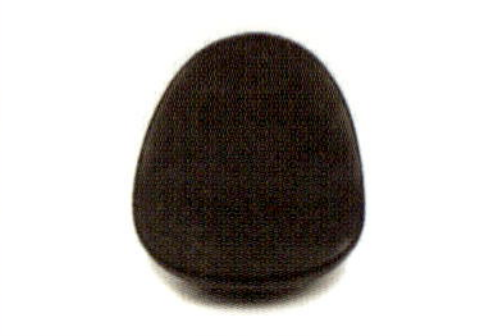

图 10-4-6　砭砣

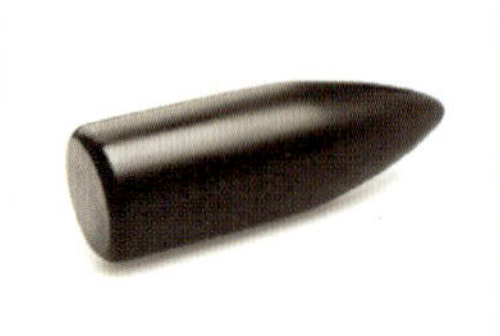

图 10-4-7　砭锥

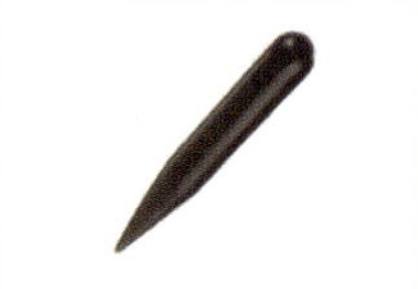

图 10-4-8　单刺

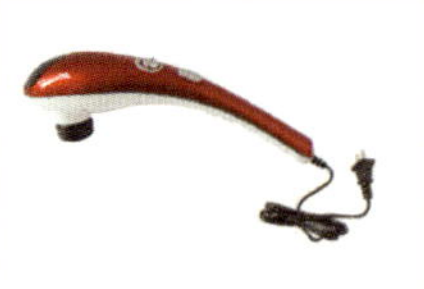

图 10-4-9　砭震

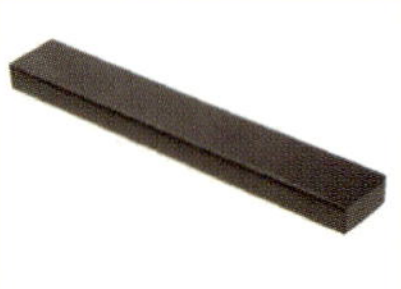

图 10-4-10　砭尺

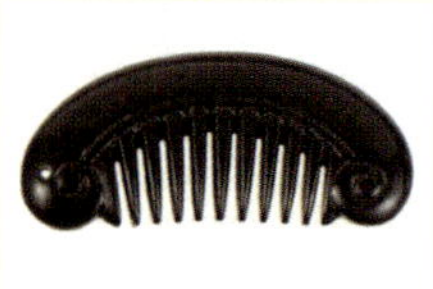

图 10-4-11　砭石梳

第五节　睡眠病症四则

一、姓名：陈某　　性别：男年　　龄：46

症状：失眠易醒，醒时约 3:30 分左右，醒后不能入睡，易心烦汗出；面色萎黄，目黄目涩，纳可；大便每日 2~3 行，便不成形，便时不急；舌质深暗，舌下静脉瘀滞，苔黄腻；脉沉缓。

辨证：脾虚血瘀，湿热阻滞。

治则：健脾化瘀，化热祛湿。

砭术治疗法：

①胸部任脉由天突至关元，羊角锥擦法（图 10–5–1）。

②腿部胆经、胃经，捶式砭震顺经振法（图 10–5–2）。

③胸部腋下渊液、辄筋，砭锥点压，胆经砭砣顺经擦法（图 10–5–5，图 10–5–6）。

④手三阴经、三阳经，砭板阴顺阳顺刮法；肘窝砭尺拍法（图 10–5–4，图 10–5–3）。

⑤血海、三阴交、太冲、解溪，砭锥点压（图 10–5–5）。

⑥背部督脉、膀胱经第一二分支，砭砣逆经擦法；腰部八髎，砭砧熨法（图 10–5–6，图 10–5–7）。

⑦腿部肝经、肾经、脾经，捶式砭震逆经振法，膀胱经、胆经顺经振法（图 10–5–2）。

⑧腿部肝经、肾经、脾经、膀胱经、胆经，砭尺阴逆阳顺拍法；涌泉，砭锥点压；砭尺腘窝拍法（图 10–5–3，图 10–5–5）。

⑨头部砭石梳逆经梳理。总体治疗 50 分钟（图 10–5–8）。

治疗反应：患者自觉周身轻松，有困意欲睡。

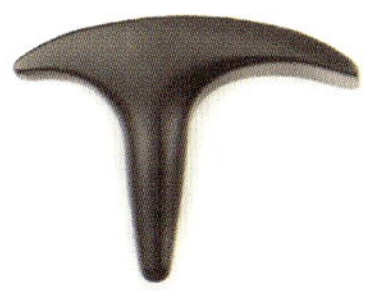
图 10–5–1　羊角锥

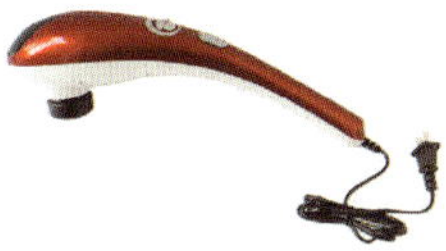
图 10–5–2　砭震

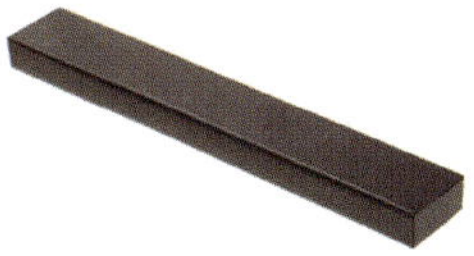
图 10–5–3　砭尺

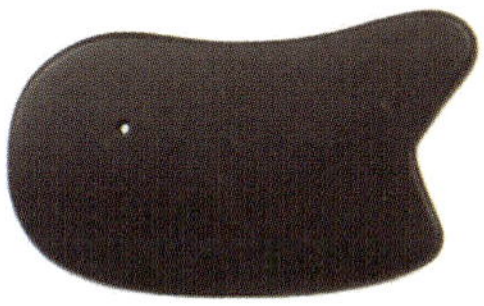
图 10–5–4　砭板

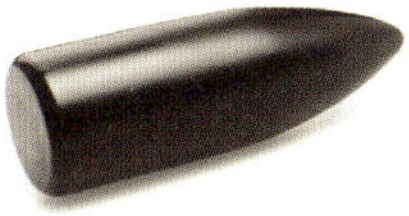
图 10–5–5　砭锥

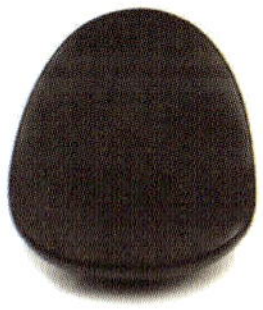
图 10–5–6　砭砣

图 10–5–7　砭砧

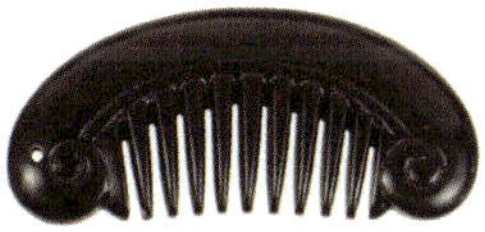
图 10–5–8　砭石梳

二、姓名：陈某　　性别：男年　　龄：46

症状：失眠头晕，眠差易醒，大便溏；舌质暗淡，苔黄腻；脉滑数。

辨证：痰湿血瘀，肝胆瘀阻。

治则：祛痰活血，疏肝利胆。

砭术治疗法：

①背部督脉及膀胱经，由上至下砭板刮法，肝经、胆经砭锥点压（图 10–5–9，图 10–5–10）。

②腿部胆经、膀胱经，顺经捶式砭震振法（图 10–5–11）。

③背部督脉及膀胱经，由上至下砭砣擦法（图 10–5–12）。

④腿部膀胱经，顺经砭尺拍法；环跳，砭锥点压（图 10–5–3，图 10–5–10）。

⑤手部三阴经，逆经砭板刮法（图 10–5–9）。

⑥腿部胆经，顺经捶式砭震振法（图 10–5–11）。

⑦腿部肝经、胆经，顺经砭砣擦法（图 10–5–12）。

⑧两胁部胆经，由上至下砭砣擦法（图 10–5–12）。

⑨头部，逆经砭石梳疏理（图 10–5–14）。

总体治疗 60 分钟。

治疗反应：有困倦感，睡眠质量提高。

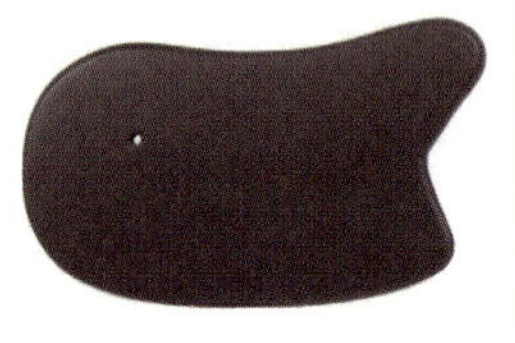

图 10–5–9 砭板

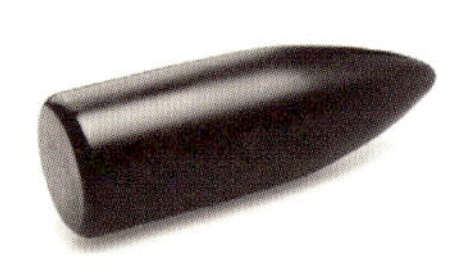

图 10–5–10 砭锥

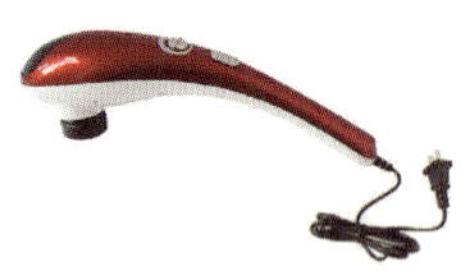

图 10–5–11 砭震

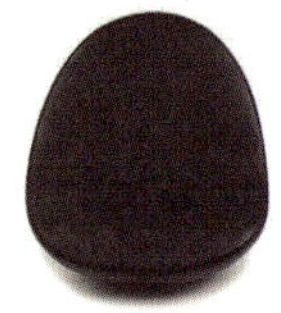

图 10–5–12 砭砣

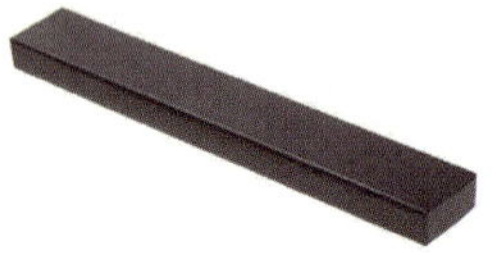

图 10–5–13 砭尺

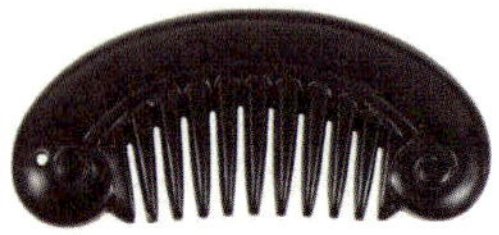

图 10–5–14 砭石梳

三、姓名：刘某 年龄：37 性别：男

症状及病史：睡眠质量差，多梦；腿部乏力；有吸烟饮酒史，肥胖，中度脂肪肝出。舌暗红，苔灰黄，脉滑数。

辨证：痰蒙清窍。

治则：化湿祛痰。

砭术治疗法：

①脘部及两胁，砭砧擦法（图 10–5–15）。

②部督脉、膀胱经，捶式砭震振法（图 10–5–16）。

③腿部胆经，捶式砭震振法（图 10–5–16）。

总体治疗 30 分钟。

治疗反应：睡眠改善。

图 10–5–15　砭砧

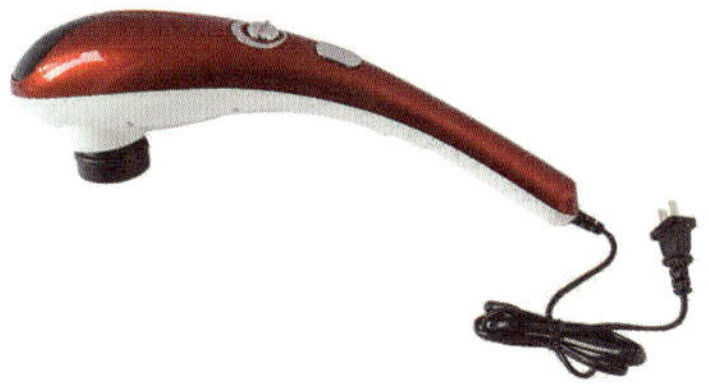

图 10–5–16　砭震

四、姓名：王某　　年龄：47　　性别：女

症状及病史：失眠，夜间多动，午时畏寒，5 年前接受子宫切除术；舌质红，舌尖红，苔薄黄；脉滑，重按无力。

辨证：心脾两虚。

治则：升阳健脾。

砭术治疗法：

①胸部任脉由天突至关元，羊角锥擦法（图 10–5–17）。

②腿部胆经、胃经，捶式砭震顺经振法（图 10–5–18）。

③胸部腋下渊液、辄筋，砭锥点压；胆经，砭砣顺经擦法（图 10–5–19，图 10–5–20）。

④背部督脉、膀胱经第一二分支，砭砣逆经擦法（图 10–5–20）。

⑤腿部肝经、肾经、脾经，捶式砭震逆经振法；膀胱经、胆经顺经振法；砭尺腘窝拍法（图 10–5–18，图 10–5–21）。

⑥腿部肝经、肾经、脾经、膀胱经、胆经，砭尺阴逆阳顺拍法；砭尺腘窝拍法（图 10–5–21）。

⑦背部督脉、膀胱经第一二分支，砭板逆经刮法；肝俞、胆俞、脾俞、胃俞，砭锥点压（图 10–5–22，图 10–5–19）。

⑧腰部八髎，砭砧熨法（图 10–5–23）。

⑨头部，砭石梳逆经梳理（图 10–5–24）。

总体治疗 50 分钟。

治疗反应：患者自觉轻松，有困倦感。

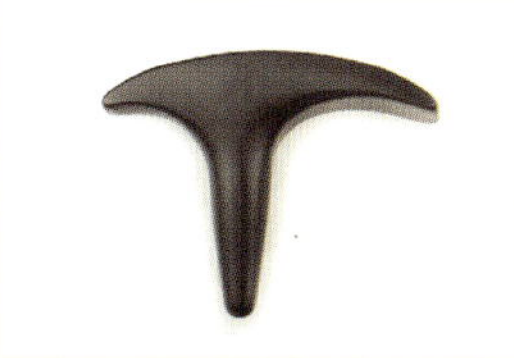

图 10–5–17　羊角锥

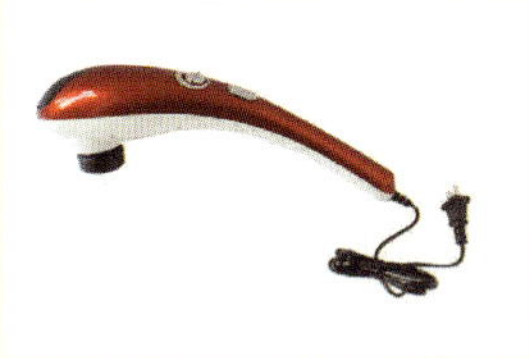

图 10–5–18　砭震

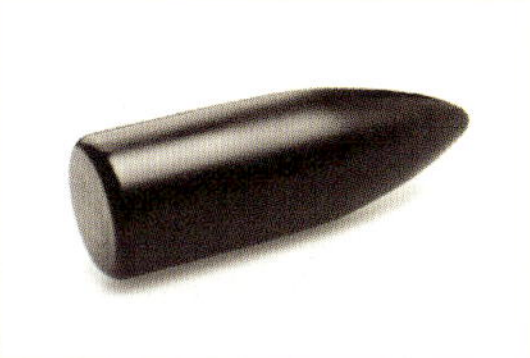

图 10–5–19　砭锥

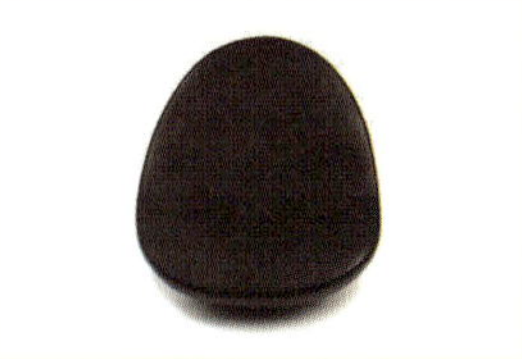

图 10–5–20　砭砣

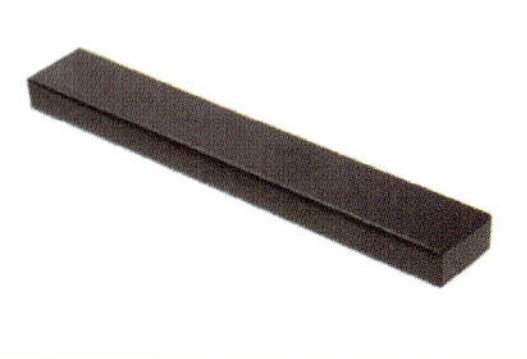

图 10–5–21　砭尺

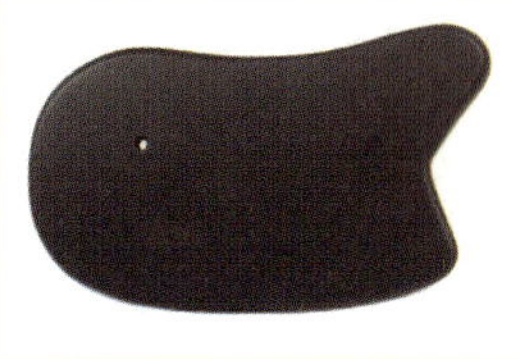

图 10–5–22　砭板

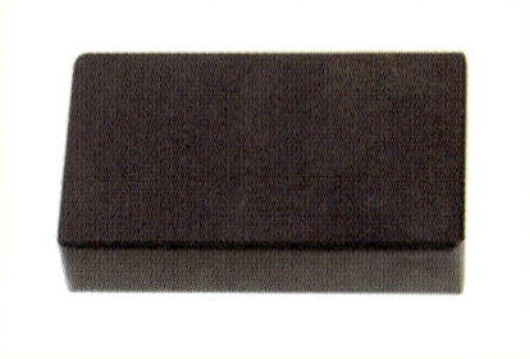

图 10–5–23　砭砧

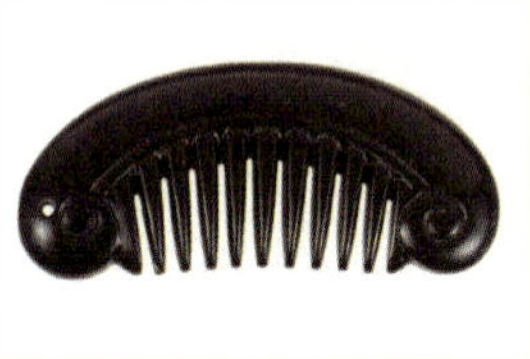

图 10–5–24　砭石梳

第六节　妇科病症两则

一、姓名：陈某　　年龄：29　　性别：女

症状：痛经，伴有失眠；舌质淡红，苔薄黄；脉弦涩，重按无力。

辨证：虚寒血瘀。

治则：温肾祛瘀。

砭术治疗法：

①胸部任脉由天突至关元，羊角锥擦法（图 10–6–1）。

②腿部胆经、胃经，捶式砭震顺经振法（图 10–6–2）。

③胸部腋下渊液、辄筋，砭锥点压；胆经，砭砣顺经擦法（图 10–6–3，图 10–6–4）。

④手三阴经、三阳经，砭板阴顺阳顺刮法；肘窝砭尺拍法（图 10–6–5，图 10–6–6）。

⑤背部督脉、膀胱经第一二分支，砭板逆经刮法；肺俞、厥阴俞、膈俞、肝俞、胆俞，砭锥点压（图 10–6–5，图 10–6–3）。

⑥腿部肝经、肾经、脾经，捶式砭震逆经振法；膀胱经、胆经，顺经振法；砭尺腘窝拍法（图 10–6–2，图 10–6–6）。

⑦腰部八髎，砭砧熨法（图 10–6–7）。

⑧头部，砭石梳逆经梳理（图 10–6–8）。

总体治疗 40 分钟。

治疗反应：患者自觉全身轻松，疼痛缓解。

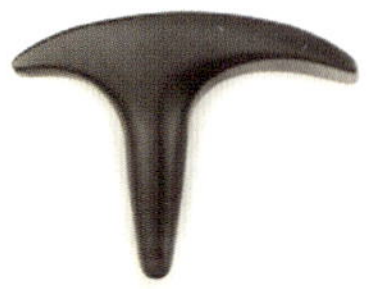

图 10–6–1　羊角锥

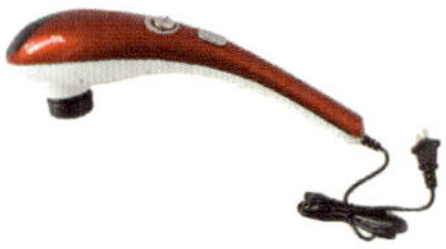

图 10–6–2　砭震

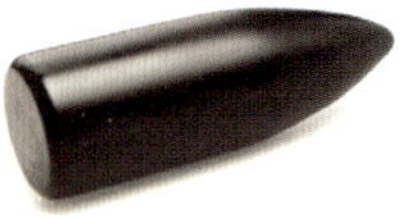

图 10–6–3　砭锥

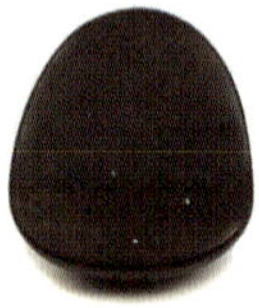

图 10–6–4　砭砣

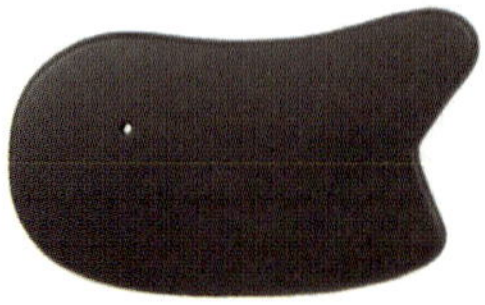

图 10–6–5　砭板

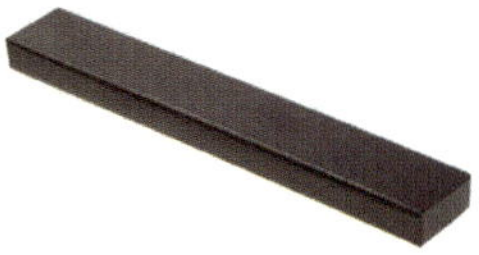

图 10–6–6　砭尺

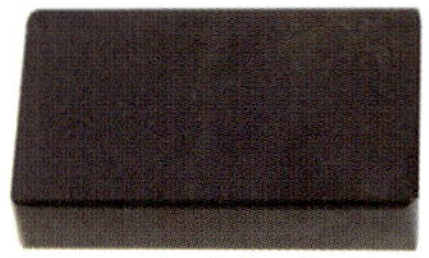

图 10–6–7　砭砧

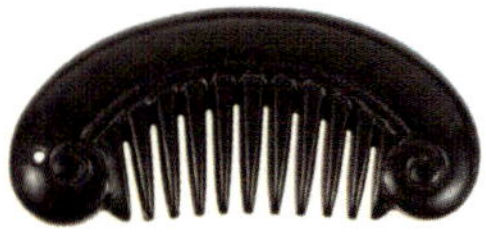

图 10–6–8　砭石梳

二、姓名：王某　　年龄：26　　性别：女

症状：乳房胀痛，面黄，舌苔白，有齿痕，右脉大，肝脉弦急。

辨证：肝失条达，痰气互结。

治则：疏肝理气，化痰开结。

砭术治疗法：

①胸部任脉由天突至关元，砭板擦法（图 10–6–9）。

②胸部乳腺两侧至胁肋部，砭砣由内向外擦法（图 10–6–10）。

③胸部腋下渊液、辄筋，砭锥点压；胆经，砭砣顺经擦法（图 10–6–11，图 10–6–10）。

④腿部肝经，捶式砭震逆经振法；砭尺腘窝拍法；中都、太冲砭锥点压（图 10–6–12，图 10–6–13，图 10–6–11）。

⑤手三阴经、手三阳经，砭板阴逆阳顺刮法；肘窝砭尺拍法；天井、阳池砭单刺点刺（图 10–6–9，图 10–6–13，图 10–6–14）。

⑥肩部由肩井至肘关节，砭砣擦法（图 10–6–10）。

⑦头部，砭石梳逆经梳理（图 10–6–15）。

总体治疗 40 分钟。

治疗反应：患者疼痛症状有所缓解。

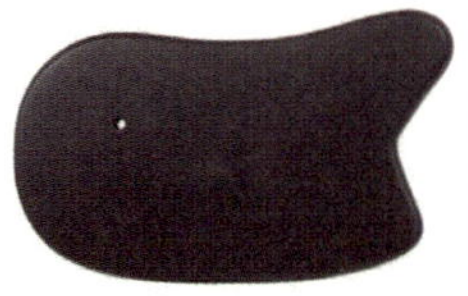

图 10–6–9　砭板

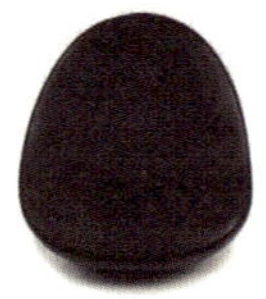

图 10–6–10　砭砣

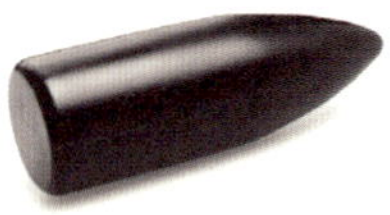

图 10–6–11　砭锥

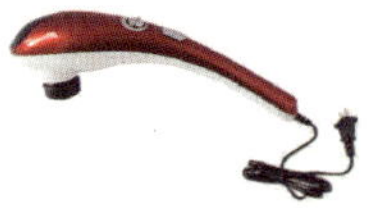

图 10–6–12　砭震

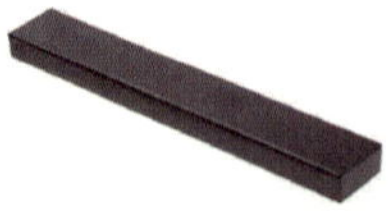

图 10–6–13　砭尺

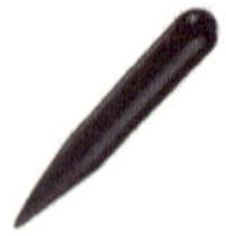

图 10–6–14　单刺

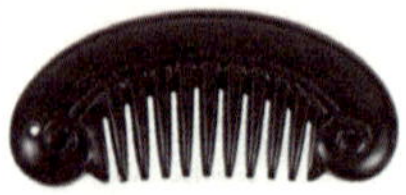

图 10–6–15　砭石梳

第七节　外科痛症五则

一、姓名：韩某　　年龄：35　　性别：男

症状：膝关节疼痛，运动有弹响声，长时间端坐加重，右腿甚。

辨证：寒凝经脉，肾气亏虚。

治则：暖膝止痛，补益肾气。

砭术治疗法：

①腿部胆经、胃经，捶式砭震顺经振法（图 10–7–1）。

②膝关节周围，捶式砭震旋转振法（图 10–7–1）。

③腿部肝经、肾经、脾经，捶式砭震逆经振法，膀胱经、胆经，顺经振法（图 10–7–1）。

④腘窝，捶式砭震振法、砭砧熨法（图 10–7–1，图 10–7–2）。

⑤头部，砭石梳逆经梳理（图 10–7–3）。

总体治疗 30 分钟。

治疗反应：患者膝关节微热，疼痛减轻。

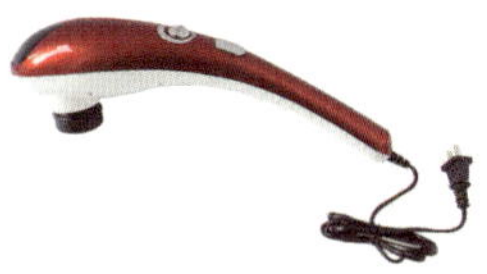

图 10–7–1　砭震

图 10–7–2　砭砧

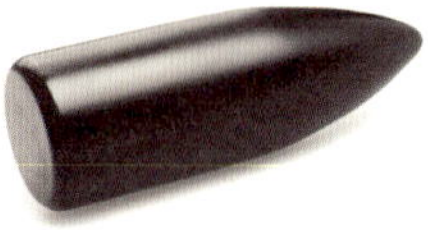

图 10–7–3　砭锥

二、姓名：吴某　　性别：女　　年龄：65

症状及病史：膝关节疼痛受限，曾做膝关节手术，舌质红，苔薄白；脉滑，重按有力。

辨证：经脉阻滞。

治则：通经活络。

砭术治疗法：

①胸部任脉由天突至关元，羊角锥擦法（图 10–7–4）。

②腿部胆经、胃经，捶式砭震顺经振法（图 10–7–5）。

③腿部胆经、胃经，砭尺顺经拍法（图 10–7–6）。

④腿部胆经、胃经，砭板顺经刮法（图 10–7–7）。

⑤胸部腋下渊液、辄筋，砭锥点压，胆经砭砣顺经擦法（图 10–7–8，图 10–7–9）。

⑥手三阴经、三阳经，砭板阴顺阳顺刮法，肘窝砭尺拍法（图 10–7–7，图 10–7–6）。

⑦腿部肝经、肾经、脾经，捶式砭震逆经振法，膀胱经、胆经，顺经振法（图 10–7–5）。

⑧腿部肝经、肾经、脾经、膀胱经、胆经，砭尺阴逆阳顺拍法、砭尺腘窝拍法、砭板顺经刮法（图 10–7–6，图 10–7–7）。

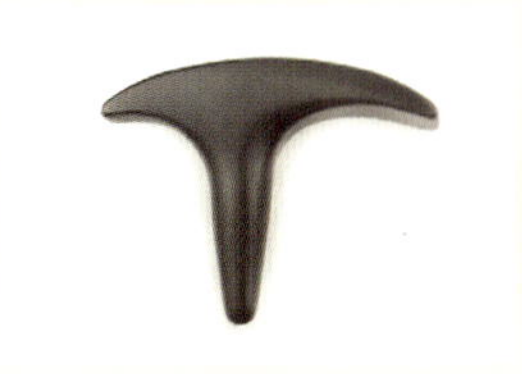

图 10–7–4　羊角锥

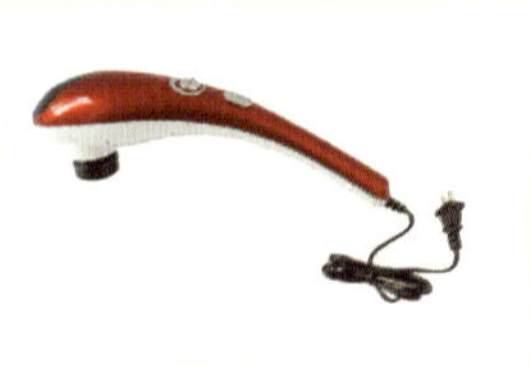

图 10–7–5　砭震

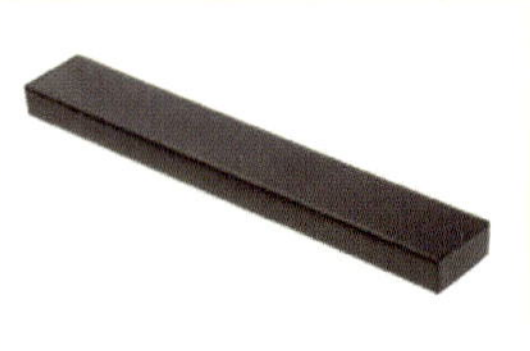

图 10–7–6　砭尺

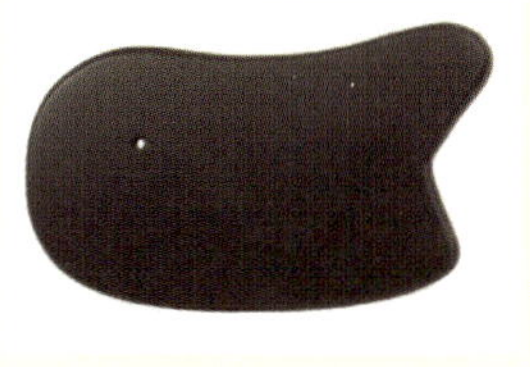

图 10–7–7　砭板

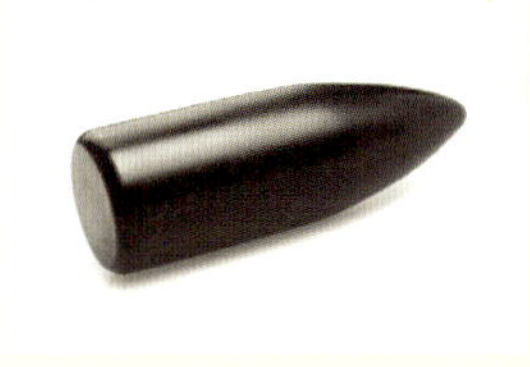

图 10–7–8　砭锥

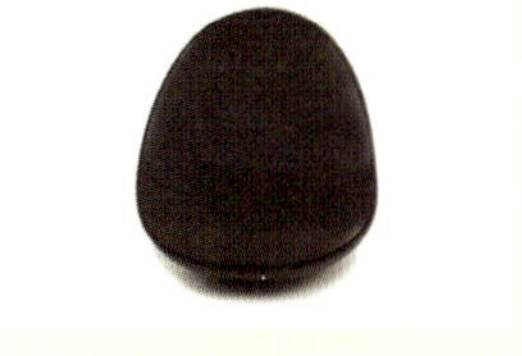

图 10–7–9　砭砣

图 10–7–10　砭砧

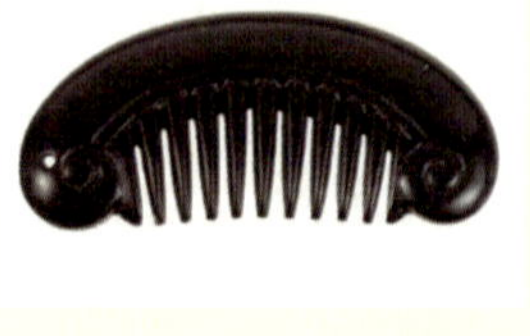

图 10–7–11　砭石梳

⑨背部督脉、膀胱经第一二分支，砭板逆经刮法；膈俞、心俞、肝俞、

胆俞，砭锥点压；背部督脉、膀胱经第一二分支，砭砭逆经擦法；腰部八髎，砭砧熨法（3 次）（图 10–7–7，图 10–7–8，图 10–7–9，图 10–7–10）。

⑩肩部肩井至肘关节，砭砭擦法，头部砭石梳逆经梳理（图 10–7–9，图 10–7–11）。

总体治疗 60 分钟。

治疗反应：患者膝关节舒适，全身放松，有困倦舒适感。

三、姓名：王某　　年龄：25　　性别：男

症状：双肩疼痛，有时窜至头痛，舌质红，右脉大，左脉虚。

辨证：热郁太阳。

治则：清热活血。

砭术治疗法：

①背部督脉、膀胱经第一二分支，砭砭逆经擦法（图 10–7–12）。

②肩部肩井至肘关节，砭砭由上至下擦法（图 10–7–12）。

③京门、商丘穴，砭锥点压（图 10–7–13）。

④腿部胆经、肝经、膀胱经，捶式砭震逆经振法（图 10–7–14）。

⑤腿部胆经、肝经、膀胱经，砭尺逆经拍法，腘窝拍法（图 10–7–15）。

⑥手部三阳经、手三阴经，砭板阴逆阳顺刮法、肘窝砭尺拍法（图 10–7–16，图 10–7–15）。

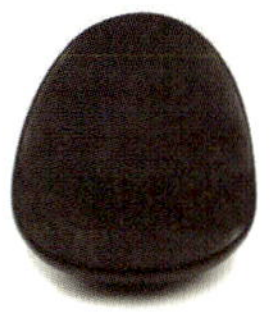

图 10–7–12　砭砭

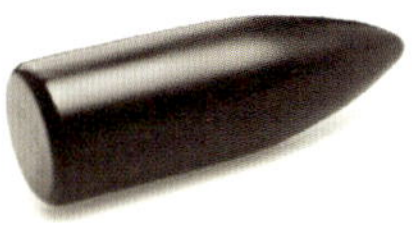

图 10–7–13　砭锥

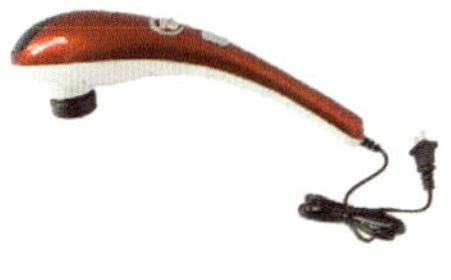

图 10–7–14　砭震

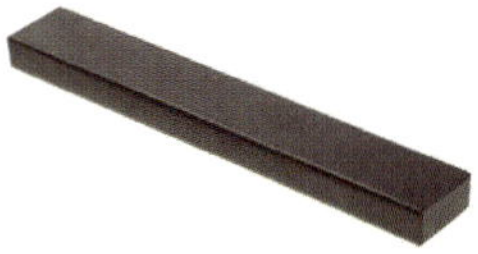

图 10–7–15　砭尺

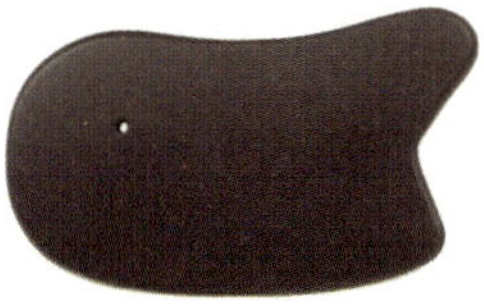

图 10–7–16　砭板

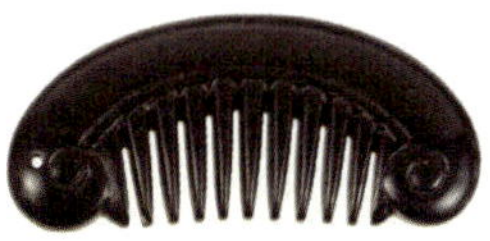

图 10–7–17　砭石梳

⑦头部，砭石梳逆经刮法（图 10–7–17）。

总体治疗 30 分钟。

治疗反应：患者自觉轻松，双肩疼痛减轻。

四、姓名：王某　　年龄：27　　性别：女

症状：颈项强痛，生理曲度变直；形寒肢冷喜甜，尿频，大便不爽舌淡胖，苔薄白；脉沉缓。

辨证：脾气虚弱，经络失养。

治则：益气健脾。

砭术治疗法：

①胸部任脉由天突至关元，羊角锥擦法（图 10–7–18）。

②胸部腋下渊液、辄筋，砭锥点压；胆经，砭砣顺经擦法（图 10–7–19，图 10–7–20）。

③背部督脉、膀胱经第一二分支，砭砣逆经擦法；颈部及肩部，砭砣由上至下擦法（图 10–7–20）。

④背部督脉、膀胱经第一二分支，砭板逆经刮法；大杼、肩井、肩贞、肩髃、肩髎、脾俞、胃俞，砭锥点压（图 10–7–21，图 10–7–19）。

⑤腰部八髎，砭砧熨法（图 10–7–22）。

⑥头部，砭石梳逆经梳理（图 10–7–23）。

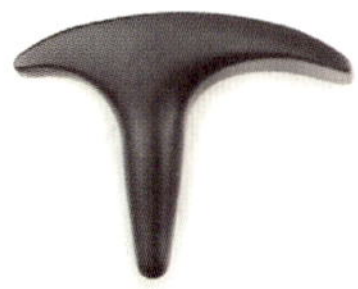

图 10–7–18　羊角锥

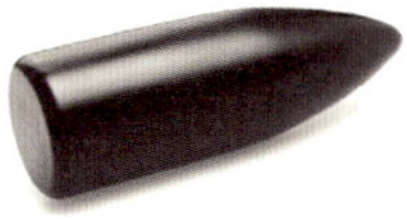

图 10–7–19　砭锥

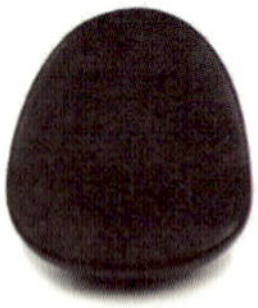

图 10–7–20　砭砣

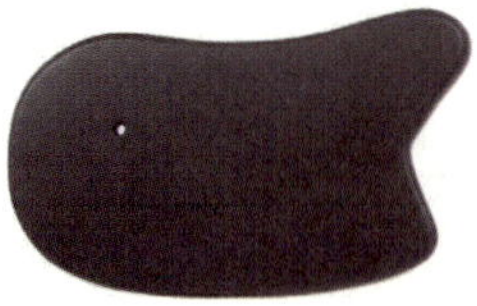

图 10–7–21　砭板

图 10–7–22　砭砧

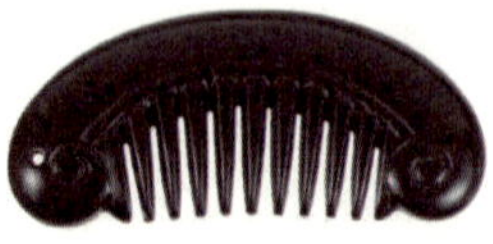

图 10–7–23　砭石梳

总体治疗 35 分钟。

治疗反应：患者颈部酸痛感减轻，肌肉松弛度增加。

五、姓名：王某　　年龄：30　　性别：女

症状：周身不适，颈项强痛，乏力；痛经，有下坠感，色深红，有血块，伴腰痛；纳差易饱，喜酸食；舌暗色深；左脉和缓稍弦，右和缓有力。

辨证：肝郁气滞。

治则：疏肝理气止痛。

砭术治疗法：

①腿部肝、胆、膀胱经，捶式砭震振法（图 10-7-24）。

②颈肩部由上至下，由内至外砭板刮法，大椎穴周围着重（图 10-7-25）。

③颈部及肩部肌肉组织手法放松。

④肩贞、肩髃、肩髎，砭锥点压法；合谷，砭单刺点刺（图 10-7-26，图 10-7-27）。

⑤手臂三阳经，顺经砭板刮法（图 10-7-25）。

⑥颈部由风池至督俞，砭板刮法（图 10-7-25）。

⑦头部砭石梳逆经刮法（图 10-7-28）。

总体治疗 40 分钟。

治疗反应：颈肩部不适明显缓解。

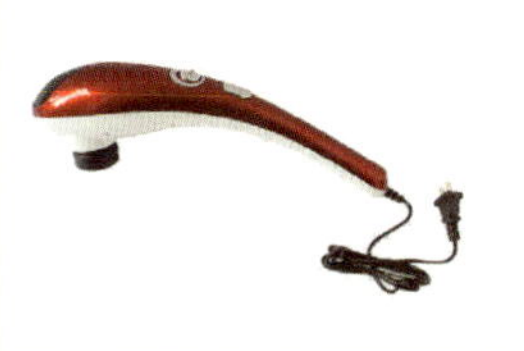

图 10-7-24　砭震

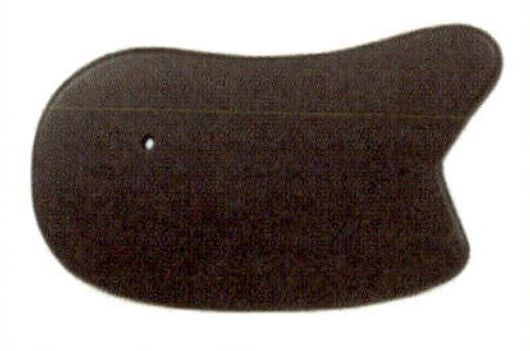

图 10-7-25　砭板

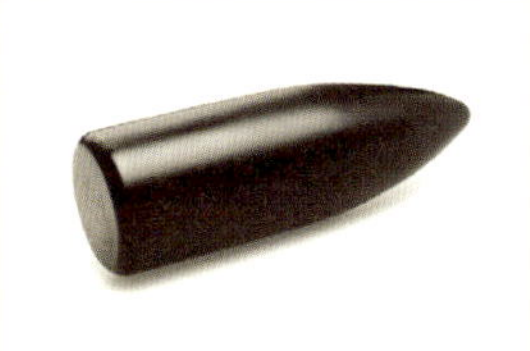

图 10-7-26　砭锥

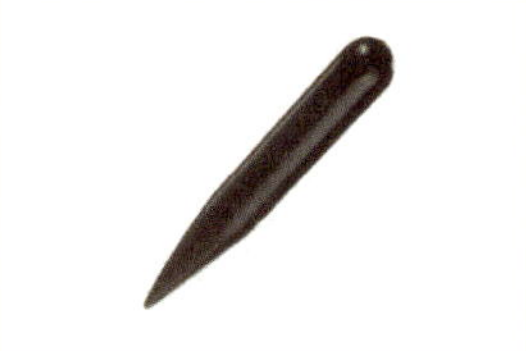

图 10-7-27　单刺

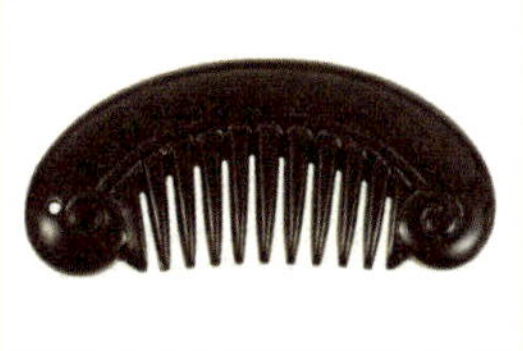

图 10-7-28　砭石梳

第八节　耳鼻喉病症两则

一、姓名：栾某　　年龄：40　　性别：女

症状：鼻塞不通，咽中不适，时有咳嗽，口干，不欲多饮面黄，脉沉。

辨证：脾虚湿盛，肝失条达。

治则：理气和中，疏肝理气。

砭术治疗法：

①华盖、尺泽，砭锥泄法点刺（图 10–8–1）。

②腿部胆经，砭尺顺经拍法；双脚面刮法（图 10–8–2）。

③任脉由天突至关元，砭板擦法（图 10–8–3）。

④商丘、肺俞、脾俞，砭锥顺经点压（图 10–8–1）。

⑤背部膀胱经第一二分支，砭板顺经刮法（图 10–8–3）。

⑥腿部膀胱经、胆经，砭尺顺经拍法；砭尺腘窝拍法（图 10–8–2）。

⑦手三阳经、手三阴经，砭板阴逆阳顺刮法（图 10–8–3）。

⑧头部，砭石梳逆经梳理（图 10–8–4）。

总体治疗 40 分钟。

治疗反应：患者鼻塞渐通，背部温热舒适感，下肢发热，但热度只传至踝关节，双脚微凉。

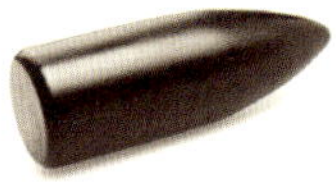

图 10–8–1　砭锥

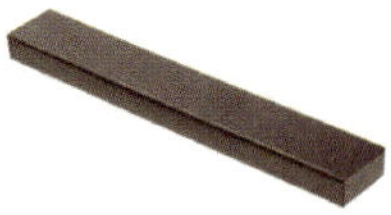

图 10–8–2　砭尺

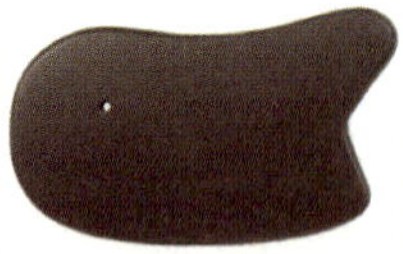

图 10–8–3　砭板

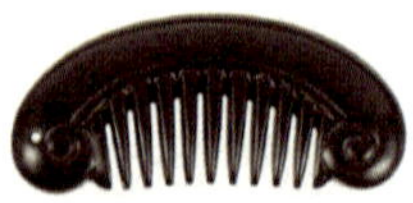

图 10–8–4　砭石梳

二、姓名：王某　　年龄：10　　性别：男

症状及病史：自觉咽中有痰，声音不爽 2 周余，咯黄痰。眼角红肿，平素学习压力大，近视 400~500 度，大便干燥，舌质红，苔薄白，脉滑。

辨证：风燥咳嗽。

治则：润肺止咳，舒肝明目。

砭术治疗法：

①胸部任脉由天突至关元，砭板板头擦法（图 10–8–5）。

②腿部胆经、胃经，砭板顺经刮法（图 10–8–5）。

③胸部由任脉至两胁，砭板擦法梳理，着重中府、云门（图 10–8–5）。

④手臂三阴经，砭板逆经刮法（图 10–8–5）。

⑤背部督脉及膀胱经，砭板刮法，背俞穴着重（图 10–8–5）。

⑥腿部膀胱、胆、肝经，砭板刮法（图 10–8–5）。

⑦手臂三阳经，砭板顺经刮法（图 10–8–5）。

⑧两胁部由内至外，由上至下砭砣擦法（图 10–8–6）。

⑨背部膀胱经由上至下，砭砣擦法，风池砭锥点压（图 10–8–6，图 10–8–7）。

⑩面部四白、攒竹、丝竹空、承泣、睛明，砭单刺点刺，砭石梳头部梳理（图 10–8–8，图 10–8–9）。

总体治疗 50 分钟。

治疗反应：患者咳嗽减轻，自觉眼睛明亮，头部微热。

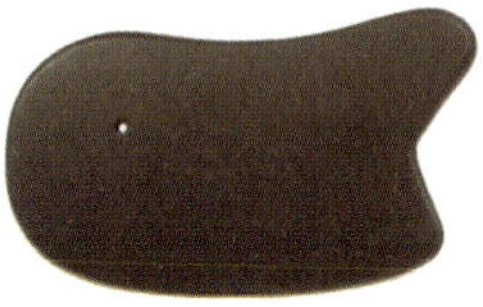

图 10–8–5　砭板

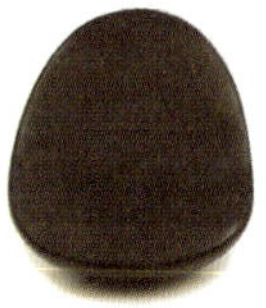

图 10–8–6　砭砣

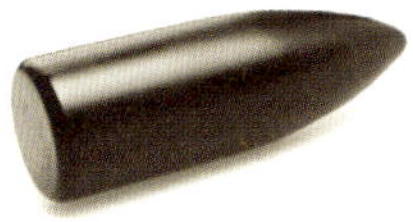

图 10–8–7　砭锥

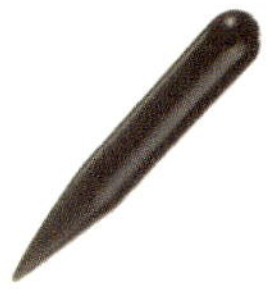

图 10–8–8　单刺

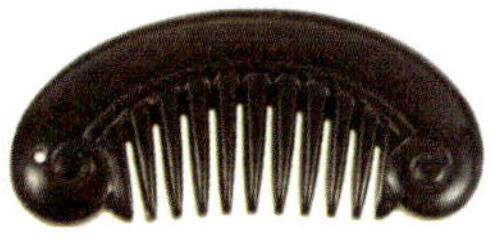

图 10–8–9　砭石梳

第九节 杂症六则

一、姓名：王某 年龄：39 性别：女

症状：晨起下眼睑肿胀，小腿有肿胀感，全身乏力，气短，两胁时有胀感。月经色黑量小，无痛，月经提前 1 周；胃纳差，大便正常，面部萎黄，眼充血；舌暗，无苔；脉弦。

辨证：肝郁脾虚。

治则：疏肝健脾。

砭术治疗法：

①部膀胱经及督脉砭砣揉法（图 10–9–1）。

②部肝、胆经捶式砭震振法（图 10–9–2）。

③海、伏兔、中脘、鸠尾点砭锥刺点压穴位（图 10–9–3）。

总体治疗 30 分钟。

治疗反应：患者小腿肿胀缓解。

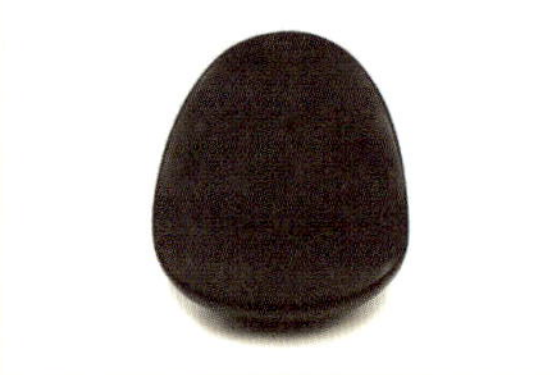

图 10–9–1 砭砣

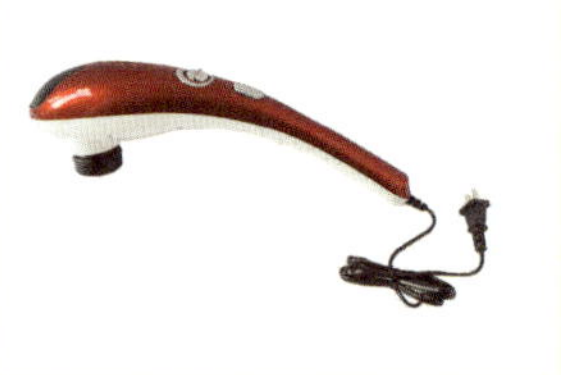

图 10–9–2 砭震

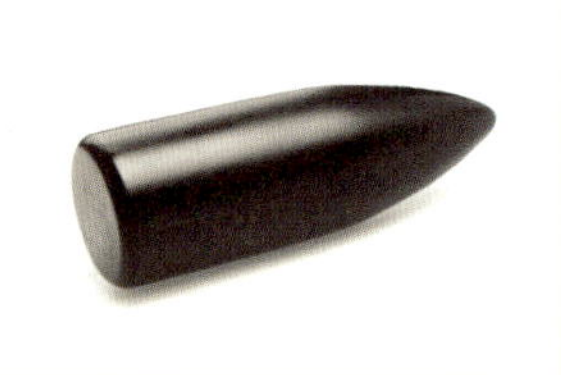

图 10–9–3 砭锥

二、姓名：王某 年龄：48 性别：女

症状：面色萎黄无华，平素四肢觉冷，耳鸣如虫鸣，纳眠可；月经色黑成块，经期准时，每次 3 天，经前乳胀，舌暗胖大，舌苔白，舌下静脉明显；脉沉滑，左寸滑数，关细，尺弱。

辨证：肝肾血虚，脾气虚弱。

治则：滋补肝肾，健脾益气。

砭术治疗法：

①胸部任脉由天突至关元，羊角锥擦法（图 10–9–4）。

②腿部胆经、胃经，捶式砭震顺经振法（图 10–9–5）。

③胸部腋下渊液、辄筋，砭锥点压；胆经，砭砣顺经擦法、砭砣旋擦揉腹（图 10–9–6，图 10–9–7）。

④腿部胆经、胃经，砭尺顺经拍法（图 10–9–8）。

⑤手三阴经、三阳经，砭板阴顺阳顺刮法；肘窝，砭尺拍法（图 10–9–9，图 10–9–8）。

⑥背部督脉、膀胱经第一二分支，砭板逆经刮法；肺俞、肝俞、胆俞、脾俞、胃俞、肾俞，砭锥点压（图 10–9–9，图 10–9–6）。

⑦腿部肝经、肾经、脾经，捶式砭震逆经振法；膀胱经、胆经，顺经振法（图 10–9–5）。

⑧肩部肩井至肘关节，砭砣擦法（图 10–9–7）。

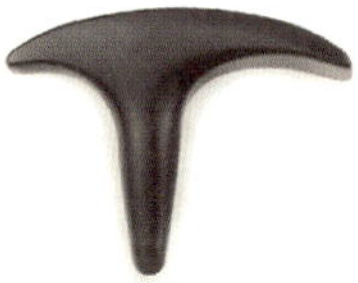

图 10–9–4 羊角锥

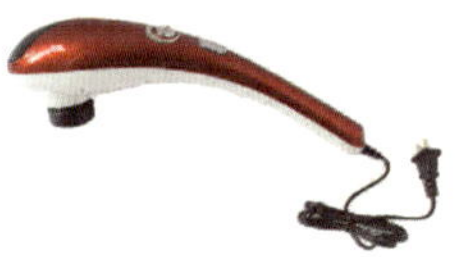

图 10–9–5 砭震

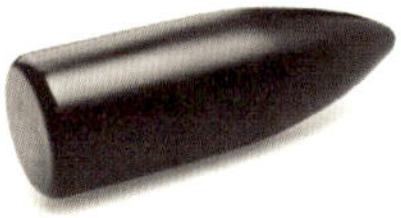

图 10–9–6 砭锥

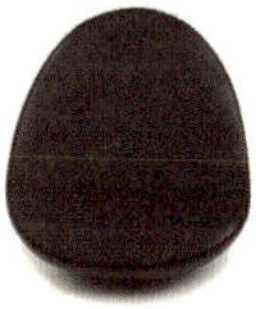

图 10–9–7 砭砣

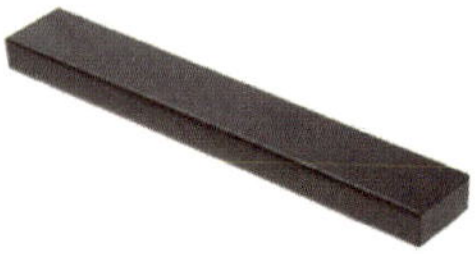

图 10–9–8 砭尺

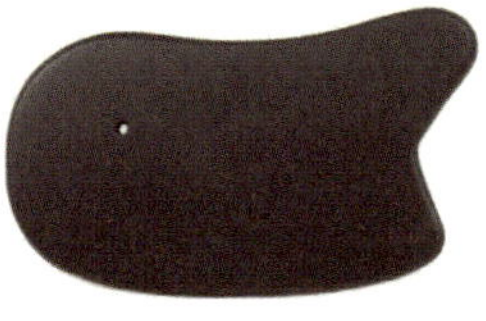

图 10–9–9 砭板

图 10–9–10 砭砧

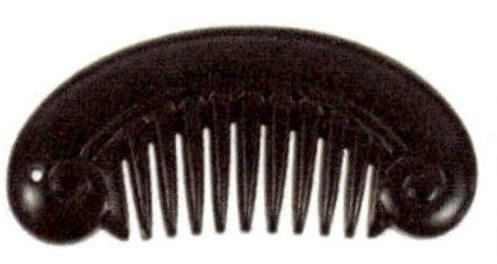

图 10–9–11 砭石梳

⑨背部督脉、膀胱经第一二分支，砭砣逆经擦法；腰部八髎穴，砭砧熨

法（2次）（图 10–9–7，图 10–9–10）。

⑩腿部肝经、肾经、脾经、膀胱经、胆经，砭尺阴逆阳顺拍法，砭尺腘窝拍法；头部，砭石梳逆经梳理（图 10–9–8，图 10–9–11）。

总体治疗 60 分钟。

治疗反应：下肢有发热感，全身放松，心情舒畅感，觉困乏。

三、姓名：王某　　年龄：61　　性别：女

症状：周身疼痛，乏力，皮肤发麻，脚麻，背部心区畏冷，肩部疼痛，汗多，时有虚汗，夏季更甚；纳差，易恶心，眠差，潮热；夜尿多（8–9 次），色白，大便时干时稀，先干后黏；舌质白，边红，苔白稍腻；脉右寸细沉，左关尺弱。

辨证：中焦虚寒。

治则：疏肝利胆，健脾和胃。

砭术治疗法：

①胸部任脉由天突至关元，羊角锥擦法（图 10–9–12）。

②腿部胆经、胃经，捶式砭震顺经振法；腿部胆经、胃经，砭尺顺经拍法；腿部胆经、胃经，砭板顺经刮法（图 10–9–13，图 10–9–14，图 10–9–15）。

③胸部腋下渊液、辄筋，砭锥点压；胆经，砭砣顺经擦法（图 10–9–16，图 10–9–17）。

④手三阴经、三阳经，砭板阴顺阳顺刮法，肘窝砭尺拍法（图 10–9–15，图 10–9–14）。

⑤腿部肝经、肾经、脾经，捶式砭震逆经振法；膀胱经、胆经，顺经振法；腿部肝经、肾经、脾经、膀胱经、胆经，砭尺阴逆阳顺拍法；砭尺腘窝拍法；腿部肝经、肾经、脾经、膀胱经、胆经，砭板顺经刮法（图 10–9–13，图 10–9–14，图 10–9–15）。

⑥背部督脉、膀胱经第一二分支，砭板逆经刮法，膈俞、心俞、肝俞、胆俞，砭锥点压（图 10–9–15，图 10–9–16）。

⑦肩部肩井至肘关节，砭砣擦法（图 10–9–17）。

⑧背部督脉、膀胱经第一二分支砭砣逆经擦法，腰部八髎砭砧熨法（3次）（图 10–9–17，图 10–9–18）。

⑨头部砭石梳逆经梳理（图 10-9-19）。

总体治疗 60 分钟。

治疗反应：患者全身轻松，有困倦感，周身疼痛减轻，微汗出。

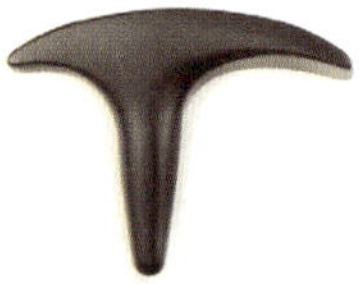

图 10-9-12　羊角锥

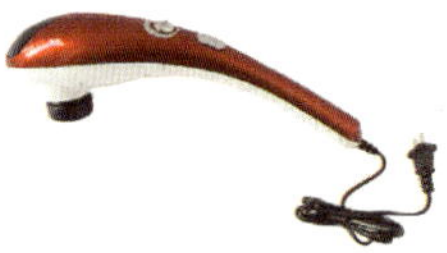

图 10-9-13　砭震

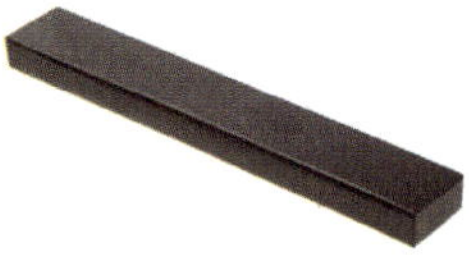

图 10-9-14　砭尺

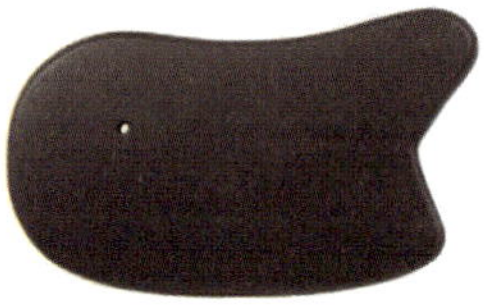

图 10-9-15　砭板

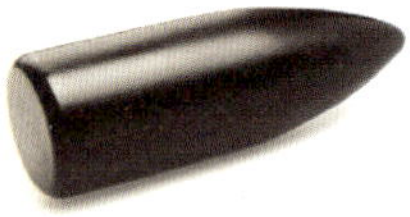

图 10-9-16　砭锥

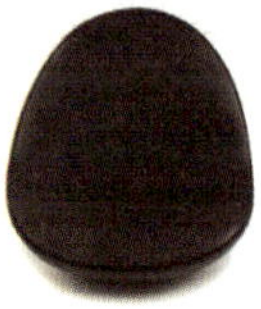

图 10-9-17　砭砣

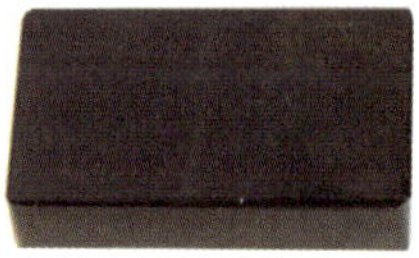

图 10-9-18　砭砧

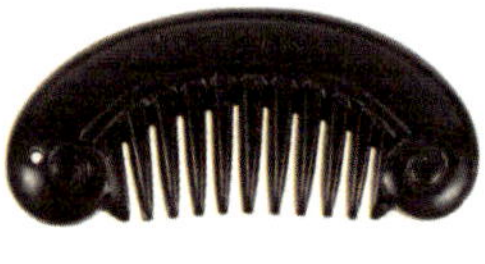

图 10-9-19　砭石梳

四、姓名：靳某　　年龄：44　　性别：女

症状：平日心动过速，睡醒后缓解，平躺加重，近日整夜失眠，面部发红，纳可，大小便可；舌质淡红，苔白腻；脉滑弦数。

辨证：肝郁化火。

治则：疏肝理气清热。

砭术治疗法：

①胸部任脉由天突至关元，羊角锥擦法（图 10-9-20）。

②腿部肝、胆经，砭砧擦法（图 10-9-21）。

③手部三阴经三阳经，阴逆阳顺砭板刮法（图 10-9-22）。

④肩部，由上至下，由内至外砭板刮法（图 10-9-22）。

⑤背部膀胱经，砭板刮法；两胁部肝、胆经，砭砣擦法（图10–9–22，图10–9–23）。

⑥神门、内关、水沟、太冲、通里，砭锥点压（图10–9–24）。

⑦头部，砭石梳逆经梳理（图10–9–25）。

总体治疗40分钟。

治疗反应：精神紧张情况有所缓解，神智放松，有困倦感。

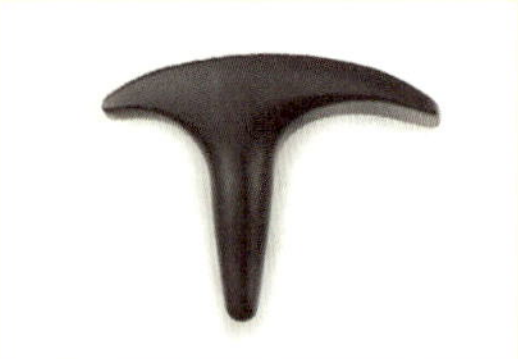

图10–9–20　羊角锥

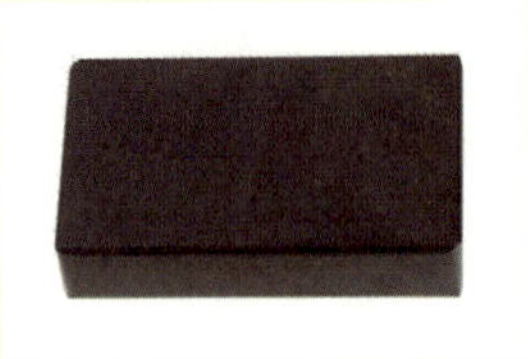

图10–9–21　砭砧

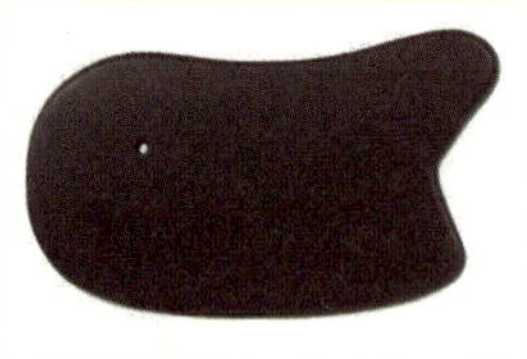

图10–9–22　砭板

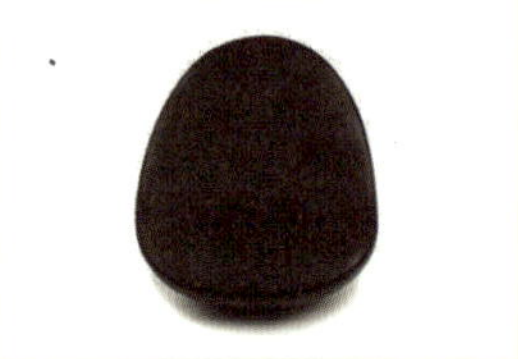

图10–9–23　砭砣

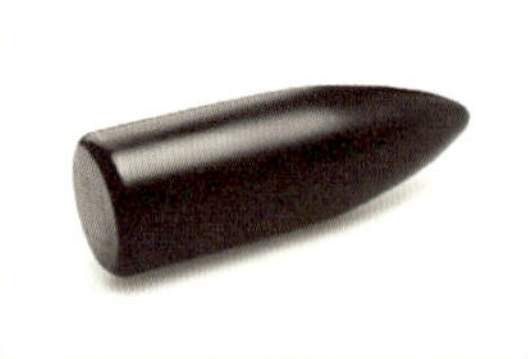

图10–9–24　砭锥

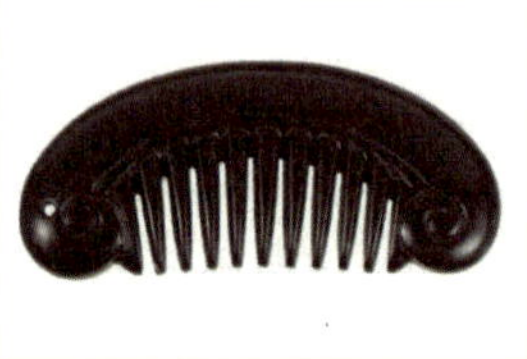

图10–9–25　砭石梳

五、姓名：李某　　性别：女年　　龄：37

症状：腹胀饱嗝、心慌气短半年余；口腔溃疡多年，伴腰痛；手足发冷；苔薄白；脉沉细。

辨证：脾肾亏虚。

治则：补脾益肾。

砭术治疗法：

①胸部任脉由天突至关元，砭板刮法（图10–9–26）。

②两胁部，砭砣由上至下擦法；渊腋、辄筋，砭锥点压（图10–9–27，图10–9–28）。

③两胁部胆经，砭砣推法（图10–9–27）。

④手三阴经、三阳经，阴顺阳顺砭板刮法（图10–9–26）。

⑤胸部乳房及周围组织，砭板刮法（图10–9–26）。

⑥腿部胆经，顺经捶式砭震振法（图 10–9–29）。

⑦腿部膀胱经、肝经、肾经，捶式砭震振法（图 10–9–29）。

⑧颈肩部由上至下，由内至外砭砣擦法（图 10–9–27）。

⑨承扶、殷门、委中、委阳、承山、飞扬、太溪、昆仑，砭锥点压（图 10–9–28）。

⑩腿部膀胱经、胆经，顺经砭尺拍法；头部，逆经砭石梳刮法（图 10–9–30，图 10–9–31）。

总体治疗 60 分钟。

治疗反应：心慌气短现象渐轻，手足心热，全身汗出。

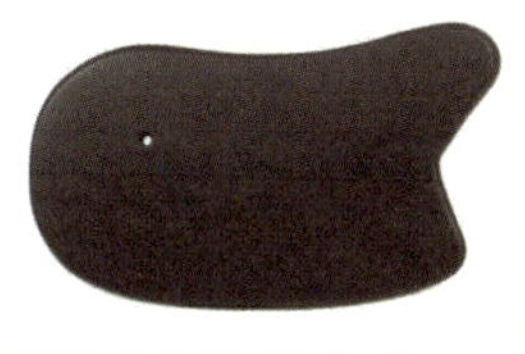

图 10–9–26　砭板

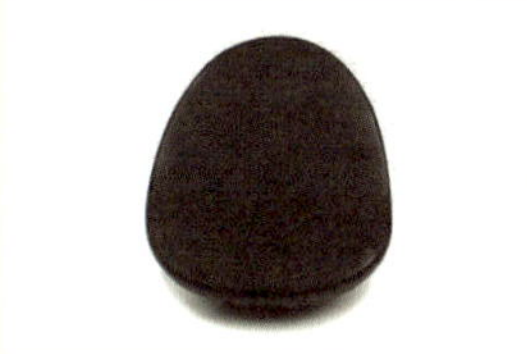

图 10–9–27　砭砣

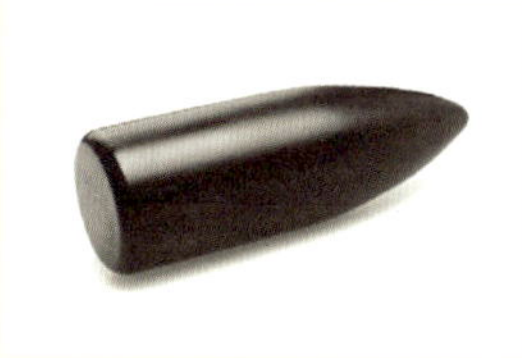

图 10–9–28　砭锥

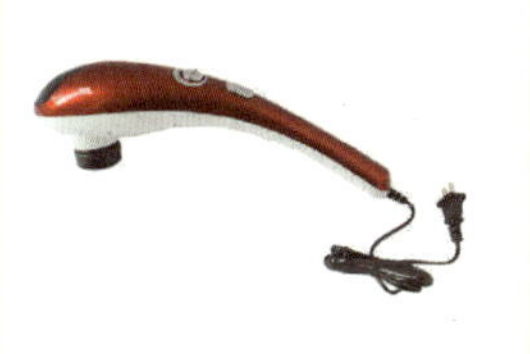

图 10–9–29　砭震

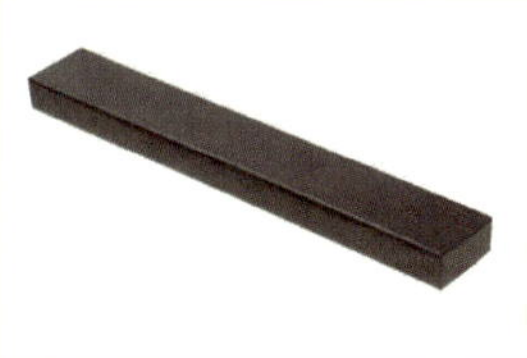

图 10–9–30　砭尺

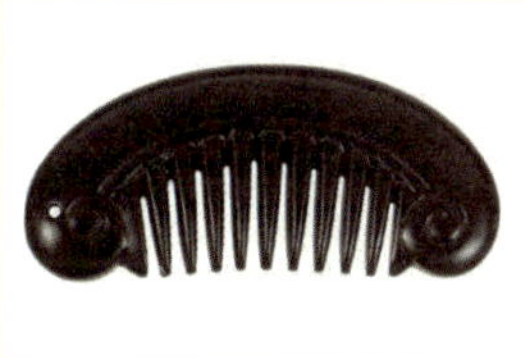

图 10–9–31　砭石梳

六、姓名：王某　　性别：女年　　龄：72

症状及病史：头晕头沉，四肢乏力、战栗，时有头痛，患有糖尿病、高血压；舌质暗；脉右大滑，左浮数，尺脉弱。

辨证：阴虚火旺，内热痰盛。

治则：化痰养阴。

砭术治疗法：

①胸部任脉由天突至关元，砭板刮法（图 10–9–32）。

②手臂三阴经逆经，砭板刮法（图 10–9–32）。

③腿部胆经、肝经，顺经捶式砭震振法（图 10–9–33）。

④两胁部肝胆经，顺经砭砣擦法（图 10–9–34）。
⑤腹部由中脘至关元，砭砣推法（图 10–9–34）。
⑥背部膀胱经第一二分支，逆经砭板刮法（图 10–9–32）。
⑦背部膀胱经第一二分支，顺经砭砣推法（图 10–9–34）。
⑧腿部肝经、膀胱经、肾经、胆经，阴逆阳顺捶式砭震振法（图 10–9–33）。
⑨太冲、合谷、阳辅、肾俞、四关、涌泉，羊角锥点压（图 10–9–35）。
⑩头部，砭石梳逆经疏理（图 10–9–36）。
总体治疗 50 分钟。
治疗反应：下肢乏力改善，头部沉重感消失，精神好转。

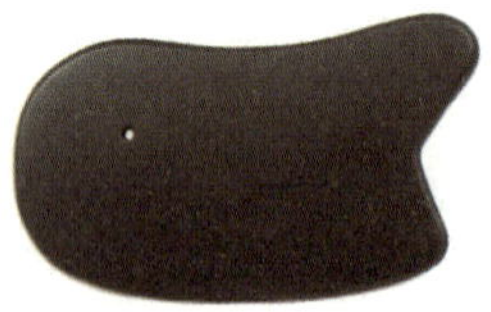
图 10–9–32　砭板

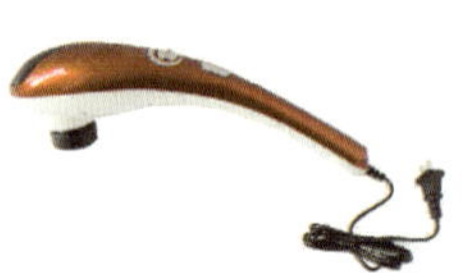
图 10–9–33　砭震

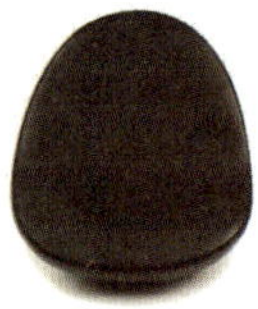
图 10–9–34　砭砣

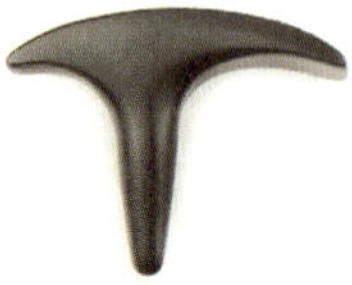
图 10–9–35　羊角锥

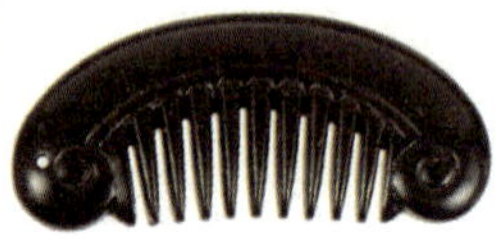
图 10–9–36　砭石梳

第十一章 砭石电员针

第一节 《内经》有关员针的论述

员针为古代九针之一,《灵枢·九针十二原》篇说:"员针者,形如卵形,揩摩分(肉)间,不得伤肌肉……。"软组织病属中医筋经病范畴,《灵枢·经筋》篇叙述筋经病选穴方法,均是用"以痛为腧",即以压痛点作为穴位来治疗疾病。

其一刺分肉,《灵枢·官针》篇说:"病在分肉间,取员针于病所。"员针头钝如卵,不能入皮肤,但可经皮按压直抵肌肉间隙,再上下揩摩,可以在一定程度上疏通肌肉"间"的粘连,以治痹痛。肌痹主要是由于不同运动方向的肌肉、肌膜相互摩擦引起,后期形成瘢痕粘连,功能障碍,压迫神经引起疼痛。治疗关键是松解瘢痕粘连,粘连一旦松解,痹痛自消。

其二刺骨膜,《灵枢·官针》篇说:"短刺者,刺骨痹,稍摇而深之,致针骨所,以上下摩骨也。"所用针具可能是员针,用员针的卵圆头,按压筋肉缝隙,稍稍摇其针头,使上下、左右滑动揩摩筋肉骨膜,以治骨痹。骨膜是骨与肌腱相接之处,是肌肉收缩时着力点,不协调的运动、暴力牵拉均能使骨膜和肌腱末端受到损害,局部出现无菌性炎症,后期形成骨膜反应和瘢痕粘连。此时以员针治之,可以消炎止痛,松解瘢痕粘连,缓解疼痛。

关于针刺的同时运动关节的记载,《灵枢·官针》篇说:"恢刺者,直之,傍之,举之,前后恢筋急,以治筋痹。"意指操作时在患病肌腱处直刺进针,也可以斜刺进针,并让患者升举活动肌肉,同时捻转提插针,使肌肉拘急松弛,功能得到恢复。这些宝贵的针灸医学遗产,其原则至今仍然适用,由于受当时科学水平的限制,内容比较简略,有待今人充实提高。

第二节 技术参数

一、砭石电员针的结构

砭石电员针由主机、砭石按摩头、单（双）电极治疗导线组成。针身成圆筒状，便于单手操作。因电员针的输出波形为单向、恒流，故又称砭石恒流电员针。

二、砭石电员针的技术指标

1. 电员针可以输出 6 种治疗波形（见表 11–2–1 所示）

表 11–2–1 输出波形参数

序号	名称	频率（Hz）	脉宽（微秒）
1	连续波	2	600
2	连续波	15	400
3	疏密波	2~15	600~400
4	疏密波	2~100	600~200
5	间断波	100	200
6	间断波	1000	200

2. 输出强度：单向，恒流，脉冲峰值电流 0~40mA。由强度旋钮，从左到右转动调节。输出特性测试结果：在最大输出 40mA 下，额定负载电阻（R）从 500 欧改变到 2500 欧（5 倍），测定负载电阻压降（Vop），计算电流变化（见表 11–2–2）。测试结果：负载电阻提高 5 倍，脉冲峰值电流下降 10%。

表 11–2–2 电阻、电压和电流对比

R（Ohm）	Vop(V)	Iop(mA)	下降 %
500	20	40	0
1000	40	40	0
1500	56	37.3	6.75
2000	72	36	10
2500	90	36	10

3. 输出端口：砭石电员针有两个输出端点，负脉冲端链接砭石按摩头中心的同心电极。另一端为无关电极端，从电员针后盖，经电极输出端链接专用单电极治疗线。若电员针后盖的电极输出端链接双电极治疗线可同时将脉冲治疗信号完整输出，电流经成对电极片直接导入人体。此时，砭石按摩头没有脉冲电流输出。

4. 电源：9V 直流，内置标准 9V 叠层电池。可经 9V 直流电源外接插口，接入直流 9V 外接电源。

第三节　取穴方法

根据中医古典记载和近人的研究，针灸取穴方法大致分循经取穴、对应取穴、经验取穴和阿是点（压痛点）取穴法，痛证治疗中以后者最常用。《灵枢·经筋》篇记载了十二经筋的痹证——筋痹，如仲春痹、孟春痹、季春痹、孟秋痹、季秋痹、仲秋痹、仲夏痹、季夏痹、孟夏痹、仲冬痹、孟冬痹、季冬痹等，针刺治疗取穴均是“以痛为俞”，故砭石电员针疗法可取阿是穴（压痛点）进行治疗。

一、痛点检测的内涵

颈、肩、腰、腿等软组织劳损与过劳、损伤、病毒感染、生理性退变直接相关，多发生于应力集中处。病初肌肉痉挛，当这种主动保护性收缩减弱后，韧带、关节囊等其他软组织会相继受累，逐步扩展，引起整个运动系统的损害，造成一系列感觉和生理功能的异常。疼痛是最常见症状，痛点往往出现在病变的部位，通过刺激相关部位可取得理想的镇痛效果。因此，运用痛点检测法准确地查出痛点位置，在诊断和治疗上有很大的价值。

通过检测，探清以下 5 个问题：

（1）压痛点的体表位置：力求精细地标出其中心，力戒粗疏。

（2）病变部位的深浅：入路层次，手下质感。

（3）病变组织的整体情况：查清肌肉的起点、止点，周围神经的根、干、梢，韧带的起点、止点和中点，如腓肠肌劳损痛点常位于股骨内侧髁和外侧髁、肌肉与跟腱结合部以及跟骨结节与跟腱结合部；坐骨神经痛点常位于下腰椎旁边、股后方中线上和小腿外侧，膝关节胫侧副韧带损伤压痛点常位于股骨内侧髁、胫骨内侧髁和韧带中段膝关节间隙处，常伴有内侧半月板损伤。

（4）病变部位及其邻近的血管、神经和重要器官情况：如第 2 颈椎横突出现压痛，邻近有椎动脉、枕大神经、枕小神经和枕下肌，内上方深部有延髓，进针点宜选在第 2 颈椎横突的尖部，向前上方刺入。进针点若过于偏内或向内上方刺入，则有误伤脑干的危险。

（5）查痛点与经络相关的脏腑病：如肝病在两胁、肾病连二膝等。

二、软组织损伤痛点检测一般方法

（1）指压探查：用手指指尖在病区加压，根据所激发的疼痛、伴发反射以及治疗效应来分析判断该部位的劳损情况。指压力要适度，对浅在的部位可用弹簧棒作压痛阈测试，加压逐个对比，力求找准压痛最明显处。

（2）银针探刺：用针探刺能直抵病区，长针探刺可达深部骨缝及关节间隙，针尖小、针感强、分辨率高。危险部位要十分小心，必须熟悉解剖，掌握分寸，不能随心所欲。也可在激痛点上注射少量局部麻醉药，若疼痛短暂消失，表明定位准确。

（3）动作测试：肌肉劳损后，其收缩和舒张活动的功能受限，增加负荷或过度牵拉会激起疼痛，出现动作异常。临床运用主动运动或抗阻力运动和被动牵张进行测试，根据动作激痛出现的时相、性质、牵涉的部位及定位治疗后的效应，就能对每个激痛点作出精确的定位。

（4）姿势测试：重复某种特殊的姿态来诱发疼痛和不适，短期出现的疼痛提示肌内劳损；较长时间不适难忍，提示伴有韧带、筋膜等软组织的劳损。

（5）治疗测试：运用无创性治疗手段，如针灸、点穴、痛点封闭、砭石电员针等进行试验治疗，根据疗效情况分析判断。

以上测试方法常常综合运用，结合临床资料分析、反复验证，长期追踪，不断提高诊疗的效果。

三、痛点检测在砭石电员针运动疗法中的价值

（1）痛点检测对软组织病的诊断价值：砭石电员针运动疗法治疗筋痹的选穴原则是“以痛为俞”，检查方法主要通过按压。《灵枢·背俞》篇记载“欲得而验之，按其处，应在中而痛解”，意指内脏有病，按压体表一定部位的反应点后病痛会随即缓解，用的就是按压法。这些经验很宝贵，但是诊断和治

疗不是这样简单：第一，这些反应点不完全是病位，经络“内属于脏腑，外络于肢节”，具有联系和传导功能，除邪中病位外，相关经络和脏腑病变也可通过经脉反映到体表，西医学认为，引起疼痛的原因很多，如直接刺激、炎症、缺血、出血、代谢异常（痛风、糖尿病末梢神经炎）、单纯生理功能障碍（血管性头痛）、免疫异常、骨关节退行性变，各种神经痛等，常在一定的体表部位出现压痛，同一疾病可以出现不同的压痛点，不同的疾病有时在同一点出现压痛；第二，反应点出现在同一局部，也不完全是一种疾病，浅位的软组织和深位的骨关节都可能在体表局部出现反应点。

（2）确切的诊断对软组织病治疗的意义：确切的诊断是砭石电员针运动疗法治疗成功的关键：第一，确切诊断后才能优选适应证。以腰椎某棘突出现疼痛和压痛为例，浅层的软组织劳损用砭石电员针治疗一般可以治“本”治愈，不必配合其他治疗；深层的腰椎退行性变、腰椎间盘突出，治之只能缓解症状，只能治“标”；腰椎破坏性病变如腰椎结核、腰椎恶性肿瘤、腰椎新发生的骨折则禁做砭石电员针运动疗法。第二，确切诊断后才能优选手法。上例若是竖脊肌劳损，做砭石电员针治疗宜用分筋法，同时让患者腰椎作伸屈运动；若是腰椎后关节骨质增生宜作松筋法，患者须作三维运动，即腰椎前屈后伸，左右侧屈和旋转运动。不同的痛证需要采用不同的针法。

第四节 治病机制和操作

一、治疗机制

根据中医经络学说，“通则不痛、痛则不通”去痛致松，以松治痛。病机在于经络不通，治疗关键在于“通”经活络，砭石电员针采取四法通经：①砭板刮拨，松解经筋；②员针通经，止痛解痉；③三维松骨，松解粘连；④横搿纵牵，手法梳筋。根据软组织病病理无菌炎症说，软组织损伤的病理发展过程分成两个阶段：炎症早期，局部红、肿、热、痛和功能障碍，局部致痛介质渗出，肌肉发生痛性痉挛。治疗重点在于止痛、解痉。炎症后期软组织增生，出现瘢痕和挛缩，关节周围软组织瘢痕，活动受限，做三维运动松解粘连，肌肉、肌腱挛缩，做牵伸伸筋。概括起来，病理特征是疼痛、痉挛、瘢痕、挛缩，针对施治做止痛、松筋、整骨、伸筋。

二、砭石电员针的施针手法

1. 分筋法 即与软组织纤维走行成直角方向拨治，起止痛、解痉作用。

2. 顺筋法 与软组织纤维走行成平行拨治，使经筋入槽，疏通痹结，常用于分筋法之后。

3. 松筋法 在骨关节突出部作圆弧形拨动，用于剥离骨膜、关节囊、肌腱起止点粘连。

4. 点筋法 在病变部位作雀啄样点击，起止痛作用，为结束治疗时的手法。

施针时，砭石电员针要与皮肤平面垂直，针面要与患处保持良好接触。临床治疗软组织病主要用分筋法和顺筋法，两法交叉施治，刮拨轨迹在体表上交叉成网，故又称网眼法。治疗疼痛性骨关节病先用网眼法松解软组织，后做三维运动松动骨关节。操作力度视病位而异，使力至病所。

疗程：每日治疗1次，每次治疗20分钟，10次为一个疗程。慢性软组织病及疼痛性骨关节病一般治疗1~2个疗程。

三、砭石电员针与其他手法的配合

治疗简单的痛证，单用电员针便可见效，治疗老、慢、顽症，需配合砭板刮拨、运动整骨、手法松筋，联合治疗才会达到疗效。临床常用手法配合治疗的程序如下：

1. 砭板刮、拨法

首先用砭板刮、拨患处。手法宜轻、快、颤，“轻”则不易损伤皮肤，“快”复合”颤”能提高砭石温度，促进远红外发射，提高微循环血流速度。

2. 砭石电员针止痛

电员针选穴，独取双阿是穴。治疗经脉痛，先在病位附近经脉循行线上查出压痛最明显的点，常伴有放射痛，称主阿是穴，经循行线向上或向下2~3寸处，往往可查出另一个压痛较轻的点，称次阿是穴。主阿是穴接负极（针头），次阿是穴接正极（电极环）。经筋受病，双阿是穴出现在经筋轴线上，如髌腱劳损、膝内侧副韧带劳损、腘肌劳损等。主、次阿是穴多出现在痛筋的起、止点上。

3. 运动整骨

软组织病的晚期，组织发生瘢痕、挛缩。如关节受病，关节强直、活动受限，采用三维运动，向患侧关节施以侧向力、矢向力、轴向力，松解关节周围软组织粘连、挛缩，恢复运动功能。三维运动疗效好，但手法繁琐，常改用复合手法，如松解膝关节骨质增生的蛇形松解法，先让患者俯卧，术者一手平按其腘窝，另一手握其患侧踝关节近侧，做侧向摆动、并逐渐屈膝，力使足跟靠近臀部，通过侧向、矢向、旋转三种复合运动，完成运动整骨。

4. 牵伸挛缩

牵伸患肢，握其踝近侧或前臂远侧牵抖便可，操作比较简单。若有选择性牵伸某组肌群，则需运用杠杆法，如屈膝足跖屈，髌骨下移，牵伸股伸肌群；伸膝位足背伸，髌骨上移，牵伸股屈肌群。

第五节　砭石电员针的宜忌

一、适应证

凡是用针灸治疗的疾病，原则上均可用砭石电员针治疗，主要适应证：

（1）运动系统疾病，如扭挫伤、关节痛、腰痛、四肢痛。

（2）各种神经痛，如三叉神经痛、坐骨神经痛；幻肢痛及残肢痛。

（3）其他疼痛，如牙痛、面痛、咽喉痛、腹痛、胸胁痛、头痛及偏头痛等。

（4）脑卒中后遗症。

二、不宜配合运动恢复的情况

（1）软组织撕裂伤或断裂伤早期。

（2）运动区域骨折尚未愈合，或局部有骨破坏病灶如骨肿瘤，骨结核。

（3）施针局部皮肤破损或感染。

（4）胸锁乳突肌前方颈前区；孕妇的下腹部、腰骶部；婴幼儿囟门未闭合者的头部。

三、禁忌证和注意事项

（1）对于携带体外临时心脏起搏器和体内埋藏式心脏起搏器的患者禁用。

（2）电员针不可与高频手术设备同时使用。

（3）电员针禁止在短波治疗仪和超短波治疗仪的近旁同时使用。

（4）若患者对外接单线电极环金属过敏，可换成橡胶电极。

第六节 临床病症治疗

一、颈痛

（一）神经根型颈椎病

神经根型颈椎病因颈椎后外方椎间盘突出或骨刺压迫脊神经根所致，患者常有颈枕部、颈肩部持续性或发作性疼痛。颈椎3~4椎间隙以上病变，疼痛向枕部或面部放射；颈4~5（C4~C5）椎间隙病变疼痛到手腕；颈5~6（C5~C6）椎间隙病变疼痛放射到大拇指和食指；颈6~7（C6~C7）椎间隙病变疼痛可放射到中指和食指；颈7~胸1（C7~T1）椎间隙病变疼痛放射到无名指和小指。

治法：松动罹患的椎间隙，缓解脊神经根受压。

【操作方法】

（1）砭刮颈夹脊——砭石刮拨颈夹脊（C4~7），松解后关节。

（2）恒流通阳明——天鼎（－）—扶突/肩髃（+），止痛解痉。

（3）健牵矢向摆——俯卧，徒手牵其头颈，前屈30°，向健侧屈30°位，做矢向晃动，扩大患侧椎间孔；同时另侧手并指拨动病椎横突尖，松动颈神经根。

（4）卧袋健侧摆——仰卧位，后颈部垫沙袋，牵其头颈擦着沙袋向健侧摆动，松解项韧带。每次20分钟，每日1次。

【病案举例】

张某，男，46岁，公务员。2013年2月就诊。自诉右侧颈肩痛3个月，咳嗽、喷嚏时加重，右侧下位横突有压痛。核磁共振检查示C5、C6、C7钩椎关节增生并有C5/C6、C6/C7椎间盘后突。诊断：颈椎病神经根型。接上法施治，每次30分钟，每日1次。治疗5次后，右侧颈肩疼痛消失，10次后痊愈，观察6个月未复发。

（二）椎动脉型颈椎病

以眩晕、头痛为主症，头后伸或侧屈时眩晕加重为特征，X线片示钩椎关节、关节突关节增生，椎动脉受压。

治法：松动颈椎，改变钩椎关节与椎动脉间位置关系，缓解椎动脉受压。

【操作方法】

（1）砭磨头颠项——持砭石平摩头颠骨缝和项肌。

（2）恒流通阳明——天鼎（－）—扶突 / 肩髃（＋），止痛，促进椎动脉流通。

（3）指拨小关节——患者仰卧，由下颈椎横突前方插入，指拨松解钩椎关节、关节突关节。

（4）掰拿肩、背、项。

【病案举例】

刘某，男，65岁，退休干部。自诉头颈部、左侧头部疼痛1年余，加重2个月，伴头昏，目眩、视物不清，双手发麻，胸闷气短，曾4次因头晕而摔倒，倒地后立即清醒。检查：血压140/90mmHg，头转向右侧时头晕加重，X线片显示C4、C5、C6钩椎关节增生，C5~C6椎间隙狭窄。诊断：颈椎病椎动脉型。入院后静滴脉络宁、香丹，内服西比灵、通脑宁心胶囊，治疗6周，症状不减，改做砭石恒流电员针治疗，每日1次，每次20分钟。首次治疗症状明显缓解，随疗次增加而进一步改善，治疗5次症状完全消失，痊愈出院，随访半年未复发。

（三）脊髓型颈椎病

多因颈椎突出的椎间盘或增生的骨赘压迫脊髓，督脉痹阻，四肢不遂。

治法：活血通经，促进复位。

【操作方法】

（1）砭刮督脉——持砭石刮拨项韧带、颈椎关节突关节、颈椎椎间关节、颈椎横突，松解软组织。

（2）恒流止痛——大椎（－）—病椎颈夹脊（＋），止痛解痉。

（3）卧袋侧摆——仰卧位，项后垫沙袋，牵头侧摆，松解项韧带。

（4）提端牵抖——松动后关节。

【病案举例】

李某，女，39岁，家庭主妇。急性颈项痛半月日夜不停，昼夜不眠。查体：颈项屈伸活动受限，肩臂疼痛广泛，手部肌力减弱，压顶实验阳性，核磁共振示：C5~C6椎间盘后中央突出，脊髓被压50%。诊断：脊髓型颈椎病。按上法施治，首次治疗，疼痛缓解4小时，当晚入睡5小时，继续治疗一周，每次20分钟，每天1次，止痛时间未能延长，10天后加用砭板守法治疗，止痛时间延长至7~8个小时，1个月后症状、体征消失，痊愈出院。

二、胸痛

（一）胸椎骨质增生

中老年人多见。腰背酸疼不适、龟背，压痛轻、范围广，沿肋间放射。X线示胸椎前后缘骨质增生，椎间隙变窄，或伴有骨质疏松。

治法：松动韧带，活动关节。

【操作方法】

（1）砭摩松筋——持砭石与后正中线成30°，循两侧胸夹脊线由T1刮至T12。

（2）恒流止痛——T7（－）— T1（＋），T7（－）— T12（＋），止痛解痉。

（3）三维松骨——取坐位，做胸椎屈伸摆动；胸椎侧屈摆动，胸椎旋转摆动。

（4）膝顶T6棘突，做背伸扩胸。

【病案举例】

雷某，男，65岁，退休工人。自诉左胸部持续隐痛年余，无外伤史，偶有心悸，长期服扩冠药无效。检查：体胖，第4~5胸椎（T4~T5）左侧压痛明显，血压、心电图、心脏彩超，均无异常，X线拍片示胸椎小关节增生。按上法施治。每次20分钟，1次后，疼痛减轻，午夜疼痛再起，治疗7次后疼痛控制，巩固治疗3次后痊愈，随访半年未复发。

（二）胸椎后关节紊乱

多发于中青年体力劳动者，常因搬抬重物时姿势不正或用力不协调引起。伤后一侧背痛，甚至痛连胸腹，呼吸、咳嗽、扭腰时疼痛加重。

治法：整复关节，缓解痉挛。

【操作方法】

（1）砭摩松筋——持砭石与后正中线成 30°，循两侧胸夹脊线刮拨，由 T1 刮至 T12。

（2）恒流止痛——阳极环置胸椎旁压痛处，阴极头沿肋间刮拨至腋后线。

（3）三维松骨——取坐位，做屈肘胸椎屈伸，扣手胸椎旋转，扣手反掌托天。

（4）膝顶病椎，做背伸扩胸，5~6 次。

【病案举例】

王某，男，27 岁，工人。自诉左胸部持续钝痛 2 月余，干咳时加重。查体：周身骨骼无畸形，运动灵活，胸椎 5、6、7 棘突右侧肋椎线上有压痛，且沿肋间隙放射，血沉、胸片检查未见异常。诊断为胸椎后关节紊乱。

按上法操作，每次 20 分钟，每天 1 次，3 次痊愈，随访 1 年未复发。

三、肩臂痛

（一）肱二头肌肌腱炎

多因提物或外旋而引起腱鞘炎症粘连所致，肱骨结节间沟有明显压痛，肱二头肌腱增粗，举臂和屈肘抗阻力试验局部疼痛加剧。

治法：扩大结节间沟，缓解肌腱挛缩。

【操作方法】

（1）砭刮关节囊——用砭板的刃部，纵行刮拨关节囊。

（2）恒流通经筋——云门（+）—天府（－）。

（3）环转掰拿——牵患肘做正、反方向环转运动，其后掰拿肩、背、臂肌肉。

（4）木棍操松骨——双手持木棍，健手带动患手做左、右、上、下旋转运动。

【病案举例】

张某，男，50岁，伐木工。右肩疼痛2年。自诉：长期深山伐木劳损右肩，活动不便，曾2次住院治疗未愈。查体：肩前屈60° 即出现疼痛。不能后伸搭背，肱二头肌肌腱变粗变硬。诊断：肱二头肌腱鞘炎。按上法治疗，每次20分钟，每天1次，治疗3次，前屈可达130°，后伸屈肘可至肩胛骨下缘，返回伐木厂上班。随访9个月未复发。

（二）肱骨外上髁炎

因急慢性损伤造成肱骨外上髁周围的软组织无菌性炎症，称为肱骨外上髁炎。症见肱骨外上髁、环状韧带、肱桡关节、前臂伸肌、肱桡肌疼痛、压痛、伸腕抗阻试验阳性。

此外，颈椎病椎间孔狭窄卡压桡神经、旋后肌劳损绞压桡神经干均可引起肱骨外上髁区疼痛，需注意鉴别，辨病施治，方能收效。

治法：松解前臂伸肌总腱附着点。

【操作方法】

（1）砭刮髁上下——持砭石刮拨肱骨外上髁上、下，重点刮肱骨外上髁，松解粘连。

（2）恒流通阳明——恒流通手阳明大肠经肘髎穴（－）（守极）—阿是（+）（动极），循经向上/下刮拨。

（3）压阿大环转——一只手的拇指按住主阿是穴，另一手牵前臂做正、反大环转运动，用力矩松解肱骨外上髁。

（4）旋前抗阻顶——患肘屈曲90°，腕关节屈曲，术者一手做前臂旋前摆动，另一手拇指顶住前臂伸肌腱外侧，做反方向剥离，用杠杆力松解肌粘连。

【注意事项】排除颈椎病、旋后肌筋膜炎。

【病案举例】

李某，女，40岁，家庭主妇。肘外侧痛2个月，不能端重物。查体：肘外侧压痛明显，前臂伸肌紧张，抗阻旋前时疼痛加重。X线片未见异常。诊断：肱骨外上髁炎。按上法治疗，每次20分钟，每天1次，3次治愈。

四、手部痛

（一）手指屈肌狭窄性腱鞘炎

是由于手指屈肌腱与其腱鞘频繁摩擦引起的无菌性炎症，常见于手工操作人员。早期，频繁活动后掌指关节掌侧疼痛；中期，手指屈伸时出现弹响；晚期，手指屈伸受限，出现绞锁。

治法：扩大腱鞘，拉长、拉细肌腱。

【操作方法】

（1）刮韧带——砭石刮拨掌指关节。

（2）恒流通——掌指关节结节（－）—指指关节结节（＋）。

（3）横扒结——一手拇指横捻结节，另一手牵患指侧摆。

（4）纵松腱——纵推手指屈肌腱。

（5）屈指指——屈 1~2、2~3 指关节成直角。

（6）勾另拇——屈曲的指关节勾住另一手拇指。

（7）划掌心——下压屈曲的指关节指端，使其在掌心划线。

（8）滑动牵——夹住患指向远端滑动牵伸。

【病案举例】

吴某，男，50 岁，公务员。右侧拇指疼痛 2 年，活动不便。查体：右侧掌指关节可触及结节状物，压痛明显，该指的伸屈运动受限。诊断：拇指屈肌狭窄性腱鞘炎Ⅲ°。按上法治疗，每次 20 分钟，每天 1 次。首次治疗后出现弹响，手指活动增加，治疗 4 次后，弹响消失，疼痛减轻，治疗 7 次疼痛消失。随访 9 个月未复发。

（二）腕管综合征

腕管，是一个由腕骨和屈肌支持带组成的骨纤维管道。腕管综合征是常见的周围神经卡压性疾患，发生的原因是腕管内压力增高导致正中神经受卡压。常见症状包括正中神经支配区（拇指、示指、中指和环指桡侧半）感觉异常和 / 或麻木。

治法：松解腕横韧带，扩大腕管内腔，减轻神经压迫。

【操作方法】

（1）砭刮松韧带——持砭石在腕横韧带走向垂直刮拨，重点松解该韧带两端连接腕骨处。

（2）恒流止痛——大鱼际（+），拇、示、中指的指尖（—）。

（3）掰拿肌腱——沿双手拇、示、中指的伸肌肌腱由腕管掰拿至指尖。

（4）拔伸牵抖——患指向下，医者一手握其腕部，另一手牵其患者手指，做腕关节上下抖动。

【病案举例】

张某，男，44岁，干部。双手腕部疼痛，伴拇、示、中指麻木3年，有长期电脑操作史。查体：拇、示、中指的知觉减退，屈指无力，腕部叩击痛，轻叩手腕中央，出现“电击感”向拇、示、中指放射。诊断：腕管综合征。按上法治疗，每次20分钟，每天1次。3次后麻木感减轻，疼痛缓解，治疗5次痊愈，随访半年未复发。

五、腰痛

（一）后外侧型腰椎间盘突出症

多见于青壮年体力劳动者，腰椎间盘退变、破裂，向侧隐窝方向突出，压迫神经根引起坐骨神经痛。

治法：扩大患侧侧隐窝。

【操作方法】

（1）砭刮夹脊线——持砭石与后正中线成45°，刮拨椎间孔。

（2）恒流通膀胱——在患侧的膀胱经上任选一对阿是穴。

（3）俯卧牵腿摆——患者俯卧，术者牵其患腿向健侧摆（松解侧隐窝）。

（4）掰拿膀胱经——掰拿腰椎的竖脊肌与下肢的后侧肌肉，其后，牵腿拔伸抖动。

【病案举例】

刘某，女，60岁，退休。腰部疼痛向左下肢放射2个月，步伐困难，有腰部扭伤史。经牵引、针灸、按摩治疗，无明显效果，住院治疗。查体：跛行，L4、L5 棘突及其左侧压痛（+），左腿直腿抬高 60°，CT 示：L4 - 5 椎间盘向左后突出 5 ㎜。诊断：后外侧型腰椎间盘突出症。按上法治疗，每次 20 分钟，每天 1 次，首次治疗疼痛大减，再治疗 5 次，疼痛明显缓解，跛行消失，又巩固治疗 5 次，痊愈出院，随访一年未复发。

（二）后中央型腰椎间盘突出症

突出的椎间盘位于椎管的正后方，约占腰突总数 3.6%~11.5%。常因马尾神经受压迫或刺激引起双侧下肢及膀胱症状。

治法：撑开腰椎间隙前缘，促进突出椎间盘前移复位。

【操作方法】

（1）砭刮夹脊线——持砭石与后正中线成 45°，刮拨椎间孔（松解神经根）。

（2）恒流通督脉——正负极分别置于突出髓核的上下各一个椎体的椎间隙处（缓解神经根受压）。

（3）仰卧沙袋顶——患者仰卧位，突出物的后方垫沙袋，术者牵其双腿左右侧摆（促进髓核复位）。

（4）仰卧屈髋摆——患者仰卧，屈膝屈髋，术者抱其颈膝上下滚动腰椎（拉伸棘上韧带和棘间韧带）。

【病案举例】

杨某，男，72 岁，校长。双下肢疼痛月余，跛行，有过劳史。查体：L4、L5 棘突及其夹脊穴压痛（+），MRI 示 L4 - 5 向后向左突出。诊断：后中央型腰椎间盘突出。按上法治疗，每次 20 分钟，每天 1 次。5 次后疼痛明显减轻，治疗 8 次后疼痛消失，可以步行 5 千米，回校上班，随访半年未复发。

（三）老人驼背

多发于老年人，可见龟背，腰脊部酸疼，腰脊部压痛点不固定。X 线片示椎体、椎间盘、椎间小关节退变。

治法：松动小关节。

【操作方法】

（1）砭刮夹脊线——持砭石与后正中线成45°，松解椎间孔，由T1向下刮拨至L5。

（2）恒流通膀胱——将阳极环固定在T1旁的肩中俞，用点击法由T1击至L5。

（3）仰卧沙袋滚——将长型沙袋，分次置于患者的T6、T12、L5椎体下。T6、T12、用双臂交叉牵拉滚动法，L5用屈髋屈膝左右滚动法，滚动胸腰椎。

（4）拔伸牵腿抖。

【病案举例】

杨某，男，73岁，书法家。腰背痛2年余，龟背、跛行，步履困难。查体：胸腰椎两侧广泛压痛，胸椎固定在40°位。X线片示：胸、腰椎广泛骨质增生。诊断：老年驼背。按上法治疗，每次治疗20分钟，每天1次；3次后腰背疼痛减轻，治疗11次后胸椎前屈度减半，可以挺胸步行。随访3个月，疗效巩固。

（四）急性腰椎小关节综合征

腰部过度前屈并向一侧旋转时，关节突关节张开，滑膜被吸入关节间隙，直腰时将滑膜嵌住，引发的急性腰痛。多发于腰骶关节突关节。

治法：分段松解关节突关节，促进小关节复位。

【操作方法】

（1）砭刮夹脊线——持砭石与后正中线成45°，刮拨椎间孔。

（2）恒流通膀胱——在患侧的膀胱经上任选一对阿是穴。

（3）分段松关节——患者俯卧，胸腰椎分成四段，即①T11~T12、②L1~L2、③L3~L4、④L5–S1。将高6 cm，长12 cm的沙袋先垫在①下，牵其双踝侧摆，其后依次序分别垫至②、③、④段，各侧摆5分钟。

（4）仰卧滚腰椎 ---- 仰卧位，屈膝屈髋上下滚腰。

【病案举例】

吴某，男，31岁，搬运工。腰痛半小时。患者半小时前搬抬重物时，用力过猛，扭伤腰部，疼痛剧烈，俯卧床上不能翻身，呻吟不止。查体：全腰椎肌肉紧张，压痛明显。诊断：急性腰椎小关节综合征。按上法治疗，每次治疗 20 分钟，每天 1 次治疗。首次治疗疼痛减轻，仍不能起床。3 次后可以起床，治疗 5 次疼痛消失，可以步行回家，随访半年未复发。

（五）腰椎前滑脱

前滑脱多发于第 5 腰椎，其次是第 4 腰椎。症见下腰痛，腰骶关节凹陷，病椎压痛向下肢放射，X 线检查确诊。

治法：骨复位。

【操作方法】

（1）砭刮夹脊线——持砭石与后正中线成 45°，刮拨椎间孔。

（2）恒流通膀胱——俯卧，第 5 腰椎棘突下（－）—第 3 腰椎棘突下（+），止痛解痉。

（3）仰卧荡舟牵——仰卧位，垫高枕背部和骶部，使腰椎后弓，再微屈膝关节，术者一手压脐部，同时另一手推其膝部左右侧摆。促使前滑脱的椎体后移复位和后滑移的椎弓峡部前移复位。每次治疗后，用骨盆带固定。

（4）捏拿固定——捏拿前腹壁，增加腹肌紧张度。

【病案举例】

王某，女，53 岁，工人。下腰痛 5 年，加重 1 周，有腰部扭伤史，患者举步艰难，呻吟不休。查体：腰骶关节凹陷，X 线示 L4 椎体前移 Ⅰ°。诊断：腰椎前滑脱。按上法治疗，首次治疗后，疼痛大减，可步行 10 米，治疗 3 次疼痛消失，痊愈上班，随访半年未复发。

（六）腰神经卡压综合征

腰神经穿出椎间孔，进入骶棘肌，由该肌外缘腰背筋膜相遇处穿出（即腰椎横突尖的前方）。此处容易卡压，引起侧腰痛。

治法：松解腰背筋膜，缓解肌痉挛。

【操作方法】

（1）砭刮夹脊线——持砭石与后正中线成 45°，刮拨椎间孔。

（2）恒通双阿是穴——第一个阿是穴在棘突的一侧（+），第二个阿是穴在下一个椎体棘突外侧（与第一个阿是穴同在身体一侧），即骶棘肌的外侧缘（－）。

（3）掰拿腰肌。

（4）牵抖双下肢。

【病案举例】

李某，男，35岁，工人。慢性腰痛2个月。查体：L4棘突的右侧压痛（＋），疼痛放射到L5横突的尖部。克氏征（－）。诊断：腰神经卡压综合征。按上法治疗，每次20分钟，每天1次，治疗3次而愈，恢复劳动，随访8个月未复发。

（七）腰椎后滑脱

多发生于腰4和腰骶部，腰部疼痛、痉挛、活动受限。疼痛可放射到两侧小腿，X线检查确诊。

治法：调骨复位。

【操作方法】

（1）砭刮夹脊线——持砭石与后正中线成45°，刮拨椎间孔。

（2）恒流通膀胱——俯卧，第5腰椎棘突下（－）—第3腰椎下棘突（+），止痛解痉。

（3）仰卧顶骨摆——仰卧位，两下肢垂于床头，下腰部垫沙袋，左右侧摆下肢，促进患椎前移复位。

（4）牵腿拔伸。

【病案举例】

王某，女，55岁，退休工人。慢性下腰痛2年，跛行。查体：腰骶关节压痛（+），疼痛可放射至双侧小腿，X线示L5椎体后移Ⅰ°。诊断：腰椎后滑脱。按上法治疗，每次20分钟，每天1次。首次治疗疼痛明显缓解，5次后疼痛消失，随访4个月未复发。

六、髋痛

（一）髂腰肌筋膜炎

髂腰肌由腰大肌、髂肌两部分构成，二者分别起于腰椎椎体侧面、横突前面和髂窝，共同止于股骨小转子。多数患者有外伤史，腰椎横突、髂窝有压痛，被动伸髋时疼痛加重，股神经支配的股四头肌肌力减弱。

治法：止痛解痉，松解髂腰肌。

【操作方法】

（1）刮拨松筋——持砭石由髂腰肌的起点松至止点，重点松解腰竖棘肌、腰大肌、髂耻隆起、股神经。

（2）恒通起止点——L2 夹脊穴（+）—股骨小转子（—）。

（3）俯卧摇髋——俯卧位，患髋伸直，膝屈曲成 90°，旋转摆动患髋。

（4）牵抖拔伸。

【病案举例】

史某，女，30 岁，家庭主妇。右侧腰腿痛 2 年，有踏空摔伤史。查体：跛行，L2 前方压痛，右侧髂骨窝、右腹股沟肌间隙、右侧股骨小转子压痛明显，股神经牵拉试验（+），MRI 检查未见异常。诊断：髂腰肌筋膜炎。按上法治疗，每次 20 分钟，每天 1 次。首次治疗后疼痛缓解，8 次后治愈，随访 1 年未复发。

（二）股骨头缺血性坏死

股骨头缺血性坏死《内经》谓之“骨蚀”。患者多有外伤史、服激素史或过量饮酒史。症见髋痛、跛行、活动受限、患肢缩短、“4”字试验阳性，X 线片显示股骨头变平、龟裂、塌陷、密度增高、囊状变等。治宜活血化瘀，改善血供。

【操作方法】

（1）砭刮松筋——持砭石刮股骨大粗隆、转子前、转子后及其外侧。

（2）恒流止痛——转子尖（+）—环跳（—）。

（3）掰拿松筋——掰拿股前上段至转子前、股后上段至转子后，掰拿转子尖。其后，握足踝部，环转患肢。

（4）仰卧勾足——患者仰卧，做勾足运动。

【病案举例】

郭某，男，45岁，机关干部。双髋疼痛1年，平地可行50米。症见跛行，双侧股骨转子间压痛（+），MRI示双侧股骨头坏死Ⅱ°～Ⅲ°，按上法治疗2个月，疼痛缓解，可步行6千米，上下3层楼不受限，恢复正常工作，随访8个月，疗效稳定，MRI影像无改变。

（三）髋关节周围炎

髋关节周围炎又称转子疼痛综合征或臀肌下滑囊炎。转子浅层为臀大肌、阔筋膜张肌，中层前缘臀中肌、闭孔内侧肌（转子窝）、股外侧肌（前缘中）、髂腰肌（前缘下）；中层后缘有梨状肌（后缘上）、上孖肌、闭孔内肌、下孖肌（转子窝）、股方肌（转子间嵴），髋关节频繁运动，很容易损伤这些软组织，引发疼痛和压痛，约有1/3病例，X线片上呈现软组织钙化。治法：松动肌肉，理骨松筋。

【操作方法】

（1）砭刮粗隆缘——持砭石刮拨股骨粗隆的边缘。

（2）恒流通尖顶——转子尖（+）（梨状肌）—环跳（–）（其深层为股骨颈）。

（3）提胫抗阻摆——患者俯卧，术者一手牵其小腿侧向摆动，另一手捏着股骨粗隆前后缘作抗阻运动。

（4）俯卧避痛牵——患者俯卧，牵患腿向健侧。

【病例举例】

肖某，男，50岁，公务员。下乡视察步行过累，引起右侧髋痛。轻度跛行，右髋股骨大粗隆压痛阳性，环转髋关节时疼痛加重。诊断：右髋关节周围炎。按上法治疗，每次20分钟，每天1次。首次治疗，疼痛即刻减轻，又巩固治疗2次后，痊愈。随访4个月未复发。

七、膝足痛

（一）膝关节骨质增生

由于慢性劳损和老年性组织变性所引起的一种慢性关节痛，常见于先天或后天畸形，损伤或炎症之后，可在青壮年期发病。主要症状有关节疼痛，活动受限，关节畸形，关节边缘有骨赘形成。

治法：松动关节，理骨松筋。

【操作方法】

（1）刮拨松骨缝——沿胫骨关节间隙，髌股关节间隙刮拨，松解骨赘与软组织粘连。

（2）恒流通腓肠——上曲泉（+）—膝关（–）。（曲泉：屈膝，正坐或卧位，于膝内侧横纹端上方凹陷处取穴。上曲泉位于曲泉穴下1寸，股骨内侧髁稍上方。膝关位于曲泉穴下2寸，腓肠肌内侧头处。）

（3）沙袋摩膝周——用沙袋摩患膝的前、后、内、外四面。

（4）蛇形屈伸——俯卧位，屈患膝，做屈伸侧摆联合运动，力求患侧足跟抵臀部，松解胫股关节和髌股关节。

【病案举例】

李某，女，61岁，保洁工。右膝疼痛2年，行走困难，不能直腰，生活不能自理。查体：右膝肿胀，胫股关节内侧间隙可触及唇状骨赘，压痛（+），MRI示膝关节骨质增生，半月板多处Ⅰ°～Ⅱ°破裂。诊断：右膝关节骨质增生。按上法治疗，首次治疗，疼痛立即减轻，治疗每次20分钟，每天1次。治疗10次疼痛明显缓解，可以大步行走；治疗16次，恢复正常步态，继续上班保洁，随访7个月未复发。

（二）膝关节半月板破裂

胫骨髁关节面上的内、外侧，各附有半月状至钩状的软骨板，称膝关节半月板，膝作旋转运动时易损伤半月板，症见膝关节肿胀、疼痛、伸屈受限、弹响绞锁频发。

治法：疏筋止痛，理骨消痹。

【操作方法】

（1）刮拨松骨缝——沿胫骨关节间隙、髌股关节间隙刮拨，松解骨赘与软组织粘连。

（2）恒流通骨腔——恒流通胫股关节腔，外阿是穴（+）—内阿是穴（—）。

（3）大象饮水——仰卧，屈膝双侧小腿垂于床边，牵患侧踝部，做膝侧摆复合屈伸，形似大象饮水，擀平破裂的半月板。

（4）掰拿松筋——掰拿股四头肌、股二头肌、半腱肌半膜肌。

【病案举例】

王某，男，30岁，公务员。左膝关节肿胀疼痛1个月。患者自诉长跑时扭伤左膝。查体：左膝关节间隙中部疼痛（+），做屈伸运动时，局部可触及弹响声。MRI示：左膝内侧后角半月板破裂Ⅱ°。按上法治疗，每次20分钟，每天1次，治疗18次疼痛消失，行走自如，下乡工作1个月，无不适感（未作影像复查）。

（三）跖腱膜炎

跖腱膜起自跟结节跖面前方，止于第2~5趾腱鞘。劳损多因外伤、过劳、风寒所致，症见足跟下或足心部疼痛，足底有紧缩感，劳累则痛甚，不能行走。局部有压痛，足背伸时疼痛加重。

治法：松解跖腱膜。

【操作方法】

（1）砭刮松筋——俯卧，由跟腱、跟骨结节刮拨至足掌。

（2）恒流止痛——太溪穴（—）—涌泉穴（+）。

（3）抗阻跖屈——抗阻跖伸屈摆动。

（4）捋顺揉捻——由跟骨结节揉至第1~5跖骨尖。

【病案举例】

罗某，男，40岁，司机。右足疼痛2年，行走困难，症见跛行，右足弓变浅，右足内侧踝关节，跟骨下压痛明显。诊断：①扁平足；②跖腱膜炎。按上法治疗，每日1次，疗后内侧足弓垫楔形足垫，治疗3次，疼痛消失，观察半年未复发。

八、脑卒中后遗症

（一）偏瘫

偏瘫俗称半身不遂，多见于脑卒中、脑外伤等疾病，主要表现为一侧肢体随意运动丧失，肌反射及肌力增强，肘屈曲僵硬，下肢伸直僵直。

【操作方法】

（1）上肢瘫——患者仰卧，拉直其患侧上肢肘、腕、指关节。用砭石电员针刮拨，由手背经前臂伸侧刮拨到上臂伸侧，同时让患者用力伸肘、伸腕、伸指。

（2）下肢瘫——患者仰卧，拉直其患侧下肢，用砭石电员针刮拨，由足背经小腿外侧至股外侧，同时让患者用力背屈踝关节。

（3）砭刮关节囊——用砭石面部与瘫肢平行刮拨关节囊。

（4）正反转关节——罹患关节如为上肢肩、肘、腕各正转、反转 100 圈。如为下肢，髋、膝、踝正反各转动 100 圈。

（5）恒流通经筋

①取穴：其一，守穴，"守"为固守之意，为电员针阳极环吸附之处。其二，动穴，"动"为运动不休之意。在患侧肢体屈、伸侧，各有 3 对动穴线，每条线上有动穴 8 个。

②先将阳极环吸附在守穴上，再用电员针头点击动穴，每穴 10 秒。症状与取穴见表 11-6-1。

表 11-6-1　症状与取穴

症状	电通守穴	电击动穴
上肢带前屈障碍	云门	上肢屈侧内、中、外三对动穴线
上肢带后伸障碍	肩井	上肢伸侧内、中、外三对动穴线
下肢屈髋障碍	* 冲门	下肢伸侧内、中、外三对动穴线
下肢伸髋障碍	* 中膂俞	下肢屈侧内、中、外三对动穴线

* 冲门：腹股沟韧带中点稍上方，前正中线旁开 2 寸。
* 中膂俞：中髎穴旁 1.5 寸。

（8）每日 1 次，每次治疗 15~20 分钟。

附：若有失语症状，可让患者端坐，用砭石电员针刮拨，由口角地仓穴到耳屏前下关穴，同时教患者发音。

【注意事项】

砭石电员针治疗部位选择：上肢优选伸侧，以防止误用综合征。脑梗死患者上肢屈肌占优势，且痉挛明显，如果上肢屈肌过度训练，会使屈肌痉挛进一步加重，伸展更为困难，造成人为的误用综合征。下肢优选伸侧，促进偏瘫恢复。脑中风患者下肢伸肌占优势，且痉挛明显，如果下肢伸肌过度训练，会使伸肌痉挛进一步加重，使下肢屈曲更为困难。但下肢主要功能是负荷，伸肌痉挛对负荷功能影响很小。偏瘫恢复过程往往是下肢先于上肢，下肢伸侧先于下肢屈侧，下肢伸肌功能恢复可能促进其他瘫肌恢复。

【病案举例】

李某，女，78 岁，脑梗死后遗症半年。右侧上肢瘫痪，近侧 0/6 级，下肢Ⅲ /6 级。治法：砭石恒流联合施治，舒筋活络。按上法治疗 40 次，右肩可抬举 100° ，肘、腕可轻度屈伸，右下肢运动Ⅳ /6 级。

（二）肩手综合征

脑卒中常引起肩手综合征，临床表现为肩部痛性运动障碍，同侧患手突然浮肿疼痛和关节活动受限，主要发生在偏瘫侧肢体的肩和手腕。治法：通经活络。

【操作方法】

（1）砭刮关节囊——用砭石面部与瘫肢平行刮拨关节囊。

（2）点压三个阿是穴——肩髃、腋灵（腋前纹端至喙突连线中点，肌皮神经穿出处）、见明穴（腋后纹端至肩峰连线的中点，腋神经穿出处）。

（3）转关节——正反旋转肩、肘、腕各 100 圈。

（4）掰经筋——沿患肢由上而下掰拿经筋 10 遍。

【病案举例】

李某，男，75 岁，工人。患脑血栓 2 个月，右肩疼痛剧烈，日夜不休，右肩运动功能0/6级，右肘、右腕屈伸受限。诊断：肩手综合征。按上法治疗，每次20分钟，每天1次。首次治疗后，患侧肩部静态时疼痛缓解，转肩时偶有疼痛，治疗5次后疼痛大为减轻。

九、周围性面瘫

周围性面瘫又称特发性面神经麻痹、面神经炎，或贝尔（Bell）麻痹，以原因不明急性发病的单侧周围性面神经麻痹为特征。

【操作方法】

用砭石电员针刮拨，同时患者做以下动作：

（1）围绕患侧阳白穴做圆形刮拨，同时让患者做抬额纹运动。

（2）围绕患侧眼眶做圆形刮拨，同时让患者做闭目运动。

（3）围绕患侧鼻缘做半圆形刮拨，同时让患者做皱鼻运动。

（4）围绕患侧上下唇做半圆形刮拨，同时让患者做闭嘴运动。

（5）围绕患侧颊部做圆形刮拨，同时让患者做努嘴运动。

每日1次，每次20分钟，15次为一疗程。

【注意事项】

（1）面部皮肤较嫩，砭石电员针治疗操作要轻柔，以免损伤皮肤。

（2）治疗毕，不抹刺激性擦剂，以免误入眼睛。

十、脱发

秃发分成瘢痕性和非瘢痕性两大类。前者如黄癣、晚期梅毒，后者如早秃、脂溢性秃发、产后秃发、斑秃、急性高热后秃发，放射线引起的秃发等。砭石电员针对脂溢性脱发、产后脱发、斑秃效果较好。

【操作方法】

（1）刮6线——用砭石电员针刮拨由双侧眼角外侧的和髎穴，眉毛中点上方的阳白穴和乳突外侧的风池穴摇摆刮拨到颅顶的百会穴。

（2）刮局部——在脱发区做纵横刮拨。

（3）抹辣水——局部抹刺激强的药液，如辣椒酊。

每日 1 次，每次 30 分钟，50 次为一疗程。

【注意事项】

经观察，一般治疗 2 周后局部才长黄毛，治疗 1 个月后黄毛逐渐转黑，治疗要有耐心，难以速成。

附　　录

护膝红外热图对比图

2012000348Z　　(2012)国认监认字(040)号　　检测 CNAS L1132

检　验　报　告

TEST　REPORT

检验业务号：(2013)WT-HW-0461

样品名称:泗滨砭石粉护膝

国家红外及工业电热产品质量监督检验中心

China National Supervision and Test Center for Infrared and Industry Galvanothermy Product Quality

2013-06-07

图 1a

国家红外及工业电热产品质量监督检验中心

检 验 报 告

检验业务号：(2013)WT-HW-0461　　　　共4页　第1页

产品名称	泗滨砭石粉护膝	规格型号	/
		商　　标	泗滨宝
委托单位	北京泗滨康源医疗器械有限公司	委托单位地　　址	北京市平谷区山东庄镇桥头营村村北100米平房
供样单位	北京泗滨康源医疗器械有限公司	供样单位地　　址	北京市平谷区山东庄镇桥头营村村北100米平房
生产单位	北京泗滨康源医疗器械有限公司	生产单位地　　址	北京市平谷区山东庄镇桥头营村村北100米平房
抽样地点	/	检验类型	委托检验
样品数量	2件	样品等级	合格品
样品基数	/	样品特性	一般
原编号或出厂日期	/	样品状况	完好
送样日期	2013-05-27	送 样 人	潘薇
注：以上样品信息由委托方提供并确认			
检验技术依　　据	参照GB/T　7287-2008		
检验结论	检验数据仅对来样负责。（检验报告专用章）2013-06-07		
备　　注	样品检验编号：A为泗滨石粉护膝、B为对比护膝。		

批准　　　　审核　　　　主检

图 1b

国家红外及工业电热产品质量监督检验中心

检 验 报 告

检验业务号：（2013）WT－HW－0461　　　　共 4 页 第 2 页

序号	检验项目（单位）	标准要求	样本检验结果	单项评定	备注
1	红外热图				
1.1	人体使用样品 A 30min 后红外热图	/	见附照	/	
1.2	人体使用样品 B 30min 后红外热图	/	见附照	/	
		以下空白			

检验员：刘露露

图 1c

国家红外及工业电热产品质量监督检验中心
检验报告附图、附照专用表

检验业务号：（2013）WT－HW－0461　　　　共 4 页 第 3 页

1.1 人体使用样品 A 30min 后红外热图

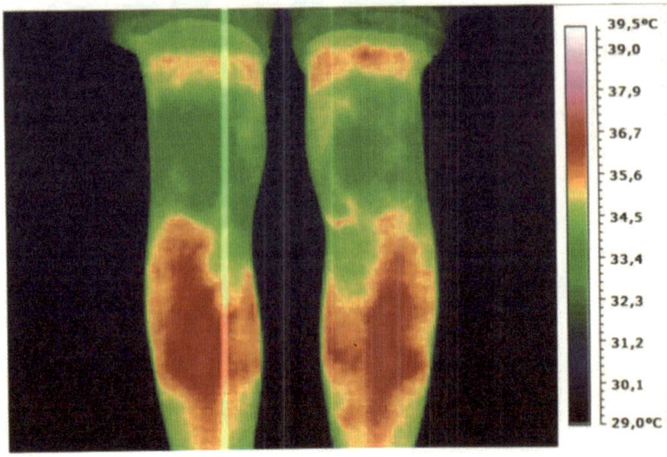

检验员：刘露露

图 1d

国家红外及工业电热产品质量监督检验中心
检验报告附图、附照专用表

检验业务号：（2013）WT－HW－0461　　　　共 4 页 第 4 页

1.2 人体使用样品 B 30min 后红外热图

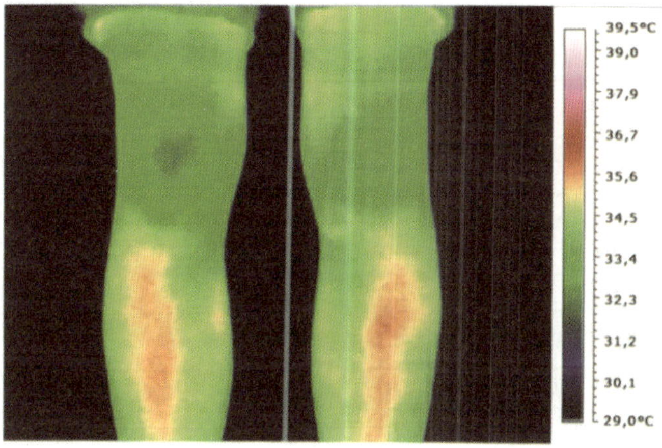

检验员：刘露露

图 1e

砭石粉负氧离子检测报告

国家红外及工业电热产品质量监督检验中心

检 验 报 告

检验业务号：(2010)WT-HW-626　　　　共 2 页 第 1 页

产品名称	泗滨砭石粉	规格型号	50g×2个
		商　　标	/
委托单位	北京泗滨砭石技术开发中心	委托单位地　　址	北京市海淀区德胜门外西大街7号院8楼西门1层
供样单位	北京泗滨砭石技术开发中心	供样单位地　　址	北京市海淀区德胜门外西大街7号院8楼西门1层
生产单位	北京泗滨砭石技术开发中心	生产单位地　　址	北京市海淀区德胜门外西大街7号院8楼西门1层
抽样地点	/	检验类别	委托检验
样品数量	100g	样品等级	/
样品基数	/	样品特性	一般
原编号或出厂日期	/	样品状况	完好
送样日期	2010-10-25	送 样 人	张允平
检验技术依　　据	委托方试验方法		
检验结论	检验数据仅对来样负责。 (检验报告专用章) 2010年10月29日		
备　　注	该样品负离子浓度项目在摩擦或抖动状态下进行检测，检验结果取较大值。		

批准：　　　　审核：　　　　主检：

图 2a

国家红外及工业电热产品质量监督检验中心

检 验 报 告

检验业务号：（2010）WT－HW－626　　　　共 2 页 第 2 页

序号	检验项目（单位）	标准要求	样本检验结果	单项评定	备注
1	负离子浓度（个/cm^3）	/	5210	/	
		以下空白			

检验员：

图 2b

2009000348Z

(2009) 国认监认字 (040) 号

检测
CNAS L1132

检 验 报 告

TEST REPORT

检验业务号：(2010) WT-HW-626

样品名称：泗滨砭石粉

国家红外及工业电热产品质量监督检验中心

China National Supervision and Test Center for Infrared and Industry Galvanothermy Product Quality

检验报告专用章

2010年10月29日

图 2c

微量元素检测报告

报告编号(Report ID): 091215-003

清华大学分析中心

检测报告

样品名称	泗滨砭石粉	送样单位	北京泗滨砭石技术开发中心		
样品数量	1	送样日期	2009. 12. 01		
样品状态	固体	样品包装	未见异常		
样品编号					
检测项目及要求	检测样品中 Al, Ca, Cu, Fe, K, Li, Mg, Mn, Na, Ni, Si, Sr, Ti, Zn, Hg, Pb 元素含量				
检测采用标准、规范、规程	JY/T 015-1996				
仪器名称	等离子体光谱仪（ICP—OES）	型号	IRIS Intrepid II XSP		
环境条件	温度(℃) 24. 2℃	相对湿度 %RH	37%	其它	
仪器状况	检测前 正常	检测后	正常		
仪器主要工作参数	等离子体功率：1150W；雾化气压力：26.0 PSI 辅助气流量：1.0 LPM；				
检测方法	标准曲线法				
分析报告专用章	检测人	王志茹			
	审核人	邢 志			
	签发日期	2009 年 12 月 15 日			

第 1 页，总 2 页

图 3a

报告编号(Report ID): 091215-003

检 测 结 果

检测结果: ND——未检出 单位: μg/g

	sample
Al	1352
Ca	1.599E5
Cu	1.228
Fe	1098
K	1312
Li	5.114
Mg	1923
Mn	40.16
Na	46.88
Ni	42.6
Si	1366
Sr	2106
Ti	62.99
Zn	9.971
Pb	ND
Hg	ND

以下空白

（本报告只对测试试样负责）

第 2 页，总 2 页

图 3b

报告编号(Report ID):　091215-003

清华大学分析中心

Analysis Center, Tsinghua University

检测报告

DETECTING AND ANALYZING REPORT

计量认证证书编号:　2006000897K

样品名称 SAMPLE NAME	泗滨砭石粉
委托单位 ENTRUSTING UNIT	北京泗滨砭石技术开发中心
检测类别 DETECTING TYPE	检测
检测单位(公章) DETECTING AND ANALYZING UNIT 清华大学分析中心	
报告发送日期: REPORTING DATE	2009. 12. 15

图 3c

可溶性重金属检测报告

MA
2010000586E

ilac-MRA CNAS
检测
CNAS L0690

检　验　报　告

TEST　REPORT

中心编号(№)：20121H01332

委托单位：北京泗滨砭石技术开发中心
Entrusted by

样品名称：泗滨砭石原料
Sample Name

检验类别：委托检验
Test Type

国家建筑材料测试中心
检验专用章

国　家　建　筑　材　料　测　试　中　心
National Research Center of Testing Techniques for Building Materials

ctc 中国建筑材料检验认证中心

A1135897

图 4a

2010000586E

国家建筑材料测试中心

(National Research Center of Testing Techniques for Building Materials)

检验报告

(Test Report)

中心编号：**20121H01332** 第1页 共2页

样品名称	泗滨砭石原料	检验类别	委托检验
委托单位	北京泗滨砭石技术开发中心	商　标	------
生产单位	北京泗滨砭石技术开发中心	样品状况	符合检测要求
来样日期	2012年5月30日	来样编号	------
生产日期	------	生产批号	------
型号规格	------	样品数量	1kg
检验依据	参照GB 18582-2008《室内装饰装修材料 内墙涂料中有害物质限量》		
检验项目	可溶性重金属（铅、镉、铬、汞）		
检验结论	*经检验，所送检样品可溶性重金属（铅、镉、铬、汞）检验结果符合国家强制性标准GB18582-2008《室内装饰装修材料 内墙涂料中有害物质限量》规定的限量指标。* 签发日期：2012年6月5日 （检验专用章）		
附注：（此处空白）			

批　准： 审　核： 编　制：

检验单位地址：北京市朝阳区管庄中国建材院南楼　电话：65728538　邮编：100024

ctc 中国建筑材料检验认证中心

图4b

国家建筑材料测试中心

(National Research Center of Testing Techniques for Building Materials)

检验报告

(Test Report)

中心编号：20121H01332 第2页 共2页

序号	检验项目		标准要求	检验结果	单项结论
1	可溶性重金属（mg/kg）	铅 Pb	≤90	未检出*	合格
		镉 Cd	≤75	未检出*	合格
		铬 Cr	≤60	未检出*	合格
		汞 Hg	≤60	未检出*	合格

（以下空白）

备注：

未检出*：可溶性重金属（铅、镉、铬、汞）<0.1mg/kg。

检验单位地址：北京市朝阳区管庄中国建材院南楼 电话：65728538 邮编：100024

ctc 中国建筑材料检验认证中心

图 4c

说　明

Notice

1、本报告无中心“检验专用章”和骑缝章无效。

This test report is invalid without the seal.

2、本报告无“编制、审核、批准”签字无效。

This test report is invalid without the signatures of the related persons.

3、本报告涂改、部分复印无效。

This test report is invalid if erased, altered or copied partially.

4、对本报告若有异议，应于收到报告之日起十五日内向本中心提出，逾期恕不受理。

Any doubt should inform us within 15 days after receiving the test report.

5、委托检验样品和委托信息由委托人提供，中心不对其真实性负责，委托检验结果仅对来样负责。

The commissioned testing samples and commission information are provided by the applicant. The results shown in the test report refer only to the sample(s) tested unless otherwise stated. Identifying authenticity of the supplied samples and information is out of our responsibility.

6、本报告采用防伪纸张，复印后应带有网格底纹，数据页背面的编号为随机编号，与报告内容无关。

This test report is printed on anti-counterfeiting paper. Its copy should have grid shading. The numbers on the back of the data sheet are random numbers not related with the report.

本中心联系方式：

地址（Address）：北京市朝阳区管庄东里1号

No.1 Guanzhuang Dongli, Chaoyang District, Beijing 100024, P.R. China.

邮编（Post Code）：100024

电话（Tel）：（86-10）65725538　51167681 / 7983 / 7984

传真（Fax）：（86-10）65717991

报告真伪查询：Tel:（86-10）51167679　　Fax:（86-10）65764684

网址（Web）：http://www.cbmtc.com　www.chinabmnet.com　www.ctc.ac.cn

电子邮箱（E-mail）：baogao@ctc.ac.cn

ISO9001 中国建材认证　ISO14001 中国建材认证　服务认证　GB/T 28001 中国建材认证　产品认证 中国建材认证

ctc 中国建筑材料检验认证中心

图 4d

致敏性检测报告

检 验 报 告

报告编号:
Y2010110202

委托方： 北京泗滨砭石技术开发中心

生产单位： 同上

样品名称： 砭石微型砧

型 号： 微型方砭（小号）

检验类别： 委托检验

国家食品药品监督管理局济南医疗器械质量监督检验中心

图 5a

国家食品药品监督管理局济南医疗器械质量监督检验中心

检 验 报 告 首 页

报告编号：Y2010110202　　　　共 3 页　第 1 页

样品名称	砭石微型砭	样品编号	Y2010110202
来样方式	送样（√）　抽样（）		
商　标	/	型号规格	微型方砭（小号）
委托方	北京泗滨砭石技术开发中心	检验类别	委托检验
委托方地址	北京市海淀区德胜门西大街 7 号院 8 号楼	产品编号 / 批号	/
生产单位	北京泗滨砭石技术开发中心	抽样单编号	--
受检单位	同上	生产日期	/
抽样单位	--	样品数量	17 个
抽样地点		抽样基数	--
抽样日期	--	检验地点	本检验中心实验室
收样日期	2010-11-2	检验日期	2010-12-2~2011-1-21
检验项目	细胞毒性、致敏、皮肤刺激．		
检验依据	北京泗滨砭石技术开发中心《砭石微型砭》		
检验结论	（检验报告专用章或检验单位公章） 签发日期　2011 年　2　月　28　日		
备注	1）报告中的“--”表示此项不适用，报告中“/”表示此项空白．		

批　准：（签名）　　　职　务：副主任

图 5b

国家食品药品监督管理局济南医疗器械质量监督检验中心

检 验 报 告

报告编号：Y2010110202 　　共 3 页 第 2 页

检验依据	北京泗滨砭石技术开发中心《砭石微型砧》	样品批号	/
规格型号	微型方砧（小号）	检验日期	2010.12.02~2011.01.21

序号	检验项目	标准条款	标准要求	检验结果	单项结论
1	细胞毒性	4.7.1	细胞毒性反应应≤1级	1级	符合
2	致　敏	4.7.2	应无致敏反应（浸提介质：生理盐水）	符合要求	符合
3	皮肤刺激	4.7.3	皮肤刺激指数应不大于0.4（浸提介质：生理盐水）	0.0	符合

备　注：

济南医疗器械质量监督检验中心 检验专用章

复核人：黄□□ 　　检测人：J1-03 J1-13 J1-14

日　期：2011-2-24

图 5c

后　记

“砭术学”这部书历时近三年终于写完了。我们在写这部书时，查阅了很多详实的资料，弄清楚了砭术的来龙去脉、砭术的治病原理、砭术能治哪些病、砭术治病的方法等等。

写完这部书时，回过头去看，我们想起本是知名声乐学家的范业伟先生。在找寻声乐资源时，无意中发现了失传多年的“泗滨编磬”。在20世纪80年代中期，才找到制作“泗滨编磬”的黑、灰色片状岩石——“泗滨浮石”。是他经多方考证，证明砭石是古代先辈们一种治病的工具；是他深入探讨“泗滨砭石”治病的初步原理；是他去拜中医为师，将砭术带进正规医院进行防病、治病；是他对砭石进行过一系列的理化检测；是他邀请全国40多位知名的中医专家对砭术防病治病做过定位评价；是他创造条件，将砭具纳入国家医疗器械监管范畴，以保证砭具的疗效、安全性等等。总之范先生对砭术医疗做了很多开创性、前瞻性的工作。今天这部“砭术学”的出版，我们缅怀这位对砭术做出过巨大贡献的故人，谨以此作记。

我们相信，《砭术学》的出版，将会有更多的人加入到砭术医疗这个队中来。全国“亚健康”的人群非常广大，希望砭术能为他们解除痛苦，增进健康。

中国针灸学会针灸器材专业委员会首任主任委员

中国中医科学院研究员

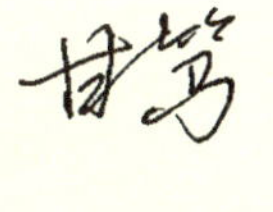 教授

参考文献

李相谅 . 砭石保健与治疗 . 北京：人民卫生出版社，2009.

周力 . 推拿治疗学 . 北京：人民卫生出版社，2010.

范业伟 . 砭石治疗初探 . 北京：中国医药科技出版社，2006.

沈雪勇 . 经络腧穴学 . 北京：人民卫生出版社，2012.

黄龙祥 . 中国针灸史图鉴 . 青岛：青岛出版社 . 2003.

严振国 . 经穴断面解剖图谱 . 上海：上海科技出版社，2002.

严振国 . 全身经穴应用解剖图谱 . 台湾：合计图书出版社，2006.

曾志成 . 人体解剖学 . 北京：人民卫生出版社，2007.

郭光文 . 人体解剖彩色图谱 . 北京：人民卫生出版社，2008.

薛立功 . 经筋理论与临床疼痛诊疗学 . 北京：中国中医药出版社，2002.

甑志亚 . 中国医学史 . 台湾：知音出版社，2005.